奇法

诊病全集

赵建成／编著

中国中医药出版社

·北 京·

图书在版编目（CIP）数据

奇法诊病全集 / 赵建成编著 .—北京：中国中医药出版社，2016.9（2019.10重印）

ISBN 978 – 7 – 5132 – 3310 – 1

Ⅰ . ①奇…　Ⅱ . ①赵…　Ⅲ . ①中医诊断学　Ⅳ . ① R241

中国版本图书馆 CIP 数据核字（2016）第 089577 号

中国中医药出版社出版

北京经济技术开发区科创十三街31号院二区8号楼
邮政编码　100176
传真　010 64405750
三河市同力彩印有限公司印刷
各地新华书店经销

开本 787×1092　1/16　印张 22　字数 404 千字
2016 年 9 月第 1 版　2019 年10月第 3 次印刷
书号　ISBN 978 – 7 – 5132 – 3310 – 1

定价　69.00 元
网址　www.cptcm.com

如有印装质量问题请与本社出版部调换（010-64405510）
社长热线　010 64405720
购书热线　010 64065415　010 64065413
微信服务号　zgzyycbs

书店网址　csln.net/qksd/
官方微博　http：//e.weibo.com/cptcm

淘宝天猫网址　http：//zgzyycbs.tmall.com

祝"奇法诊病"出版纪念

奇法诊病

科学探索

路志正

庚辰
荷月

序

世界上有多种医学，包括中医学、西医学以及各国的传统医学等，虽各有其不同，但相同的一点是：都重视诊断，都把诊断伫列于治疗之前，即先诊断，后治疗。这种程序已在东西方医学中屡屡论及。中医学如《灵枢·九针十二原》所述："凡将用针，必先诊脉，视气之剧易，乃可以活也。"在西方医学也早有名言："上帝把诊断放在治疗之前。"由此可见诊断在医学中的重要性。

诊断之学历史悠久。在巫术医学时代，巫医即用"占断"之法。《庄子·人间世》云："匠石觉而诊其梦。"疏："诊，占也"。在《周易》的卦辞和爻辞乃至《十翼》中都有占断疾病的例子。在《灵枢·九宫八风》中，尚保留着占八风以预测疾病的法式。在经验医学时代，由占断发展成诊断，诊断不仅仅是医学的基础，也发展成一科专门之学。古今之名医皆以善诊称著。《史记·扁鹊仓公列传》记载，扁鹊望齐侯之色而断死生，仓公以切脉判齐王中子诸之婴儿小子病，皆令人叹其才秀。

当今世界医学有中西医之别。中医学，与由西方医学而延伸成的现代医学（本文仍称为西医学）相比，虽然在临床覆盖面上有所差异，但足可称谓为两个不同的理论体系。中西两家在诊断思维上也大相径庭。西医学的诊断以病理学为金律，用搜索的方法搜索疾病，中医诊断则以脏腑经络理论为据，以形外之象辨审病症。从思维方法而论，西医是分析思维和结构思维，中医则是系统思维，全息思维。从发展方向而论，西医拓展微观，中医则联系宏观。从诊断目标上看，西医以因果决定论追求最佳，中医则以全息选择论讲究较佳和实用。两种医学在诊断上有这些差异，除与传统文化、民族思维方式不同有关之外，很重要一点是观察疾病在视角和切入点上各有侧重所致。

虽然在当代由于现代科技的发展把CT（X线断层扫描）、MRI（核磁共振）甚至PET（正电子发射扫描）等运用于医学，使现代医学跨越了实验医学时代而进入了技术医学的时代，但像西医学的望、触、叩、听，中医学的望、闻、问、切等四诊方法，仍然是最基础的和不能离异的。目前临床家们仍然以四诊为万能透听的手段，并且在诊疗方面有诸多新的发现，可以说在这方面的新认识是不可穷尽的。四诊方面的知识和把握，是医生临床经验和水平的体现。但是，目前见诸专著乃至教科书之诊断内容，比之医生乃至病患所感知的诊断招法，真应该做裨补缺漏的工作。有鉴于此，赵建成医师，以多年之积累和广泛的资料搜集不拘中医西医，以望、触两诊为主，编著了这部《奇法诊病全集》纵观本书的内容，有四大特点：一是以独特的视角和诊断理论（如全息诊断），使诊断学成为以人体为系统的整体的一种体现；二是观察之入微和细腻（例如仅从一束头发就可有几方面的疾病诊断）使诊断达到明心见性的程度；三是诊断都能与治疗联系，具有实用的价值；四是中西医结合，交相搭应，表里相得，开阔读者的学识。《奇法诊病全集》一书以奇叫绝，以新为创，以全称善。苏洵在《辨奸论》中说："了有必至，现有固然，惟天下之静者，乃能见微知著，月晕而风，础润而雨。"医学诊断之要也不外乎辨奸辨邪而已，本书是可供临床和科研学习的一部启发思路而又实用的佳作。我以此乐之为序。

孟庆云

2016年6月

前　言

患者到诊室来看病，无须叙述病情，有经验的大夫就能将病人的痛苦和病症道出几分，即所谓"不用病家开口，便知病情之因"。这往往使人感到很神奇，定会对大夫的诊断技术大加赞扬，由此而增添了对其的信任感。其实，魔术一旦被揭了底就没了神秘劲儿。医学诊断也是一样道理，若是揭开了它的神秘面纱，其神奇之处也不过如此而已。古人云："有诸内，必形诸外。"患者的病痛虽然隐藏在体内，但在其外表早已有所显露。大夫正是掌握了其中的规律，善于察颜观色，作出判断，所以能一语道出您身体的病痛。道理虽然如此简单，但是要做到这一点，也是要下一番工夫的。

自古迄今，中医学在诊断方面积累了丰富的经验，包括一些散见于民间的秘而不传的奇特诊病方法，都是非常宝贵的。近些年来，医学专家们借助现代高科技的手段，依据生物体结构全息律的理论思想，在诊断学方面又取得了不少新的进展。这些神奇的诊断方法在经典的诊断学教科书中常常是凤毛麟角，难得一见。将这些珍贵的诊断经验系统地总结出来，是一件很有意义的事情。鉴于以上原因，作者历经数年之久，参考了大量的中外医学文献，广泛地搜集了民间的诊病绝招，进行了去粗取精、去伪存真的筛选整理，并结合自己多年来的诊病经验，精心编纂而成此书。

本书的诊断方法可称为中西医结合的特殊诊病方法。它既不同于现代西医的理化检查（如 X 光、CT、超声波、心电图、化验室检查等），也不同于纯中医教科书上的内容，而是用看、摸（中医称望诊和切诊，西医称视诊和触诊）和闻的方法，探查人体各个部位色泽、形态和体征的改变，以及排出物的改变，据此推测和分析人体内部出现的生理、病理变化，以及可能发生或已经发生的疾病。本书诊断疾病的名称，多以西医学病名为主，这样做可以促进中医和西医学的结合。随着诊断准确率的提高，这些诊断方法可以部分地替代现代诊疗仪器的作用，节省高昂的诊断费用的支出，因此具有较高的实用价值。当然，对于一些重症、复杂疑难病症，还必须去医院就医确诊。

但运用本书介绍的诊法也能发现一些早期线索，或给患者提出警示，提醒他们注重养生，定期检查，以防患于未然，至少也可以做到有病早确诊、早治疗。

本书还具有内容广泛、诊法简单、诊断迅速的特点，对于宣传新的诊断知识，推广独特的诊断技术，普及迅速准确地诊断疾病的方法，促进人民的身心健康是大有裨益的。可供中西医临床各科医务工作者和大专院校师生参考，也可作为医学院校诊断学课本的补充教材，尤其适宜于医疗诊断设备简陋的工矿、农村、山区、边远地区基层医务人员和医学爱好者阅读。在本书的编写过程中，作者曾参考选用了大量书刊中的有关内容，并拜访了多位民间医生，因此，本书是集体智慧的结晶。由于篇幅所限，书中未能将众多原作者和被访者的姓名全部列出，在此谨表衷心的谢忱。值得提出的是，在该书的出版过程中，刘先平、胡世杰、赵田壅等先生曾给予了大力的支持，我国著名老中医、中国中医科学院广安门医院主任医师路志正老师，在百忙中挥笔为本书题词，中国中医科学院基础理论研究所老所长孟庆云老师欣然为本书作序，在此也一并予以感谢！

赵建成

2016 年 4 月

目　录

第1章 望发诊病法

头发具有保护颅脑、美容和保温的作用，对于外界光、尘、机械刺激、异常气候等都有抵御和缓冲作用，同时又在一定程度上反映了人体的健康状况。头发主要由角蛋白构成，在头发中含有20多种氨基酸和多种微量元素，所以，通过观察头发的细微变化即可察知疾病。一般来说，一个健康的人，头发大多光亮、润泽、柔软而滑，发根疏密分布均匀，有弹性，生长快。

一、头发的色泽变化

在世界上，头发的颜色由于种族和地区的不同，有乌黑、金黄、红褐、红棕、淡黄、灰白，甚至还有绿色和红色。有人认为，发色与发中所含金属元素有关。黑发含有等量的铜、铁和黑色素，当镍的含量增多时，就会变成灰白色。金黄色头发含有钛，红褐色头发含有钼，红棕色头发除含铜、铁之外，还含有钴，但锌元素缺乏。绿色头发则含有过多的铜，如果缺乏铜、铁、钴，头发会变白、变黄，严重缺乏蛋白质头发会变成红色，甚至萎黄稀疏。也有人认为头发的色泽是由黑色素决定的，如果头发皮质内所含的颗粒状黑色素量越多，则头发越黑；如果黑色素呈溶液状态分布，则常使头发带有红色的色泽；而金色的头发，就是含有特别多的溶液状黑色素的缘故。

肤色和眼色也是由黑色素决定的。因此，发色、肤色与眼色三者之间存在密切的相关关系。就世界范围讲，浅肤色人种伴有浅的发色和眼色，而深肤色的人常伴以深的发色和眼色。如北欧人，皮肤是白色的，头发是金黄色的，眼睛则是碧蓝色的。而黑种人，三者都是黑的。中国各民族的发色绝大多数是黑色和黑褐色的，少部分为棕黄色。因此，对于中华民族来说，一般我们将黑发作为发色的标准，其他发色如黄、白、红、黄白相间、黄红相间等多视为异常发色，以此来判断身体状况和疾病。

1.头发颜色过黑，或原本不黑，不明原因地渐渐变得漆黑，这可能是身患癌症的一个报警信号，应及时到医院去检查确诊治疗。

2. 头发色黄为血不足，或为气血俱热。

3. 初生发为黄色，并无症状，多为禀赋或遗传。

4. 头发萎黄稀疏的小儿，通常生长缓慢，称为"发迟"，以肾气不足者多见。

5. 小儿头发萎黄，干枯成穗状，缺乏光泽，伴有消瘦、神疲、腹大青筋，为"疳积"，或腹内有虫积，多因血少火盛所致。

6. 头发金黄色或红色者患皮肤恶性肿瘤的比例比其他人高出 3 倍之多。在砷、铅中毒时，头发也呈红色或红褐色。

7. 头发黄、白（除老年性白发外）、黄白相间，黄、红相间者，常出现心烦易怒、头晕、五心烦热、头皮发痒等症状，有的同时生有面痣。

8. 凡异常发色的妇女多有经带病，如月经先期、愆期、过期、闭经、经量少、经色黑、有血块，部分经量较多，大部分白带量也很多。

9. 在头发干上有正常颜色与白色交替，外观上呈一段暗一段亮的表现，在每根头发上黑白交替，每个环节间隔 1 毫米或无此规则，在反射光下可看清暗亮分段，称为环状发，又称"深浅段发""黑白段发"。其毛发生长正常，不伴有其他异常，为常染色体显性遗传，有家族性，为稀少疾病。

10. 头发黄白枯燥甚至脱落，并伴有面色苍白，多因慢性吐衄或便尿出血等失血所致，也可因肠伤寒、肺结核、长期低热、肿瘤和其他一些慢性消耗性疾病引起。

11. 久病见头发红黄稀疏，容易脱落，是内脏虚损，精血不足，多见于心脾虚弱，营血亏损者。根据前人临床经验，若头发从根部开始变白、变黄、焦枯而无断发现象，且多从头顶或两鬓部发生，多为肝肾阴虚精少；若从头发末梢部开始焦枯、分裂、易折、生长变慢，多为气血虚弱。

12. 少年白发，俗称少白头。除有因先天遗传因素引起者外，还有长期精神紧张、忧虑、突遭精神打击、长期工作繁忙得不到放松等原因所致者。男子 40 岁之后，女子 35 岁之后，开始出现白发属于正常情况，过早出现属于少白头或是早衰的表现。

13. 少年白发，为散在性白发，主要在颅顶或颅顶周围，而两鬓极少见。若脑后的发色黑白交杂而生者，忧郁者居多，容易患神经衰弱，睡中常讲梦话。

14. 短时期头发大量变白，烦躁易怒，面红口苦为肝郁化热。

15. 头发颜色变白还见于体内维生素 B_1、维生素 B_2、维生素 B_6、烟酸等缺乏，以及患结核病、胃肠病、贫血、动脉硬化等疾病。最新医学研究发现，白发与冠心病有着相当密切的关系，美国心脏学会的专家们分析了一组心肌梗死的病人，发现其24%的人在30岁以前就出现了白发。头部局限性病变引起的头发变白见于白癜风、单纯头皮糠疹。全身性毛发变白见于白化病。

16. 中医把白发形成的原因归纳为肾虚、血热（主要指阴虚血热）、血虚和痰湿疟痢诸疾几个方面。白发形成的机理主要是由于毛发组织空隙增大，颗粒状黑色素减少或消失，皮质细胞间含有空气时，头发就会变白。

17. 老年人白发不为病态，"白发知公老""鹤发童颜"是长寿的象征。老年性白发，先从两鬓变白，然后向上发展。有人统计，在60岁时，约有50%以上的人出现白发；75岁以上，白发则达70%，男女之间无明显差异。

二、头发的疏密与脱落

正常情况下，头发在胎儿4个月左右开始生长，至6个月左右可长成形，其生长期为2～6年，最长可达25年。每日生长速度0.3～0.4毫米，此时发干粗色深，柔软而润，根有毛鞘。其休止期为2～3个月，此时发纤细而色淡，硬直且燥，根短无鞘。说起头发的密度应与粗细有关。因为人的头发越细就会越密。一个人的头发有10万～12万根。据调查，碧眼金发的人，头发多至14万根，红发男女则不足9万根。在现代各大族群中，澳大利亚人头发最多，白色人种次之，黑色人种又次之，黄色人种最少。根据不完全统计，每平方厘米的头发根数，意大利人是408根，日本人是238根，苏丹人是236根，中国人是224根。

1. 发黑而密是气血旺盛、肾气充足的表现，多见于活泼好动而且身体强健壮实者。

2. 毛发特别浓而有光亮，多为肥胖之人，这种人湿热太甚，应考虑肝胆湿热和脏躁证（相当于西医学中的癔病、精神失常）。

3. 头发浓而多油，若面部又生痤疮者，可能乙型肝炎表面抗原显示阳性。

4. 女性头发浓又亮、眉毛浓，甚至有胡须者，可能有肝病，易产生肝脂肪堆积；若同时脉现虚象，则多为肾虚，常有内分泌疾病，如库欣病、肾上腺性征异常症。

5. 使用肾上腺皮质激素、睾酮等药物治疗疾病者，可能使头发长得又快又多，甚至让女子长出胡须。

6. 正常情况下，有90%以上的头发在生长，10%以下的在自然脱落，成年人1天大约有60根头发脱落，如果生长的减少，脱落的增多，头发就会逐渐稀疏，这就说明机体出现了不正常的变化。

7. 脱发者有属肾虚、血瘀者，也有属湿热的患者，前者头发稀疏而干枯，后者头发稀疏而多油腻。

8. 先天无发者，多为胚胎发育不良所致，不论男女均可出现。但是后天脱发者则以男性为多见。

9. 现代医学研究证明，男性早秃与体内雄性激素分泌过于旺盛有关。雄性激素可导致前头与头顶脱发，但可促使胡须生长，因此男性中又以胡须旺盛的秃头者居多，故有戏曰："一头好脸，一脸好头。"

10. 肥胖之人出现秃顶，多半是脂溢性脱发，与摄入脂肪过多有关，故常有人说"十个光头九个富"，就是这个意思，提示易患动脉粥样硬化症、高血压和冠心病。

11. 有人发现脱发的人头皮温度较高，这符合中医"血热"易脱发的认识。

12. 有人认为，秃头者普遍患有痔疮，可是原因尚不清楚，可能与脑力劳动者坐得多，活动得少，痔静脉容易曲张有关。

13. 秃头者会有贫血、下肢浮肿或脚部的硬化。下肢从膝关节以下的皮肤发亮，为贫血的象征，贫血会引起头部毛囊发育不完全而成为秃头。因此，消除小腿和脚的浮肿，使之恢复为正常的肤色，秃头就可能治愈。

14. 单纯颅顶脱发常提示可能患有结肠炎、胆囊炎和前列腺疾病。男性前额发际脱发，提示有患肾病的可能。女性全发散发性脱落，提示有患肾炎的可能。

15. 脱发与颈椎病也有关系。芬兰学者弗里曼对26名男性脱发者进行检查，发现22名脱发病人患有轻到中度的颈椎病，主要是从第1到第3颈椎偏突及后关节紊乱。这是因为偏突的颈椎压迫了神经根而引起头部神经营养障碍所致。

16. 频频脱发可能与患心脏病有关。美国麻省一家医院的研究心脏病问题中心，对1334名男士脱发的情况进行了研究，发现那些在6年内脱掉一半头发的男士，他们的心脏都已出现问题。另一份研究报告指出，年龄在21～55岁的男士，如果秃发严重，患心脏病的几率是一般人的3倍多，这可能是由于导致秃顶的男性激素在作怪，它增加了血中的胆固醇。

17. 秃头者患癌症的几率比一般人少，患肺癌和胃癌者更少。据调查，在接受胃癌手术的700名男性中，中、高程度秃头的人只占4.6%。秃头者即使患了癌症后也较一般人生命延续得长久。反之，头发密的人，虽然癌发病率较高，但是却不易患脑出血。

18. 早秃者的发色多为黑色，而少白头者很少有早秃现象，若白发而秃落者，多见老年人或病重气血俱衰者。若年轻出现毛发灰白脱落，体格短小，体毛稀少，易患癌症和血管硬化症。

19. 部分早秃具有遗传性，女性为致病基因携带者，为隐性遗传，不出现秃发，而男性表现为秃发。就是说秃发者的舅舅多是光头，而母亲不是。

20. 一些内分泌疾病引起的脱发，如甲状腺功能亢进或减退、甲状旁腺功能低下、脑下垂体疾病西蒙－席汉综合征（垂体前叶功能减退症）、女性内分泌失调症、卵巢肿瘤等可引起毛发干燥断裂，毛干变粗或变细，头发稀疏等脱发现象。

21. 癌症病人使用了抗肿瘤的化学药物，如环磷酰胺、氟尿嘧啶、秋水仙碱、足叶乙苷、丝裂霉素、博莱霉素等也会造成头发脱落。

22. 头发成片不规则地脱落，以致斑驳参差，为圆形脱发症，又名斑秃症，俗称"鬼剃头"，中医认为是因风盛生燥，不能营养肌肤所致。西医学认为是精神紧张、体内微量元素"铊"的代谢失常等因素引起。也可因伤寒、肺炎、肾炎、肝硬化、贫血、营养不良等引起斑秃。

23. 病情严重者，整个头发和全身的体毛均会脱落掉，称为普秃。

24. 头发眉毛脱落明显，并有白皮屑者可能是慢性中毒所致。包括药物中毒和污染过的食物中毒，如抗肿瘤、抗痨药物中毒。

25. 头发干燥无华，开叉脱落者，可见于贫血，缺乏微量元素锌，缺乏维生素 A、维生素 B_6、维生素 E 和烟酸胺等多种疾病。

26. 某些传染病，如猩红热、麻风、梅毒等，慢性局部病灶性炎症，如龋齿、扁桃体炎、副鼻窦炎、剥脱性皮炎、皮肌炎和其他一些疾病，如糖尿病、系统性红斑狼疮、硬皮病、放射性皮炎、头癣等均可引起脱发。

三、头发的形状与粗细

头发大体有直发、波发和卷发三种形状，它是区分种族的重要标志之一。中亚、北亚、东亚的大多数居民以及美洲印第安人都是直发。一般认为，因纽特人的头发最硬，欧洲人有浅波发的较多。属于波形发的有澳大利亚人及南亚、东南亚的一些居民。属于卷发的有非洲黑人及新几内亚和拉美尼西亚等地的居民。羊毛状发则为布须曼人及霍屯督特人所特有。

1. 若发直而干如麻，不得曲伸，或小儿头发皆上逆者，多为病情危重表现。

2. 头发竖直不弯，面部五官分布比例失调者，可见于近亲结婚所生的后代。

3. 头发上逆而面色正常者，也可能是癫痫病人的特征。

4. 小儿头发直立不顺多属惊吓证。

5. 小儿头发黏而成穗者，多为血虚或疳积之征。成人毛发末端散裂呈穗状，枯燥不荣润，多为血虚火盛。毛发脆弱易断，提示甲状腺可能有毛病。

6. 头发干的中段常裂开、末梢分叉，并有部分自然打结成结节状，称为结毛症，或结节性裂毛病。

7. 头发干上有1~4毫米长的白色角质套，能沿发干上下滑动，称为鞘状毛发。角质套数目1~4个不等，紧绕发干，距头皮1~3厘米，可经发尖部滑出，角质套是由毛根内鞘的节段性脱屑和潴留形成。该征为一罕见疾病，有家族史，无自觉症状。

8. 全部头发发干松软，呈螺旋状卷曲，纤细似绵羊毛状外观，称为羊毛状发。发色稍浅，远端可有分叉，毛发生长慢，一般不超过12厘米长。该征是罕见的先天性疾病，为常染色体显性遗传，生后即有，儿童期严重，成年可有不同程度的改善。

9. 头发变细或粗而稀疏，朝不同方向生长，不能梳理整齐，脆而易断者，称为玻璃丝发，又称"蓬发综合征"。头发多干燥，呈淡黄色，有特殊光泽。扫描电镜下毛干有1~2个与毛发长轴平行的纵行凹沟，断面呈三角形、扁平形、肾形或不规则形。多数于1岁内发病，少数在儿童期发病。该征仅限于头发，部分伴有外胚叶发育不良。

10. 毛干粗细不匀，其病变像一串佛珠，故称为念珠状毛发。表现为毛干粗大部分为棱形，棱形结节之间是萎缩部分，易折断。头发稀少，干燥无光泽，全头受累或局限于一处，好发于枕部，其他受侵部位如眉毛，睫毛，腋毛，阴毛，面部、四肢、躯干的毳毛。病变处常有毛囊角化过度，在项部及颞部常有毛囊角化性丘疹。该征可伴有癫痫、智力低下、皮肤弹性过度、白甲病、牙齿发育障碍及幼年白内障等。

11. 头发根粗硬而逆起，局部头皮肿痛，是肝经有热的表现。顺便说一下，发尖的方向与性格也有一定关系：前额上头发的发尖偏右为血盛之人，性格较被动，过于偏右，则会出现沉郁的情绪；若偏左为气盛之人，性格较冲动，过于偏左，性情则更易冲动。

中医学认为，肾或脑之华在发，因肾主骨，骨生髓，脑为髓之海。故肾盛则发长，肾衰则发堕，脑减而发素（白）。又认为血之荣以发，因此，发者血之余也。故肾的盛衰、血的盈亏，以至全身正气的强弱、疾病的逆顺，均可从头发的形态、色泽反映出来。早在2000多年前，古代医家就已认识到疾病在头发上有所反映。

如《灵枢·经脉》有"手太阴气绝则皮毛焦","手少阴气绝则脉不通，脉不通则血不流，血不流则髦（发）色不泽"，"足少阴气绝，则骨枯……发无泽，发无泽者骨先死"，《灵枢·寒热病》有"皮寒热者，不可附席，毛发焦，鼻槁腊，不得汗……肌寒热者，肌痛、毛发焦而唇槁腊，不得汗"等，均说明不同病候会出现不同的毛发特征。

根据文献记载的临床观察，头发的异常，均与内脏有着密切关系。病源在于内脏，其本在于血，其标在于发。西医学中一些内分泌疾病所致的头发形色等异常现象，也都是因为血液的成分改变，影响了毛囊的营养代谢，从而出现各种毛发异常变化。现在对毛发中微量元素测定以诊断疾病的方法，实际上是望发诊病更深一步的发展。现已发现，头前部头发受女性激素、头侧部和眉外侧毛发受甲状腺素的影响而促进其生长，男性激素对其前额和头顶毛发的脱落起促进作用。

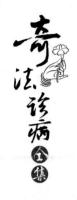

第 2 章　望头诊病法

　　头部是人体裸露在外部最多的部位，又居人之首位，所以又称为"首"。头颅的形状大小、外形和动态变化，与人体疾病及健康状态有密切关系。中医认为，头为五体之尊，百骸之长，诸阳之会，五行之宗。它上布五官，内含髓海，故又有"精明之府""元神之府"之称，为精神思维的府舍，与全身的脏腑经络休戚相关。中国古代的医家、相士们对头颅的观察和认识，在科学技术日益发达的今天，都不同程度地得到验证和发展，具有重要的诊断价值。

一、头颅形状大小变化

　　1. 头颅部以圆而丰、骨不露、不偏倚，有辅弼、有地骨（即下颌骨）、有丰顶、山林起，以及头角峥嵘等为健康之相；以颅陷、头偏、倾欹、头尖、头削、骨露、缺陷，以及无主骨星辰、无辅弼、无天仓和天庭不起、山林不起等为不吉之相（部位参见图 18-2 面部名称）。

　　2. 头大头小的标准可以用测量头围的方法来计算，用普通皮尺沿后脑勺向前经眉毛上绕一圈，所得出的长度就是头围。

　　3. 新生儿的头围比身体任何部位的体围都大，平均女孩子为 33 厘米、男孩子为 34 厘米。在出生后前半年内增加 8～10 厘米，后半年增加 2～4 厘米，第 2 年仅增加 2 厘米，第 3 年、第 4 年增加 1.5 厘米，4～10 岁共增约 1.5 厘米，到 18 岁可达 53～58 厘米，以后则无变化。若头围明显地大于或小于正常标准者，则称为头大畸形或头小畸形。

　　4. 从头颅的大小来看，男女有着较大差别，如男性颅骨较大而粗壮，眉弓发达，前额较倾斜，颧骨与颧弓高而突出；女性则颅骨较小，光滑而细致，眉弓不发达，颧骨及颧弓都不突出。与此不相符者均属异常现象。

　　5. 头大畸形是指头围大于正常平均值 2 个标准差以上。头颅穹隆和面部对称性增大，前囟及骨缝闭合延迟，多伴体格及智力发育落后。见于先天性大脑皮层增厚和神经胶质细胞增生。

6.脑积水头颅是指额、顶、颞及枕部突出膨大呈圆形，相比之下颜面显得很小，甚至出现双目下视、巩膜外露、眼球震颤等征象。见于各种原因所致的脑积水，如外伤、感染、肿瘤及先天发育不全等。

7.头小畸形是指头围小于正常平均值2个标准差以上，可见头颅短小、枕骨扁平、囟门早闭，伴有眼球突出、外眼角高而内眼角低，两眼距离较宽、鼻根扁平，口常半开、舌伸于外，流涎多、牙齿小而稀，多为先天性愚型的特殊表现，是一种常见的胚胎性脑发育障碍病。常同时伴有多种先天发育不全的综合病症。

8.方颅是指额顶明显向外隆起，头颅平坦，顶面观头颅似方形。与先天禀赋不足（肾虚），后天调养不当，毒邪内蕴有关，可见于佝偻病、先天性梅毒、先天性成骨不全、石骨症等。

9.尖头畸形亦称塔颅，即头顶部尖尖高起，又尖又小，前额窄，眼眶浅，鼻尖发育落后，多因冠状缝和人字缝过早闭合所致。为先天不足，常见于遗传性疾病，如先天性胸腺发育不全症、黏多糖的先天性代谢缺陷，往往伴有智力迟钝。

10.臀形颅是指额、顶骨明显隆出，矢状缝明显凹陷，正面观头颅呈倒置臀部形状。见于佝偻病。

11.扁头畸形是指枕部明显扁平之头颅。多由小儿久平卧而致，也见于头小畸形及先天愚型。

12.短头畸形、斜头畸形、舟状头畸形、三角头畸形均因头部骨缝早闭所致，见于先天性颅骨畸形。

13.变形颅是指头颅增大变形，可同时伴有长骨的肥厚与弯曲，见于变形性骨炎，好发于中年人。

14.囟门未闭是指小儿前囟门于出生后16个月、后囟门6个月仍未闭合者。若越期囟门未闭者，中医又称为"解颅"，常为先天不足，禀赋虚弱。

15.囟门凸起又称"囟填"，多属实热证。由外感时邪、火毒上攻所致。提示颅内压增高，见于颅内出血、脑膜炎、脑积水等疾病。中医认为，此证多为脏腑不调的难治之症。

16.囟门凹陷又称"陷囟"，属虚证。见于吐泻津伤造成严重营养不良和久病缠绵而致极度消瘦的婴儿。中医认为，本证多为脾胃败绝、脾虚胃弱至极之危症凶兆。

17.头肿大如斗，面目肿盛者，称为"大头瘟"，系天行时毒，今称为"急性腮腺炎"。

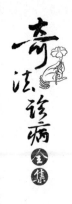

18. 头面皮肤红肿，色如涂丹疼痛者，称为"枪头大丹"，是一种急性的皮肤热毒病症。

二、头颅的动态变化

1. 头偏向一侧，前后俯仰困难，见于先天性斜颈、落枕、一侧颈部的肌肉发炎、颈部扭伤、颈椎病，也偶见于颈部瘰疬或痈疽。

2. 头部倾斜，沉重得无力抬起，见于久病、重病之后肾气虚衰、中气虚衰或髓海不足的病人。多属阴证。

3. 仰头不下、两目上翻、角弓反张，伴有手足抽搐、痉挛者，常见于脑膜炎、破伤风或小儿急惊风等病症。多属阳证。

4. 头部不随意或不自主地颤动或摇摆不停，多见于部分老年人、震颤性麻痹（帕金森综合征）、慢性酒精中毒。中医称为"摇头风"或"独头动摇"，多因风阳上扰或虚风内动所致。

5. 头部出现与颈动脉搏动一致的持续运动，尤其在站位或坐位时明显，见于严重的主动脉瓣关闭不全。

第 3 章　望额诊病法

　　额即额头，又称颜庭，位于前头上部，也即人的眉毛之上、头发之下的部分。额中央从发际到眉中间，可分为五个部位。从上开始依次分别为：天中、天庭、司空、中正和印堂。额部以天庭饱满、有泽、无纹痕、无凹陷、无筋缠、色黄明、印堂直平圆为健康之相；以低凹陷、突出、有纹冲、筋冲、骨粗、色暗，以及中正青筋，印堂白气、印堂凹陷多纹等为身体较差之相。

一、额的形态与纹理改变

　　1. 前额圆满而润泽是长寿之相，提示头脑清楚，耳聪目明。

　　2. 前额广平，发际高耸，提示先天发育良好，后天调理适宜，一般为人聪明、伶俐，理解力强，观察力敏锐；反之，前额塌陷者，耳不聪，目不明。

　　3. 额上部与肾脏有关，额部丰满显示肾脏功能良好，故小儿额皮宽厚者较长寿；若小儿头形过小，前额狭窄，常提示先天肾精亏损，智力发育不全。因此，头额部丰隆与否和父母精气盛衰（怀孕期）常有一定关系。

　　4. 并不是说前额凸起的人就一定聪明，大额骨的人，即俗称的"锛颅头"，智力一般较低。

　　5. 前额突出的女性，外阴部肉很厚，阴毛较重，如果怀孕，可能容易出现难产。

　　6. 额头的宽窄可以自我测量。把自己的手指横着摆放在额头上，上面以发际为界，下面以双眉为界。如果能摆下食、中、无名三指，属于宽窄适中，摆不下三指者，属额头窄，能摆下四指（包括小指）者，属额头宽。

　　7. 额头宽大的人，从理智上看是令人称赞的，但是在性格上却具有好走极端、个性较强、蔑视一切、放荡不羁的倾向，因此自认为了不起，当栽了大跟头以后，可能易患狂躁型精神病。

　　8. 额头狭窄者，智力并不一定差，他们善于做需要抽象思维的工作，在具有非常专业性的学科里，可成为造诣精深的研究者。

9. 人的额头皮肤以坚紧而润泽为佳。但是一般来说，人在25岁左右，前额即出现皱纹，但是有的人到老皱纹仍不明显，这是因为额头上皮肤薄的缘故。

10. 额头上的皱纹对于提示人的疾病和性格有一定的参考意义，额头皱纹多（排除年龄因素），提示功能不良，疾病较多。

11. 前额窄小的人常见雁纹，即倒人字形纹，这种纹的人极易患神经衰弱症。

12. 前额有3～4条皱纹，呈大圆弧形，是健康长命之相，性情温厚，富忍耐心。

13. 额上出现1～3条竖纹，说明经常皱眉，多为心绪不佳、烦恼忧愁之相，多半也会出现神经衰弱或神经质的毛病。

14. 额上出现许多细碎的小皱纹，常见于一天到晚唠唠叨叨、没完没了的老太婆。

15. 额上有时会出现一些红色丘疹，因多发生在青春期，故又称为青春痘。青春痘消失后，有的会留下一个凹陷。凹陷位于额右侧的，表示胃可能会出现毛病，在左边则表示心脏较衰弱。

16. 前额的两侧，偏于眉尾外侧的凹陷处，称为太阳穴。太阳穴处有蚯蚓样青筋暴露者，易患中风症，应加以注意。

17. 也有人认为，右侧太阳穴处有弯弯曲曲青筋暴露，是右侧盲肠有大便停滞，左侧太阳穴处有弯弯曲曲青筋暴露者，是左侧乙状结肠部有大便停滞。

二、额的色泽变化

1. 正常人额部颜色润黄，若明润有光泽者，说明身体健康；若病人额头有光泽时，说明疾病将好转。

2. 额上污浊有斑点，不是妊娠就是子宫有病，或是患肺结核。

3. 额部最忌出现黑色，若额角上有黑气如云不散，上罩"天中"，可能是患了关格噎塞之疾，相当于西医学中的食管和胃的良恶性疾患。

4. 天庭出现青暗色，是将要发生惊风之兆。天庭出现青点，为传染病之征兆。

5. 天庭出现红色，是内热发病的表现。

6. 两眉之上半寸处，主咽喉疾病，若该处发红为咽喉肿痛症。

7. 额头与颧骨、鼻头等出现赤气青毫之点，称为"薄纱染皂"，在肥胖者易发痈疽，在瘦人易生劳瘵等慢性损耗之病。

8. 若额上发黑如烟熏色，说明足阳明胃经发生病变，多数是患了重病。故古人曰:"黑色出于额上发际下,直鼻脊两颧上者,主死在五日中。"

9.若额上微黑者,或发际下沿有污浊斑点,则可能是患有肾脏病、尿毒症。

另外,有经验的医生还可以从病人的动作上判断出疾病。故《四诊抉微》曰:"凡诊时,切左(医生诊病人左手脉),则以右手抵其额;切右,则以左手抵其额,此眩晕也(这是眩晕症的表现)。"

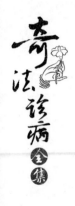

第4章　望胡须、体毛和毫毛诊病法

头发、眉毛和毫毛是本生毛，是生来就具有的；而胡须和体毛均属于再生毛，是性成熟后开始生长并迅速发展的毛。毫毛与以上几种毛的形态都不相同，它是指皮肤上又短又细、颜色浅淡的软毛。

一、望胡须诊病

胡须在族群间和地区间有很大的差别。人类学研究中，把胡须发达程度分为5级：1级为极少，颏部的胡须很稀疏，耳旁有时只有少许几根胡须。2级为少，耳前胡须成片，颏部的下方及前方胡须也连成一片，但不密，且下颌角处往往无胡须。3级为中等，自一侧耳前经颏部至另一侧耳前连成一片，但较窄，且较稀，尤其是面颊部下方。4级为多，胡须满布整个面颊部及颏部，但面颊部不十分浓密。5级为极多，胡须浓密，满布整个面颊部及颏部，范围较广。澳大利亚人、虾夷人和外高加索地区的一些居民，胡须特别发达，平均级数（25岁以上）为5级；北亚一些族群，特别是拉摩脱人，是世界上胡须最不发达的族群，平均级数为1级。以中国人来说，西北地区的回族和维吾尔族等的胡须，一般比汉族和西南地区少数民族发达。

胡须在健康和疾病以及性格的判断方面具有一定的实用价值。我国古代对于面部不同部位所生之毛有不同的命名：一般来讲，长在上嘴唇部位的叫髭，属于阳明经；长在下嘴唇和下巴颏的叫作须，属足少阴、阳明两经；长在颐颔（双颊）上的叫作髯，属少阳经。

1. 胡须以疏、润、软、秀、黑为健康之相；若胡须枯燥焦黄、人中无须、连须、困口、锁喉、缩颈，为素体较差之相。

2. 髭须黄赤，为气血俱热，常有口渴喜饮，便秘溲赤，性情急躁，易患出血和高血压等症。

3. 髭须早白而脱，为气血俱衰，常见头晕耳鸣、健忘失眠诸症。

4. 髭须焦干枯槁，为精血衰竭，常有面色萎黄、目无神采、遗精盗汗等症。

5. 髭须与一侧眉毛脱落，常为三叉神经痛者以手搓揉患部所致。

6. 髭须与眉毛两侧俱脱落，为麻风病。

7. 髭须不生或稀少，可见于遗传，也可见于先天不足，生殖无能，为"天宦"，易患动脉硬化和心脑血管病，特别是冠心病的发病率较高。

8. 血少气多则髯短；血多气少则髯少；血气皆少则无髯，两腮面部如宦者之象；血气盛则髭美，经血气盛，则须髯美而长，黑而光明，血少气多则髭恶。

9. 须长忌其飘摇，短则忌其毛细，尤不宜浓浊，蓬乱欲得，依稀见肉为奇。疏者不宜散淡，若焦黄枯燥是谓神气不足；若白枯如浆纱者，是精气神已竭。

10. 胡须润泽，有弹性，而且长，为胃经脉和足阳经脉气血足；胡须光泽漂亮，不染尘杂污秽，是生命力旺盛的迹象；胡须枯干直立，昏暗晦滞，是身体机能不佳的迹象。

11. 年轻人头发白、胡须焦，很难说与长寿有缘；老年头发和胡须都很滋润者，是心理、生理功能都健全的表现。

二、望体毛诊病

体毛的发达程度和胡须的发达程度相适应，而且也有地区间的差异。体毛的发达程度通常以胸毛的发达程度为标志，可分为五级：0级没有胸毛；1级胸毛极少；2级自乳部至胸骨有胸毛，但相当稀；3级胸毛很多，几乎布满自第3肋骨至胸肌下缘的区域；4级胸毛极多，布满全部胸肌表面，仅胸肌边缘稍稀。

1. 男性胸骨前的体毛可向下延伸达脐部，男性阴毛的分布呈三角形，尖端向上，可沿前正中线直达脐部；女性阴毛多为倒三角形。

2. 腹部体毛增多见于皮质醇增多症和肾上腺性变态综合征。特别是女性患肾上腺皮质增殖或肿瘤时，可呈现男人的特征，除声音改变及闭经外，还有胡须、胸部及腹部亦多毛，阴毛呈男性型分布。

3. 体毛稀少、无光泽可见于垂体前叶功能减退症、黏液性水肿和性腺功能减退症。

三、望毫毛诊病

毫毛又称"胎毛"，俗称"汗毛"，在人的皮肤上也有多少之分。正常人胎毛较稀少，但一般性地较多也不为病态。若胎毛增多，可见于以下几种情况：

1. 先天性胎毛增多症多指出生时胎毛即增多者。随年龄增长胎毛增多增长，最长者达 10 厘米或以上，手掌、足底除外，布满全身皮肤，尤其睫毛显著，又称狗睫型，可能为常染色体显性遗传。有的出生时正常，几年后胎毛增多，布满全身，以后永不脱落，身体与智力发育均不受影响。另一型脸似猴，有胎毛增多，多数在婴儿期不明原因死亡，有少数幸存者，出现典型的猴脸。

2. 后天性胎毛增多症多指在成年人皮肤上胎毛增多者。常见于壮年和老年人的脸上长出长的丝绸状柔软的胎毛，眼睑、鼻子毛发正常，也可布满全身（手掌、足底除外），在已秃发的头部亦可见到，有的胎毛长度可超过 10 厘米。该征常是恶性肿瘤的皮肤表现之一，如结肠癌、直肠癌、膀胱癌、子宫癌、乳房癌、肺癌等。

3. 医源性多毛多指应用药物引起的多毛。多数于用药 6 个月至 1 年左右才出现多毛表现，停药后多数可逐渐消失。引起多毛的药物：如长期使用皮质类固醇激素（如可的松、强的松等）、睾酮、青霉素、链霉素（四肢或躯干多毛）、苯妥英钠（颜面及躯干多毛）、补骨脂素、长压定等。

4. 症状性多毛症多指全身性疾病所致多毛或多毛为其主要症状者。其表现可为全身性也可为局部性。该症状性多毛症绝大多数为内分泌功能障碍性疾病：如肢端肥大症、肾上腺性征异常症、卵巢含睾丸细胞瘤、卵巢肾上腺皮质瘤、双侧性多囊卵巢综合征、库欣综合征等。少数与遗传有关的多毛，如 Hurler 综合征等。

5. 全身性多硬毛症。先天性者俗称毛孩，面部长毛特别明显，有家族遗传倾向。后天性者多起始于青春期，全身性多毛，在正常长硬毛部位毛发异常增多，见于内分泌功能障碍性疾病，如肾上腺性征异常症等。后天性治疗原发病即可使多毛减少或消失。先天性治疗无效。

6. 局部性多毛症多指局部毛发异常增多。先天性局部多毛是一种畸形，青春期小儿长胡须、阴毛等，在毳毛部位长硬毛，常见于干毛痣、Hurler 综合征（肩胛部多毛）、Delange 综合征（面、头、背部多毛）等。后生性局部多毛见于内分泌功能障碍，如 Stein-Leventhal 综合征，长期大量应用皮质类固醇激素、睾酮等。后天性致病病因所致多能获愈。

7. 痣样多毛症又称"毛痣"。指色痣的表面长硬毛或颜色改变的毛发。多毛界限清楚，色痣与多毛范围可以一致或不一致。黑痣上也可长出长而粗的毛发。

8. 胎毛从中医的脏腑角度来说，它内应于肺，从经络角度来说又各有所主，视经络循行部位而定。它赖气血渗灌而生，因此能体现脏腑经络的气血盛衰。

9. 胎毛虽小也有它的神色形态。润泽为得神，枯焦为失神，色深而美，形粗而长，一般是气血旺盛的征象（但先天性多毛症不在此列）。色浅而枯，形细而短，主正虚血少，枯败折落则肺气已绝。

10.临床上寒热往复日久、肺痨气阴亏耗、小儿疳积、妇人血枯，以及积聚、鼓胀等沉疴痼疾，便每见毫毛枯焦无泽，甚至衰败折落。特别是对于一些慢性疾患，观察毫毛的润枯等情况，对于诊断气血虚耗、脏腑衰败的程度，是很有帮助的。

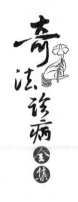

第5章　望眉诊病法

眉居于眼上，为人类所独有，未开化的野蛮人和猫、狗等动物均无眉，说明眉毛是进化的结果，是智力发达的表现。眉毛对于整个脸来说，具有使人生动活泼的功能，从生理方面来讲，眉毛又可以防止灰尘和额部的汗水直接流入眼内。当然，眉毛还能够作为诊断疾病的一个途径。

眉毛以弯、长、疏、秀、艳、顺为佳。两眉相称，眉的内侧端和中间部分浓密，外侧部分稀疏。两眉头之间距离适中，眉高不压眼等为健康之相。以散、乱、纷、浊、短、缩、薄黄为劣。两眉不相称，两眉头之间相连，眉低压眼，粗硬兼骨起，眉毛反生，眉中有黑子或有交纹，眉竖如百弓为不健康之相。说明眉毛对于人来说并非无足轻重的"装饰品"，它在一定程度上反映出人的智慧、性格，甚至疾病。人类眉毛的形状、颜色、长度、生长的部位、两眉间的距离都与其父母相似，因而说明它具有较强的遗传因素。眉毛的生长寿命为3～4周，它不断地进行新陈代谢。正常的眉毛位于眼的上方，略呈弧形，并向两边延伸，基本上与眼之间保持等宽的距离。下面就眉的形态、位置、浓淡、色泽以及脱落与否和健康的关系作一介绍。

一、眉的形态位置变化

1.眉匀称、美观而且短，为足太阳经气血盛；眉匀称、美观而且长，为手少阳经气血盛。

2.眉不匀称、难看而且短，为足太阳经血多气少；眉不匀称、难看而且长，为手少阳经血多气少。

3.两眉平直，眉毛柔顺，为足阳明、少阴、太阳的上部血气较盛；若出现病变，多为下肢疾患。

4.眉头平直，而且眉毛柔美，为足太阳经上部气血盛，头颈部的循环功能较好。

5.眉头上翘，其他部位平直、柔顺，易患遗尿、小便频数、泄泻等症，其人多个性憨直。

6.眉毛长垂，对老年人来讲，为长寿之征，但若见于少年，则可能发生早夭。

7.眉毛梢直而干燥者，如果是女性可能有月经不正常，是男性则多患神经系统疾病。

8.眉梢处眉毛宽大、柔顺，为三焦气多盛，个性执着；眉梢处眉毛细小而少，为三焦元气弱，易劳累，心理不稳定。

9.眉梢处眉毛宽大而多，为元气盛；眉梢下垂而柔顺，为气血循环缓和，心性平顺，性格懦弱；若眉梢下垂而细小者，体质亦欠佳。

10.眉梢处眉毛零乱无序者，易患腹、盆腔疾患，或心胸郁闷，常欲叹息，且此人气度狭小。

11.眉毛弯曲的人可能手脚灵活，并且越弯曲越灵活。

12.眉毛从眉头向眉梢明显地垂下来，正面看上去好像个"八"字的眉，称为"八字眉"，这种人一般外生殖器官较肥大。

13.如果眉毛短期内冲竖而起，多为出现危急病的征兆。

14.如果眉毛出现倾倒，可能是胆腑出现严重病变。

15.一侧眉毛不能向上抬举，可能是出现了"小中风"（西医称为面神经麻痹）。

16.全部眉毛下垂者身体强壮，但容易得急病，检查时应该闭住眼睛，才能看出眉毛是否下垂（注意眉毛下垂，不是指眉下垂）。

17.眉毛比眼睛长者较佳，说明此人的肾脏机能好，是长寿的象征。

18.古人云："眉宇宽广则心坦，眉压眼者流滞。"此话有一定道理。因为人经常处于心情舒畅、无忧无虑的状态时，就会眉宇舒展，久之则眉目间宽广坦荡；反之，人若遇到工作或事业上的诸般不顺时，会经常皱眉，久而久之，使上眼睑窄小，形成两眉压眼之势，这种人多因心情不畅而致肝气郁结，日久易体弱多病。

19.初生小儿，眉高耳高者，肾气充实，聪明英俊好养；若眉低耳低者，往往肾气虚衰，体弱多病。

20.若病患者眉毛不时地紧蹙，面部呈现痛苦的表现，则多半是身体某部有疼痛的刺激。

21.两眉间的距离有宽有窄，标准是以放进自己的食、中两个手指为度。

22.成熟的女性，眉间宽表示性的要求较多；小孩子眉间宽（可放进三个指头），是早熟之相，多聪明有才智。

23.如果眉毛上忽然生出一根长毛，和其他的眉毛不一样，长得较快，拔掉以

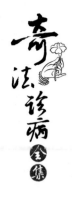

后很快又长出来，多是胆中血热所致，在小儿则易生急惊风。

二、眉的浓淡与脱落

眉毛的发达程度可分为三级：Ⅰ级，稀少：眉毛不能完全盖住皮肤。Ⅱ级，中等：眉毛几乎完全盖住皮肤，但眉间无毛。Ⅲ级，浓密：眉毛完全盖住皮肤，眉间有毛，甚至连成一片。

1. 眉毛浓密粗长，说明肾气充沛，身强力壮；眉毛稀淡恶少，说明肾气虚弱，体弱多病。

2. 两眉平直，眉毛粗疏，为足太阳经上部血多气少，易患头痛、目痛、颈背虚弱等病。

3. 眉头处眉毛粗而稀少，为足太阳经上部气血少，易患扭伤、拉伤和痔疮等病。

4. 女性眉毛特别浓黑，有患肾上腺皮质功能亢进症之可能。一部分患不孕症的育龄妇女，眉毛特别浓黑，而妇科检查无毛病，经手术验证属于卵巢薄膜增厚症，成熟卵子不能萌发出来，手术剥离后，而致受孕怀胎。

5. 老年人眉毛长得秀美而浓长，民间称为"寿眉"，是肾气充足、血气旺盛的健康表现，这样的老人可能会长寿。

6. 眉浓密，连及眉间，多见内分泌疾病，如肾上腺皮质功能亢进症，或女性男性化现象。

7. 老年人眉毛脱落稀疏，则由气血不足引起，大多不是病。

8. 眉毛脱落稀疏，尤其眉外段较明显，多见于黏液性水肿（甲状腺功能减退症）、脑垂体前叶功能减退、麻风病初期、三叉神经痛等病症。

9. 一侧眉毛脱落稀疏者，可能因局部皮肤疾患，或受摩擦或外伤所致。还见于久病精血衰竭者。

10. 眉毛完全脱落者，见于早老症、斑秃或全秃等，若眉脱部位皮肤肥厚者也可见于麻风病人。

三、眉毛及局部皮肤的色泽

1. 眉毛的色泽以青（黑）而润泽为佳，古人云："两眉属木，见青色为昌为吉。"
2. 老年人须眉皓然也是正常现象，故有"眉生白毫者多寿"之说。

3. 年轻人便长出了 1 ～ 2 根白眉毛，一般不是好兆头，多半是早衰的表现。

4. 患有白化病、白癜风和病毒性虹膜睫状体炎者，也可造成眉毛变白，这都是疾病所致的缘故。

5. 眉毛若见红色为木生火，主烦热之征。眉青见红黑相杂，所谓焰里点烟，多为疾病之征，尤须注意防范。

6. 若见两眉色黄而枯焦，为肺气虚的征象，尚可见于小儿营养不良。

7. 眉毛处及其周围皮肤颜色的改变，则往往预示着存在某种疾病的威胁。

8. 白颜色出现在眉目之间，或白色连及两目，除皮肤色素脱失的疾病外，还可能是肺部有了轻微的病变。故有"两眉上发白者为肺风"之说。

9. 黑颜色从眉下围绕眼目，多因悲哀所致，也可能是重病缠身的迹象。

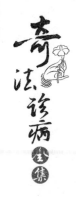

第 6 章　望眼诊病法

"眼睛是心灵的窗户"，它不仅能看东西，能反映人的内心世界，还可以反映人的年龄、种族、地域特点以及通过它来诊断全身各个部位的疾病。

婴幼儿的眼睛又大又圆，青少年的眼睛机灵闪亮，成年人的眼睛深沉明邃，老年人的眼睛呆滞浑浊。白色人种的眼睛呈蓝色或碧绿色，黑色人种的眼睛呈棕黑色，黄色人种的眼睛呈棕色。中国人的眼睛有两种主要类型：一种是广东、广西、福建等地的一些人，眼大而圆，眼窝较深，上眼皮有明显的横皱纹（俗称双眼皮），具有南洋群岛一带正统马来人眼睛的特点，叫作"马来眼"。一种是其他地方的大多数中国人，眼睛较小，眼外角上斜，上眼皮大多没有横皱纹（俗称单眼皮），叫做"丹凤眼"。

一、虹膜定位诊法

虹膜是透过眼睛角膜看到的黑眼珠的部分，它可以发生纹理分离、凹陷、变色或色素堆积、瞳孔变形等异常变化，这些变化可以反映人体内部对应部位的病变，将这些异常情况对照虹膜分属部位图进行分析，即可做出对疾病的诊断。

其方法是：让被检查者采取仰卧位或坐位，眼睛自然睁开，凝视正前方。医生面对病人，轻轻用拇指和食指将被检病人上下眼睑撑开，另一手打开小型手电筒（带放大镜头者为佳），使光线从病人眼侧面射入，记录所观察到的虹膜上的特异反应迹象，并确定其在虹膜上的位置。虹膜分属部位见图 6-1。

中国人虹膜的异常现象，大致有以下几种。

（一）斑点

可见于虹膜的任何部位，形状大小不一，颜色可深可浅。

1.毒性斑点，以颜色很深的沉淀形式位于虹膜网状结构面上，其外观为边缘清晰的多角形，给人以似乎未曾与虹膜接触的印象，仿佛一个海绵屑污染了玻璃表面。在观察时，有些很容易见到，有些需要细心分辨。这些斑点提示一个器官暂时中毒状态，如环境污染、烟草中毒、酒精中毒、滥用药物等造成。当它们长期存在时，则相当于银屑病（牛皮癣）体质和心血管疾病、癌症等。有时甚至要考虑到已有严重的器质性病变。

2.残余斑点，黑睛上的一些陈旧性、残留的斑点，即一些小小的浅黑色斑点，它提示该部位所代表的器官病理过程的结束。实际上，往往是一些疾病康复后留下的一些"烙印"，就像肺结核病愈后，所留下的钙化点。但应予以有效的监视，不断地复查，以便及早发现可能复发的疾病。

3.色素沉着，斑点呈色素颗粒状堆积，孤立地散在于黑睛表面，斑点可呈现如下颜色：①金黄色素多意味着器官脆弱。②淡黄色素多意味着化脓性感染。③暗黄色素多意味着中毒。④绿色色素多意味着结核病或绿脓杆菌所致疾病。⑤暗绿色素多意味着恶性疾病的可疑，尤其在呈鱼胆形态时更是如此。⑥红色色素多意味着出血，如果成小洼状密集于黑睛表面，就说明出血正在进行。⑦苍白色素多意味着炎症，如果出现大小不等的苍白区，多是急性炎症的表现；如在膀胱、尿道区出现，多见尿路感染；如靠近外周出现苍白点，多是淋巴结炎。

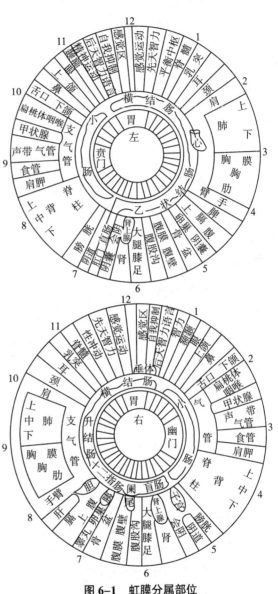

图6-1 虹膜分属部位

⑧黑色色素多意味着器质性病变。色素比黑睛（棕黑色）更深黑，分布在黑睛任何部位，形状大小不一，颜色可深可浅，如在心脏区见到黑点，多见于冠心病、心肌梗死、风湿性心脏病等；咽喉区有黑点见于扁桃体炎；肾区或膀胱区有黑点见于泌尿系统病变。⑨褐色色素在小儿则多半提示患有肠蛔虫病。⑩颜色不同的分散色素

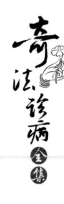

点多提示患风湿病。⑪晶莹的亮点多提示脑神经有病症。

（二）辐射状黑线

1.黑睛上出现黑线，并呈车轮状或辐射状，则表示在它们所出现的那个身体节段，有某种程度的神经紧张，如手术后、伤后或治疗后构成的神经痛症。

2.黑线出现在黑睛12点处，意味着全身无力状态，极度疲乏。此种情况辐射状黑线常呈扇形或日光射线状。

3.黑线出现于某个区域，则又可以表示该区域的器官有疾病。如慢性肾炎病人在肾区常见此线；咳嗽胸痛病人在肺部、肋部可见此线；腰腿痛病人在腰背部或腿膝部常见此线。如果黑线单独出现在12点，还可以考虑是颈椎病或偏头痛患者或脑内病变的表现，有时长期失眠的患者也有此现象。

4.据研究，虹膜表面的黑线，实际上是埋藏在虹膜实质里的血管。至于花环扩大，纹理增粗，并呈现多种形状黑线，是虹膜血管对各种有害刺激的一种非特异性反应。

（三）白色同心环

1.白色同心环在黑睛上的出现，着重提示受检查者可能有痛性痉挛及挛缩素质。

2.白色同心环位于左眼黑睛上，尤其是在脑区颞部，就应考虑到心脏异常的可能性，特别是在黑睛上找到5个以上的白色同心环时，就要怀疑是心绞痛、心肌梗死、肾绞痛、胆绞痛、肝区疼痛的可能。

3.在黑睛外周有一圈同心环存在时，这往往又是关节炎的表现。也有学者认为，在以上辐射状同心环的条纹间的虹膜纤维变厚且呈绿色时，就是关节炎。

4.老年人在虹膜周围出现一圈乳白色或灰暗色的环，俗称老年环。如果单独出现于上部脑区，多为脑部供血不良，见于高血压、动脉硬化，或低血压患者，常见的自觉症状是头晕头痛。

5.在靠近黑睛外周边缘见到1～2个白色的不完整的圆圈，称为收缩圈或神经圈。此类圈多见于曾遇交通事故、创伤或受恐吓者，表现为精神紧张、焦虑、恐惧等，又称它为"惊恐圈"。

（四）陷窝

陷窝亦即隐沟，又称窝孔，是形态不一、大小不等的凹陷，散布在各个区域。它的出现意味着有机体功能的缺损，见于多个器官的损害、慢性贫血，少数患者属先天性缺陷。如果穿窿（陷窝）的底是张开的，就要注意到疾病在演进，如果穿窿的底是关闭的，说明损害已稳定，但仍不可放弃监护。

（五）缺损

缺损以虹膜上方缺损多见，许多颅脑外伤病人，或脑供血不足者可有此表现。若缺损较浅，颜色呈浅黑色，表示病程短，症状轻；若缺损较深，颜色呈深黑色，表示病程长、症状重。

（六）代谢环

代谢环即瞳孔周边，也可以认为是依附虹膜上的瞳孔边缘部分，其色呈褐红，饰以略暗花边而形成瞳孔缘。实际上相当于前后色素层的虹膜后面上皮层向前翻转，卷成略隆起的色素边缘，其鲜明程度也因人而异，如图 6-2。

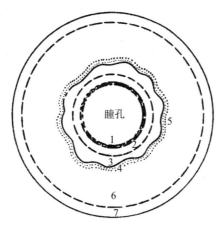

图 6-2　周边器官在虹膜上的投影（同心环）

1. 代谢区域及动眼神经副交感神经系统投影环；2. 消化区域——胃功能环；3. 消化区域——肠功能环；
4. 虹膜卷缩轮——交感神经系统环；5. 体循环及淋巴结系统环；6. 器官投影节段（某些消化结构除外）；
7. 周边血管结构环和皮肤投影环

代谢环的完整、光滑，说明全身各器官的主要功能是完整的，它的存在标志着虹膜其他各部位器官显示的疾病都属良性。这有助于判定疾病的严重程度，是目诊中最具特征的部位。此外，代谢环也是副交感神经系统的投影所在，这种神经系统的紊乱可以导致代谢环色泽的改变甚至褪色，因此：①当人体代谢机能处于完整正常状态时，代谢环依附于虹膜的瞳孔缘，外观光滑、完整。②在人体代谢机能紊乱时，代谢环变为残缺不全的点线状或呈半月形（月牙形），甚至缺如。此时应寻找其他虹膜信号，须用不同倍数的放大镜，才能看清楚虹膜的微细纤维。此时应高度警惕，到医院进一步作相应检查为好。③有时尚能检查到无代谢环的瞳孔，此情况表示病情恶化，往往是危重症的晚期。当然，先天缺陷者，不在此列。

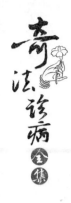

（七）消化环

黑睛上的消化环分两部分，占据瞳孔区域的代谢环与卷缩轮二者之间的地带，内侧 1/2 表示胃的结构及功能状况，如图 6-2。其病理改变主要表现在其相应区域的纹理稀疏、肥厚、凹陷、斑点、颜色深浅等方面。例如，在右眼消化环 7 点处，靠近卷缩轮的地方，相当于阑尾投影区，有纹理稀疏征，并在其间可见一凹陷穹窿，颜色浅淡，凹陷深，触及虹膜实质，这就提示患者有慢性阑尾炎的病症。

（八）卷缩轮及周边地带

卷缩轮在正常人是靠近瞳孔缘部的花冠状隆起条纹，该轮区分黑睛表面为狭宽两部，狭部即消化环区（瞳孔部虹膜），较宽部名睫状部虹膜，它表示全身器官投影区，其结构表示交感神经系统和几种较大的代谢功能（体循环及淋巴系统）情况的投影，如图 6-2。根据病理过程的改变，此域常出现随之而演化的隆起和色变。

正常时黑睛的卷缩轮纹理均匀而纤细，有规则，病变时此轮明显异常，表现为增粗、扩大，状若蔷薇花环（俗称花环扩大），甚至残缺不全。有人认为卷缩轮的异常，是有毒物质刺激引起的，常见于急性肝炎、慢性浅表性胃炎等。若仅见十二指肠区出现纤维增粗、凹陷，多为十二指肠球部溃疡。又如，慢性结肠炎病程中，由于肠的血管、淋巴系统的炎症水肿充血，而导致卷缩轮变形向外膨胀、凸起，形成典型的慢性肠炎表现。其实，由于卷缩轮处在瞳孔部虹膜与睫状部虹膜互相过渡地带，有错综复杂的结构内容，且此结构所占的位置又狭窄，所以在对黑睛卷缩轮及其周边的病理阐述时有较大分歧和异议，判断时需认真分析。

（九）黑睛外周部

黑睛外周部即睫状部虹膜也分为内、外两环。

内环占全部位的 2/3，是躯体各部不同器官节段投影的相对应区，每侧眼睛的睫状部虹膜可划分成多个节段，每个节段分别确切地代表相应器官的投影，如图 6-2。左右两侧各眼的黑睛分别表示躯体各半侧之对应器官，躯体中线部的器官共属两侧黑睛的投影节段。也有人提出，某些节段器官的投影也能交叉代表与之对应的躯体之另半侧的器官。即左眼虹膜异常提示右半身疾患，右眼虹膜异常提示左半身疾患，左右两眼虹膜都出现异常，则提示人体中间部位或两侧都出现了病变。如胃肠有病，则双瞳周均见环状斑。

外环占 1/3，为周边血管的投影，如图 6-2。有实验证明：所有来自躯体周边血管的病变（包括从皮肤来的），都能在此环上表露出黑睛结构的改变。同样，内 2/3 的各器官投影区出现色泽、斑点、穹窿及结构的变化就提示本器官的相应性质病变。例如，在右眼黑睛（睫状部虹膜）8 点处，相当于肝对应区有色素堆积，或凹陷穹窿，就提示肝脏的病变为慢性肝炎。如果其他部位亦出现相关的恶性信息，就要考虑肝癌的可能。

值得注意的是，在病理情况下，虹膜还可以出现黑痣、结节、萎缩、缺损、红变，甚至出血、穿孔，属虹膜本身的病变，对全身疾病没有诊断价值，应予以区分。

远在公元前4世纪～5世纪，西医鼻祖希波克拉底曾提出"眼睛如何，身体即如何"的见解。1866年匈牙利医生依格纳茨·佩克采利撰写了一部有关虹膜诊断法的书，并绘制出虹膜脏器部位图。以后又有许多人对虹膜诊断疾病的方法进行了更深入的研究。现已证实，人的虹膜是一种特殊的调节器，它能使光脉冲通过大脑中枢与人体内所有器官保持着各种复杂的联系。内脏所有器官及系统都在这小小的薄膜上有自己的代表区域，有自己严格固定的色素细胞群。如果某一器官出现病情，就会通过神经冲动，向大脑发出信号，大脑将这一信号转送虹膜上相应区域的色素细胞群，于是就会在虹膜上出现各种异常改变。

中医学对虹膜能够反映全身疾病的现象也早有认识，《黄帝内经》中阐述的"目部五脏分属"与现代"虹膜分属部位"中的内脏分布有许多相似之处。中医学传统的整体观念认为，人身是一个高度统一的有机整体。在人体的相对独立的各局部的特定区域，往往可以在一定程度上反映出体内器官的某些病理变化。《灵枢·大惑论》中说："五脏六腑之精皆上注于目，而为之精。精之窠为眼；骨之精为瞳子；筋之精为黑眼，血之精为络；其窠气之精为白眼；肌肉之精为约束，裹撷筋骨血气之精而与脉并为系上属于脑。"故此可以看出眼与脏腑之关系尤为密切。中医的"五轮八廓"之说将黑眼称为风轮，认为属于肝，又称风廓属胆；瞳神（即瞳孔）称为水轮属肾，又称水廓属膀胱，已明确指出虹膜能反映肝、胆、肾和膀胱等内脏之生理病理状况。从脏象学说的观点看：目为肝之窍，能重点地反映体内肝脏的情况，并且"肝藏血"，有调节血量的作用。眼的功能也受肝血调节。若血的质和量不足，肝之窍就受影响，故在眼上有所反映。因此，"目受血而能视"，也可以认为是五脏六腑的病证能够投影于虹膜从而借以诊断各器官功能紊乱的中医理论依据之一。另外，从经络学说来看：手足三阴三阳经脉几乎都直接或间接地和目睛有联系。正如《灵枢》记载的那样："十二经脉……其血气皆上于面而走空窍，其精气上走于目而为睛。"眼睛通过经脉与躯体各部构成了一个完整的统一体，体内脏腑或某个感觉器官以及经脉本身的病变或功能紊乱可以通过传导，使脏腑的疾病能从虹膜上反映出来。

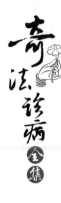

二、巩膜定位诊法

巩膜即白眼珠，正常为乳白色，不透明状，幼儿的巩膜较薄，由于色素透露，致使巩膜呈蓝白色。老年人的巩膜因脂肪沉积而呈淡黄色。覆盖在白眼球（珠）上面的一层薄膜称为球结膜，覆盖在内眼睑上者称睑结膜，两种结膜的连接处称为结合膜。

巩膜诊病法主要是观察巩膜与结膜之间血管（络脉）的改变，以及出现的黑点、蓝斑、瘀血点等异常现象，而推测全身疾病的诊断方法。检查时，应用手指撑开被检查者眼睑，暴露巩膜和结合膜部。检查巩膜上部时，应令被检查者向脚尖方向看，检查巩膜下部时，令被检查者向头顶方向看，以便充分暴露检查的巩膜部位。

（一）眼区巩膜的划分与内脏的关系

眼睛和五脏六腑都有联系，利用八卦划分眼睛八区，然后确定脏腑在眼睛上的反映区，对于诊断和治疗疾病具有一定的指导意义。先以左眼为例，为了使用方便，将乾、坎、艮、震、巽、离、坤、兑改用1、2、3、4、5、6、7、8八个阿拉伯数字代表。具体的方法如下：

两眼向前平视，经瞳孔中心做一水平线并延伸过内、外眦，再经瞳孔中心做该水平线之垂直线，并延伸过上、下眼眶。于是将眼区分成4个象限。再将每一个象限分成2个相等区，即8个象限，区域相等，此8个相等区就是8个经区。

划区时，人仰卧，头向北、脚向南。左眼的西北方为乾卦，正北为坎，东北为艮，正东为震，东南为巽，正南为离，西南为坤，正西为兑。与脏腑的关系，乾属金，金生水，坎为水，肾、膀胱属水；水生木，正东方肝、胆属木；木生火，正南方心、小肠属火；火生土，西南方坤为地，脾、胃属土。东北艮为山，山是高峰，划为上焦；东南巽为风，划为中焦；正西兑为泽，划为下焦。划分后的左眼八区如图6-3。

根据中医的经络学说的理论，得知，经络在人体的分布除任、督在前后正中线

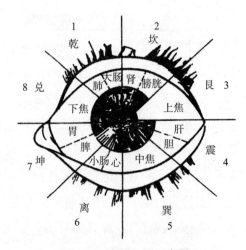

图6-3　左眼八区示意图

28

为单行外，十二经都是左右相同，即左眼的外侧对应右眼的外侧，内侧对应内侧，因此我们把左眼图左右翻转作为右眼的八区划分，如图6-4。实践证明，此法具有很高的诊断和治疗准确率。

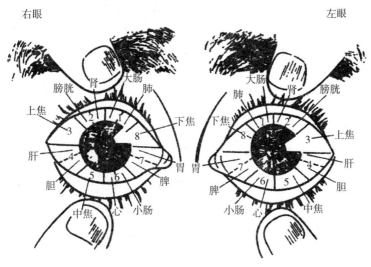

图6-4　双眼八区示意图

（二）巩膜上的异常斑点

1. 蓝斑是在巩膜上呈现一种如针尖至绿豆大小、不规则的、不突出黏膜面的蓝色和紫褐色斑点，斑的边缘多清晰，也有模糊的，斑数在1～7个不等。此征象常见于肠道蛔虫病的患者。

2. 黑点是在巩膜与结合膜间的毛细血管顶端和旁边，呈现出近似圆形的1个或多个青黑色斑点，直径有1～3毫米大小，此征象多提示有蛔虫或蛲虫感染。黑点大，表明寄生的是成虫；黑点小，表明寄生的为幼虫。黑点多，表明虫较多，黑点少，则虫较少。黑点出现的部位多在黑眼珠左、右上方的巩膜区，下方有时也可见到。所以在检查时可令病人上下、左右转动眼球，以利全面观察。

3. 紫色云斑是在巩膜与结合膜间的毛细血管上端和边缘，呈现出多样状的浅紫色、云絮状斑块，此征象提示病人有钩虫感染，并且斑块大，为感染程度较深；斑块小，为感染程度较浅。紫色云斑与蓝斑应注意鉴别，并可结合病史、症状进行判断。

4. 瘀血点又称"报伤点"，在巩膜或巩膜与结合膜间出现浮起的青紫色小血管，小血管的末端颜色较黑，状如针头大小的点。这种瘀血点，在无眼部本身疾患或眼部自觉症状的情况下，常提示身体某处曾受过伤。若瘀血点离开血管末端而在其附近或中部者则无诊断价值。

根据瘀血点的颜色、形状可以辨别受伤的程度。如色淡如云彩或黑而兼白、散而不聚者，系伤在气分；若色黑而沉着、凝结如小芝麻者，系伤在血分；若黑点周围有色淡如云彩呈不规则晕状者，则为气血两伤。根据瘀血点在眼上的位置，可以确定身体受伤的部位，通过大量的临床观察，发现有以下规律：

（1）报伤点出现在眼的上半部，主要反映腰、背及上肢的伤病。腰部的瘀血点偏向内侧或靠近瞳孔；肩胛与脊柱的瘀血点多居中；上肢的小血管分支短，瘀血点多偏外侧，同时远离瞳孔；下肢的小血管分支长，故超过瞳孔水平线。若上下肢同有损伤，则小血管可能中断跳跃。

（2）报伤点出现在眼的下半部，主要反映胸部及下肢的损伤。伤在乳头上方，瘀血点居中；伤在乳头上内侧、胸骨旁，瘀血点偏于内侧；伤在乳头外侧、下方及锁骨窝下，则瘀血点偏向外侧；伤在胸骨柄两侧，则呈"丫"形小血管分叉，瘀血点位于分叉的末梢。

（3）报伤点出现在眼的外侧，按瘀血点上下顺序分别是腋后线、腋中线与腋前线受伤。出现在眼的内侧，提示对侧腋胁受伤。

（4）有的瘀血点连接的小血管会出现怒张如螺旋形，有的呈波浪形、倒勾及粗细不一等。螺旋形提示有较剧烈的疼痛，有气血两伤之证候；波浪形则提示有神经痛；若血管突然成角状转折，说明有神经反射痛；血管倒勾表示转位对侧；血管粗细不一，虽无瘀点，也提示有伤。

（5）瘀血点除能诊伤外，有的还可提示其他疾病。如血管的末端达球结膜，瘀点黑红或粉红，且较粗大，则提示肝病。双眼上睑结膜外侧有鲜红或黑色、蓝色的斑点，则提示肾病。另外，巩膜上若出现绿点，常提示患肠梗阻。

（三）巩膜上的毛细血管变化

人的巩膜上可见隐约纵横交错的毛细血管，中医称为络脉。正常人的毛细血管纤细而不明显，尤其是儿童的眼球，如果没有生过大病，巩膜往往青白洁净，看不出毛细血管的分布。若是生病以后，或由皮肤通过经络而内传到脏腑，或由脏腑外传到皮肤，不论某一经或某几经受病，都可以从巩膜上显露出来，如果毛细血管一经出现，其残痕与生长存，不易完全消失。

巩膜上毛细血管的情况大体有七种：①根部粗大。由白睛边缘处毛细血管粗大，渐向前则逐渐变细，此种形状多属于顽固性疾病。②曲张或怒张。毛细血管出现曲张，由根部延伸，中间转折曲张，以至于怒张。为病势较重。③延伸。毛细血管由某一经区传到另一经区，说明病变由某一脏腑转变为另一脏腑；或后一脏腑的病变由前一脏腑引起，为病之本源。④分叉较多。此种现象多出现在眼球上部，眼球下部亦有时出现，说明病势不稳定而容易变化。⑤隆起一条。多属六腑的病，因巩膜与结膜的毛细血管深浅不同，五脏的病多出现于深层，好像毛细血管在玻璃板下面。六腑的病多在表层，好像在玻璃板上面。⑥模糊一小片。此种毛细血管多发生在肝、胆区，肝郁证、胆结石症多见。⑦垂露。巩膜上毛细血管下端像垂着一颗露水珠一样，前面已有描述，见于胃肠，多为虫积；见于其他经区，多属郁证。

巩膜上毛细血管的颜色大体有八种：①毛细血管鲜红，为新发病。属于实热，病势正在发展。②紫红说明病为热盛。③深红说明热病而病势加重。④红中带黑说明热病入里。⑤红中带黄说明病势在减轻。⑥淡黄说明病势将愈。⑦浅淡说明气血不足，属于虚证或寒证。⑧暗灰见于陈旧性病灶，病变已经痊愈；若由暗灰转为淡红是旧病复发的征兆。

如果在巩膜与结合膜间的不同位置上毛细血管出现了充血、曲张、增粗、颜色变化和异常延伸等现象，常表明机体内部某个脏器发生了病变，常见的有以下九种情况：①下睑结膜的小血管呈波浪形弯曲，常提示患有心脏病。②双眼上睑结膜内侧的小血管到达球结膜，呈紫红色，较粗大如直线者，提示有脾病。③上睑结膜内侧，血管线上或周围有似带状疱疹似的水疱，常提示有肺病。④巩膜与结合膜间，瞳孔正下方，相当于钟表6点钟的位置，出现小血管充血扩张，常提示有胃病或胃酸过多症。⑤在眼的内下方，巩膜与结合膜间小血管充血、扩张呈淡青色，常提示有肝炎。⑥巩膜上有条血管呈"一"字形，横贯内外眼角。如发生在左眼多有胃病；如发生在右眼多为肝病；常喝白酒的人也可见到这种现象。⑦巩膜上出现充血样血管进入瞳孔的称为"赤脉贯瞳"，这是瘰疬（颈淋巴结核）病的一种征象。独有1条赤脉穿入瞳孔的，说明病较轻；若有2～3条赤脉同时穿入的，则说明病重；若赤脉不穿入瞳孔的，为最轻。⑧眼球上半部结膜表层血管出现横行（健康人呈"人"字形走向），使血管走向呈U形，或结膜下层呈"一"字形的静脉显露，可见于消化道恶性肿瘤，如胃癌、肠癌、肝癌和食管癌等。⑨在眼的外下方，巩膜与球结合膜间（相当于钟表5点与6点之间处），小血管粗大，明显充血、曲张，颜色有鲜红、淡红，或红中带黄、红中带黑等，常提示有痔疮，此征象称为巩膜痔征。痔征出现1条，且末端没有分支，表明只有1个痔核；末端有分支，或在同一位置呈现2条痔征的，表明有2个痔核；痔征的条数多，或分支多，表明痔核的个数也多。痔征细小，不很曲张，也不明显的，为痔核小；痔征粗，且曲张有力的，为痔核大；痔征的根部特别膨胀，或数条并在一起的，为痔核有垂脱现象。痔征见于左眼的为肛门左侧有内痔；反之则在右侧；如两眼都有，则左右均有痔疮。

上述方法，如有其他眼病或其他疾病，如沙眼、急慢性结膜炎、电光性眼炎、脑压增高以及肺部疾患等，凡能引起眼球结膜血管充血、扩张的，均可能使痔核诊断失去意义。同时本痔征仅限于内痔，属于外痔及肛裂则无意义。如在上述部位出现血管多而且杂乱时，根据肺与大肠相表里的理论，应考虑肺或支气管有病变，不能作为痔征。痔征还应与胃病眼征、肝炎眼征相互参照。

三、巩膜本身颜色的变化

（一）一般望诊法

1. 巩膜在正常成人应为白颜色，在儿童可为青白色。如果巩膜特别青白，可能是肺气虚的表现。

2. 巩膜发黄首先应考虑是否为黄疸，若为黄疸，小便和皮肤也会发黄，那就说明脾胃被湿邪所困。眼内、外眦间出现一条带状发黄区，而巩膜其他部位颜色正常者，可见于成人的睑裂斑，为脂肪沉着，不属于病理情况，应注意区分。

3. 巩膜发青是身体某个部位疼痛的征象。巩膜发青也可见于生殖器官发育不全、身体病弱者。巩膜青蓝色有神经质的倾向。在疟疾、梅毒及热邪困郁等病者也见此色。女性若眼球泛青，可能是患有歇斯底里的征象。

4. 全部巩膜发蓝，见于先天性成骨不全。局限性不规则的蓝斑，见于巩膜软化症。巩膜发蓝，为缺铁性贫血的特征。经调查，85%的缺铁性贫血者会出现蓝巩膜，而在其他贫血者中蓝巩膜仅占7%。这一体征在年龄和性别上都没有明显的差异，而且远较其他任何病种更为常见。

5. 巩膜也会出现红色，这是由于巩膜上大量的毛细血管充血、扩张的表现。巩膜一部分呈鲜红血斑，可见于剧烈呛咳、呕吐、酗酒、外伤和妇女逆经等症。鲜红色的充血造成的巩膜发红，可能为痛风性结节。从中医角度讲，色鲜红者多为心肺实热，或血热妄行；色淡红的多为虚火；色暗红的为热郁血滞。巩膜常有红雾红丝产生，也见于心中烦恼之人。

6. 巩膜色黑常见于慢性消耗性疾病，最多见者是痨病（相当于结核病），痨病的后期不但两目暗黑，连眼泡和其周围也会出现青黑色，这时，肾气就衰败了。

7. 巩膜呈淡灰色，可见于消化不良患者。

（二）望色定位法

1. 眼白珠洁白而有光彩为正常情况。

2. 黄色主上，疾病部位在两侧锁骨中线以内，乳头连线以上的胸部。

3.红色主中，位于两侧锁骨中线以内，乳头连线以下，脐水平线以上的胸腹部。

4.黑色主下中，位于两侧锁骨中线以内，脐水平线以下的下腹部。

5.青、蓝色主下两侧，位于两侧锁骨中线以外，脐水平线以下的两侧少腹部。

四、巩膜血丝、瘀点定位法

（一）血丝定位法

1.左眼血丝主左侧疾病，右眼血丝主右侧疾病。

2.以两眼的瞳孔作为标准，各分内、外两侧，又自上而下分为天、地、人三部。天部为瞳孔水平以上的眼白珠，人部为瞳孔水平部位的眼白珠，地部为瞳孔水平以下的眼白珠。

3.瞳孔内侧主人体内侧，瞳孔外侧主人体外侧。

4.血丝出现部位与人体疾病相应的关系：①瞳孔内侧天部主锁骨中线以内，乳头水平线以上胸部。②瞳孔内侧人部主锁骨中线以内，乳头水平线与脐水平线之间的胸腹部。③瞳孔内侧地部主锁骨中线以内，脐水平线以下腹部。④瞳孔外侧之天、人、地，即与瞳孔内侧划分方法相同，只是位于该部的外侧。⑤在判断疾病时，并不是以单独几条血丝来决定的，而是以血丝集中处作为标准，称之为"痧"。⑥"痧"可以分为黄痧、青痧、紫痧三种，表示疾病性质及轻重不同程度。黄痧、紫痧属阳，病在气分，黄痧为轻，紫痧为重；青痧属阴，病在血分。⑦痧的形态有垂直状、螺旋形状、蜘蛛网状三种。垂直状的垂直方向与疾病蔓延方向一致，螺旋形状表示有疼痛症状。蜘蛛网状常见于哮喘病人。

（二）瘀血点定位法

瘀血点是指血丝末端的圆点而言，此点必须与血丝相连才有价值。否则，如离开血丝，虽有点出现，但无诊断意义。

一般来说，出现瘀血点，即表示有固定的疾病部位，或者有块物症结出现，同样可以从其颜色的深浅、形态变化，及其出现部位而判断内脏疾病。关于其判断颜色与部位的方法，同前所述。

五、眼睛的神态与形态

陈抟云："眼宜黑白分明，光彩射人，眸子（指黑眼之瞳仁）端正，不上不下，不歪不斜，方为有用（笔者注：即健康人）。目不视正，为人刚介；心平上视多败，下视多奸，斜视多偷，浮光多淫，露神多夭。"概括了眼的生理、病理、心理现象和疾病的关系。

1. 眼睛特别有神者性格刚强，眼有神而镇定者身体健康。

2. 眼力不好，看东西时发呆者精神不振，身体虚弱。

3. 眼睛混浊不清者，心情不好。精神病人的眼睛混浊，反应迟钝，常表现为过度的兴奋、烦躁。

4. 两目无神光，或血贯瞳仁者，多为高龄肝肾阴虚之人，也见于急慢性病人、危重病人和长期忧郁成疾的病人。

5. 眼球突出具体表现有四种：①双眼突出可见于突眼性甲状腺肿、高血压、震颤麻痹症（帕金森综合征）、性功能亢进者。还可见于高度近视、先天性青光眼、继发性青光眼和葡萄膜炎引起的角膜或巩膜葡萄肿等。②眼睛凸起而喘者，属于中医的肺胀，见于肺气肿、哮喘性支气管炎和过敏性支气管哮喘症。③昏迷病人突然两眼凸起者多见于脑水肿。④单眼突出多半因脑肿瘤所致，若眼球突出的同时，伴有与脉跳相一致的搏动，则可能是颈内动脉海绵窦瘘。

6. 眼球凹陷的具体表现有三种：①眼球凹陷者，可见于身体严重消瘦者，患霍乱、痢疾、腹泻、糖尿病等脱水症者，也可见于心情严重苦闷者。②中医认为，病人眼球下陷窠内，是五脏六腑精气已衰，病属难治；如仅微陷，是脏腑的精气未脱，病属可救；若内陷很深如骷髅，视物模糊，便是阴阳衰绝的死证。③小儿眼窝凹陷，目倦神疲，除脱水症外，也可为脾气虚弱的表现。

7. 眼睛小而眼角细长的人，一般善于思考，能深谋远虑，易患头痛、头晕等症。

8. 患水肿、热性病、高烧时，可以出现一侧眼睛大、一侧眼睛小的情况。

9. 外眼角向上挑的人，较倔强，自尊心极强，感情非常激烈，易患各种情志病。

10. 斜眼的女性，提示可能患有胸部疾患。

11. 眼内斜视者和两眼珠大小不一致者，均易患脑出血；眼外斜视者易患癌症。

12. 焦躁的眼神可见于发热、大动脉闭锁不全症。

13. 小儿患结核性脑膜炎时也可见到眼睛呆滞成吃惊状态，对人充满敌意。

14. 眼流泪水，伴有红肿、焮痛、羞明症者，称为"热泪"，由风热、肝火所致；若泪下无时，迎风更甚，眼部不红不肿，称为"冷泪"，多为肝肾两虚或悲伤哭泣过久所致。

15. 两眼干涩无泪者，多为肝血虚。眼球干燥多为缺乏维生素 A，另外慢性肝炎病人中有一部分患有干燥综合征，其中除口干、鼻干、皮肤干燥外，也有眼干的症状。

16. 小儿啼而有泪为病轻，无泪者为病重。

17. 眼生眵，多因肺热所致，眵多硬结为实热，多而不结为虚热。麻疹在出疹期亦目眵较多，甚则两眼睑粘连不能开目。小儿眼眵多也可见于肝经有热。

18. 昏睡露睛，是脾胃虚极的表现，小儿睡时露睛，多属脾虚。若睁眼闭眼都觉得很费力的话，说明元神疲惫已极，病情相当严重。

六、眼睑两眦和睫毛的变化

（一）眼睑的变化

1. 上眼皮内侧近鼻根处若长有黄色或暗褐色扁平柔软、表面光滑的小瘤，称为"睑黄瘤"，常提示胆固醇过高，或患有肝胆疾病，多见于中年以上妇女。

2. 眼睑结膜苍白者，可见于各种原因引起的贫血。

3. 眼睑皮红边缘湿烂是脾胃湿热的表现。

4. 眼睑皮肤过于燥滞者，常见于饮酒过度和维生素 A 缺乏症。

5. 目下眼睑周边又称为泪堂，此处色泽鲜亮色微黄则无病。

6. 妇女患有白带病时，下眼睫毛边缘即与眼下胞相连合处有明亮带，这种明亮带呈条线状，色呈轻度浅黑而明亮，若从侧面观察看得更清楚。

7. 下眼睑若出现青黑色素沉着者，俗称为黑眼窝或黑眼圈，可能提示肾脏、卵巢或膀胱有问题。也可由于长期失眠、经常熬夜、过度疲劳、房事过频、久病缠身、郁闷苦恼等引起。

8. 妇女经期、痛经症、白带病或患痔疮的病人也可出现黑眼圈。

9. 另有黑眼圈综合征，又称过敏晕征，患者眼眶下颜色较暗或微肿，可见于过敏性鼻炎、鼻窦炎。

10. 小儿目眶周围灰暗带黑色，常见于极度营养不良。

11. 眼睑及眼角皮肤青灰色，或有色素沉着，提示患有肝病。

12. 眼睑边缘黑色可能为神经功能兴奋所致。

13. 中医认为黑眼窝多因肾虚或肾水上泛引起，对症治疗可获良效，当然也应改变不良的生活习惯。

14. 眼睑紫暗肿胀，提示气滞血瘀及外伤等症。

15. 妇女怀孕后会出现下眼睑色素沉着，并可随着妊娠月份的增加而越加明显，一般来讲，它的颜色是一种青、红、紫的混合色。

16. 有人认为，孕妇眼眶上下青黄，"人中"也青黄色，可能生双胞胎，上眼睑青暗或下眼睑红而浮肿如卧蚕状的孕妇多有难产。

17. 中医认为，眼睑属脾，若呈现灰黑煤炭之色，说明脾的运化功能失司，多因痰饮为患。具体而言，眼睑上晦暗者，多为寒痰，眼睑下灰黑色，多为寒饮，眼黑颊赤者多为痰热。妇女若眼眶灰湿，为崩中带下的征象。

18. 两睑似桃红之色，从"鱼尾（即外眼角）"上贯"日角（即额部左上角）"者；或青色如针，横于目下，赤连耳目者；或目下五色筋疾现者，均为危重难治之征。

19. 小儿目下暗斑，是指眼下正中相当于承泣穴部位出现的椭圆形、鱼尾形和半月形的色斑。目下有这种斑的小儿，常有食差、恶心、呕吐、脘腹不适等症状，表明胃气虚损。如果胃气虚损，影响其他脏腑，会在暗斑上表现出不同颜色。影响肺，斑呈暗紫色；影响肝，斑呈暗青色；影响肾，斑呈暗黑色，斑处略有膨隆。

20. 下眼睑（泪堂）肿胀的人，腹部左右两侧有压痛；下眼睑肿胀同时有静脉怒张者，为患肾脏病的表现，同时也可见于脚气病、面神经痛的患者。

21. 若泪堂丰满并非由于水肿引起，而是看起来微微鼓起，丰满而光滑，明润而厚实，则是肾脏功能很好，精力旺盛的表现，一般性欲也较强烈，这种人可能在音（乐）感方面具有卓越的才能。

22. 若原来丰满而光滑的泪堂，逐渐变得松弛下垂而有黑褐色素沉着的话，多数是因为纵欲过度而致肾精亏损。

23. 若天生泪堂平坦或下陷的人，在音乐方面不易成才，大多是生殖机能低下者，可能患不育（孕）症。

24. 中医认为，肾脏与生殖有密切联系，眼睑又属脾，主体内的水液代谢。因此，眼睑的变化就与水液代谢和孕育胎产等方面的疾病有关。

25. 如上下眼睑鲜明的，是痰饮病；上下眼睑肿势缓而宽软无力者为脾虚；出现于老年人者，多为肾气衰。

26. 在育龄期妇女，下眼睑浮肿发亮也是怀孕的证候。有人认为，左侧眼睑浮肿甚者怀男孩的可能性大，右侧甚者怀女孩的可能性大。

27. 若上眼睑出现了2条横的皱褶的话，称为三眼皮（暂定名），就要引起注意。除老年人外（因老年人眼皮皱褶较多，不能认为是病态），年轻人有这样的三眼皮，往往性情粗暴、急躁，容易患急病。

（二）两眦的变化

正常两眦呈粉红色，光泽明润，可见血脉红活，泪囊、泪道通畅，无黏浊泪液外溢和赤脉攀睛。在病理情况下，可出现以下变化：

1. 两眦红者为心火盛，其中有虚实之分，实火者赤脉粗大深红，虚火者色淡而隐然不显。

2. 目内眦呈红色，见如大头针大的斑点者，可能有高血压病。

3. 目眦赤烂，多为大小肠湿热郁积。也有人认为，内眦赤烂，系上焦风热外攻；外眦赤烂，为胆腑郁热。

4. 小儿患者，若目眦红赤伴有发烧、流泪、腮红、指头凉，可能为将发疹的征兆。

5. 目赤若先从内眦开始者，多为阴阳两跷病。

6. 如果目眦赤脉细而多，根部又生赤肉，即所谓胬肉，若胬肉由眦角横贯白睛，日渐攀侵黑睛者，称为"胬肉攀睛"，为心肺风热，经络瘀滞所致。

7. 伤寒者如果出现目眦赤，身热舌绛，心包火盛，宜防痉、厥之变。

8. 目眦黄者，是原有疾病欲愈的现象。

9. 目眦淡白者，多见于血虚的病人。

10. 目眦青者，多见于肝病、肝风内动。

11. 病患之人，若目眦色泽暗晦者，预后不良。

12. 狐惑病（西医称白塞病）脓成时，瘀血阻滞脉络，也可出现四眦发黑的现象。

13. 女性目内眦处生有凸起的肉结，提示此人患有乳腺增生。

（三）睫毛的变化

1. 睫毛生长排列整齐，均匀有序，黑而明亮，为体质健康的表现。

2. 无睫毛的人，生理或体质方面可能有缺陷，并会遗传给后代。若为女性，生育残缺及畸形儿的可能性要比常人大。

3. 睫毛位于眼睑外侧 1/3 部分脱落，并伴有毛发稀疏、干燥、粗大者，可见于甲状腺激素分泌减少的患者。

4. 老年人也可见睫毛减少变短，一般不为病态。

5. 睫毛倒入眼帘内，多因沙眼失治引起。

6. 睫毛长的女性，同时眼白青蓝而清澈者，多有神经质的毛病，身体较弱，性器官发育不成熟，而精神方面却可能是早熟的。

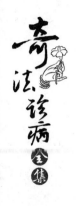

第 7 章　望印堂诊病法

印堂位于两眉正中，反映人的先天才能和后天健康状况。

1. 印堂色白是精神过度疲劳的表现。

2. 印堂色红的孕妇说明胎儿健康。

3. 印堂处有青筋浮现者，易患感冒、肠胃病、消化不良和神经性疾病，通大便后青筋会逐渐消失。

4. 印堂处有一道竖皱纹者，患病后不愿求医，能扛就扛，往往使病情恶化才去治疗，因抑制能力强，生气时也能忍耐而不发火，所以易患高血压或心脏病。

5. 印堂处有两道竖皱纹者，可见于眼睛近视的人，因看不清东西而经常眯起眼睛皱起眉毛，时间久了就出现了竖皱纹。

6. 胆小的人，性格忧郁的人，以及神经衰弱和慢性消化不良者也易出现眉间竖皱纹。

7. 印堂较宽的人，较稳重而且长寿；而印堂狭窄的人，却恰恰相反，中年时易患大病。

第8章　望鼻诊病法

　　鼻子位于面部的中央，是面部最高的部位。中医称鼻子为明堂，与脏腑关系密切，许多疾病可以从鼻子上看出点名堂来。

　　鼻部的部位划分：鼻尖为准头，左鼻翼为蓝台，右鼻翼为廷尉，鼻孔为井灶，鼻根为山根，鼻梁靠近山根的地方为年上，靠近准头的地方为寿上，整个鼻梁又称为年寿。一般来讲，准头主运化，井灶主受纳，山根主疾厄，年寿主寿命。健康之人，应山根平满不凹，年上、寿上光润无纹无痣，准头圆大，蓝台、廷尉相应，井灶不露孔。

　　中医还认为，在鼻部的一定位置，代表着某个脏器的反应点。①头（脑）面在额正中部，当眉心和前发际中点连线上 1/3 处；②咽喉在头面点和肺点之间，当眉心和前发际中点连线下 1/3 处；③肺在两眉之间；④心在两内眼角之间；⑤肝在鼻梁骨最高处，当两颧相平之鼻正中线上；⑥脾在鼻准头上缘正中线上；⑦肾在鼻尖端；⑧前阴（外生殖器）在鼻中隔下端尽处，当人中穴之上；⑨卵巢、睾丸在鼻尖肾点的两侧；⑩胆囊在肝点之外侧，内眼角直下处；⑪胃在脾点之外侧，胆点直下处；⑫小肠在鼻翼上 1/3，胃点直下处；⑬大肠在鼻翼正中，小肠点直下处；⑭膀胱在鼻翼壁尽处，大肠点直下；⑮耳朵在眉内侧端；⑯胸在眉棱骨下，目窠之上；⑰乳腺在睛明穴（内眼角）上方；⑱项背在睛明穴下方；⑲腰椎在胆点之外，项背穴外下方；⑳上肢在胃点之外，腰椎点外下方；㉑臀部、大腿在鼻翼上部相平处外侧，上肢穴外下方；㉒膝胫在鼻翼正中外侧，臀点下方；㉓足趾在鼻翼下部相平处外侧，膝胫点下方。

　　如果在鼻部某一位置出现皱纹和斑点，就表明该脏器机能减退；出现小疙瘩，表明所反映的部位病菌侵入血液；鼻子上发生了黑头面疱，就表示吃的乳类和油性食物太多。

一、鼻部的形态变化

　　鼻子的形态随人种不同而有差别：日本人的鼻子低而圆，圆鼻子多；欧美人的

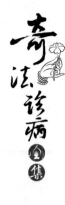

鼻子高而尖；中国人的鼻子介于两者之间；犹太人的鼻子，从鼻根到中央全部隆起，鼻尖下垂，呈鹰钩样鼻子；希腊人的鼻子，从鼻根到鼻尖是一条直线隆起。

1. 鼻子高但肉薄者属呼吸型，易患肺结核。

2. 鼻梁根高的人，脚踝有病，多数内踝有压痛。鼻根左侧耸立隆起者，左脚踝有问题，左脚脖及左小腿有问题，鞋的左脚后跟外侧磨损明显，反之亦然。

3. 鼻子肿大，特别是鼻尖发肿，表示心脏可能也肥厚或正在扩大。

4. 鼻子发生肿块，象征着胰脏和肾脏可能有毛病。

5. 鼻部漫肿色红者，多为肺经火盛所致。

6. 鼻肿大者是邪气盛。

7. 鼻尖小而薄者，小指亦小，呼吸器官和生殖系统容易患病。

8. 鼻头钝而圆，并有局部的毛细血管扩张暴露者，是肝硬化的体征之一。

9. 鼻子歪可能是鼻子及其附近的器官有毛病，如鼻孔对侧深部堵塞，鼻腔上部有病或牙齿有病，鼻中隔侧弯症等。

10. 鼻子歪可能是由于下肢及外生殖器官的位置不正引起。

11. 鼻尖歪向哪一侧，哪一侧脚患有摩顿综合征（疼痛性足综合征），对侧患"脚腕疼痛综合征"。

12. 歪鼻者有可能患神经衰弱。

13. 鼻部腐烂而塌陷者，常见于杨梅结毒（梅毒），也可见于麻风病患者。

另外，鼻子有病者，多数有下肢静脉曲张。

二、鼻部的色泽变化

健康人的鼻部多为鼻梁白润，面部稍红，或鼻部黄中带红，隐隐发光。

（一）鼻色红

1. 红鼻子是表示心脏和血液循环发生了问题。

2. 鼻色红也可见于鼻部的皮肤病变，如酒糟鼻、冻伤、鼻红粒病等。

3. 鼻尖红也有因经常喝酒或爱吃辛辣刺激性食物所致。

4. 妇女鼻头发红可能有妇科病，孕妇产中易出现问题。

5. 急慢性鼻炎也可引起鼻子发红。

6. 中医认为，鼻红为肺经有热，或脾肺二经有热或有风。

7. 鼻准头见血点红或鼻唇俱红者，是脾经有热的表现。

8. 非夏季（红色所主时令）鼻色微红，患病者预后差。

9. 妇女在鼻尖上有大如榆荚者红色，为不月（经闭）。

10. 鼻子年上、寿上色赤暗，主精神紧张，或受到意外事件的刺激，往往表现为神色散乱，精神惊惕不安。

11. 年上发赤者，又多为心火盛的表现。

12. 年寿赤光主内生脓血。

13. 年寿与眼堂横有赤色之气，主肠疼与疝气。

14. 年寿横连两颧有红点，为火证，名曰"飞廉煞"，女见于难产，男见于痔疮。

15. 年寿暗滞兼红，鼻塞不通者，也为肺经有病。

（二）鼻色黄

1. 鼻准微黄（红）而明润，则脾经无病，寿上黄明鲜润，则六脏调和。

2. 色黄而不润，则表示胸上有寒，或小便困难，或里有湿热。

3. 面目俱黄，鼻子也发黄者，则为黄疸病。

4. 鼻色黄中带红而无光彩，为有色无气，身体虽健而脾胃有伤。

5. 鼻黄色枯燥如黄土偶，毫无润泽光彩，则为脾土败竭的真脏之色，为危险证候。

6. 鼻黄如桂花之色，杂以黑晕，则只是一般的脾病，可见饮食不纳、四肢倦怠等症。

7. 鼻尖青黄之色，则可能是患了淋病。

（三）鼻色白

1. 鼻梁白润而面红隐隐也是常色，多见于女性。

2. 鼻色苍白则是由于贫血引起，常见于慢性失血的病人，中医认为，气血素虚之人鼻色苍白。

3. 白色见于鼻准及正面，如枯骨及擦残汗粉者，是肺气绝的证候，病情多危重。

4. 白色如腻粉、梅花、白绵者，则是肺邪喘咳之病，久之也会危及生命。

（四）鼻色青

1. 鼻头色青（紫）是疼痛的征象，往往是腹部剧痛。

2. 年寿发青，也见于多患疾病之人，故有"年寿见青，疾病将生"之说。

3. 色青者，也可为肾亏，男子常有腰酸遗精，女子多有带下、子宫虚寒等症。

（五）鼻色黑（或蓝）

1. 鼻子带有黑色、蓝色或棕色的现象，表示脾脏和胰脏可能发生了问题。

2. 鼻尖呈紫蓝色也为患心脏病的征象。

3. 中医认为，鼻子微黑，是有水气。

4. 有胃病时鼻呈黑色。

5. 色黑而枯燥者，为房劳或虚劳所致。

6. 鼻梁色黑而冷，是属虚寒。

7. 黑黄而亮者，为有瘀血。

8. 黑气从年寿下至鼻下者，多为酒色过度。

9. 准头有黑点大如蜘蛛，名为"破败"；寿上黑斑如指头肚大，名为"鬼印"；年上有黑气如油抹者，或口鼻均如烟雾之色，青黑色由鼻上贯天冲（位于耳根后缘直上，入发际 2 寸处）等征象，均为危重病候，应引起重视。

三、鼻翼、鼻孔和鼻毛的异常变化

（一）鼻翼变化

1. 鼻翼泛红在女子见于月经期。

2. 在鼻翼沟上如出现斑点，则可能是有外伤，若为红色斑点，则伤势较轻；如出现黑色瘀点，则伤势较重。

3. 左侧鼻翼沟出现斑点表示胸部有伤，右侧鼻翼沟出现斑点表示背部有伤，但并不绝对，可结合四诊与其他检查进行判断。

（二）鼻孔变化

1. 鼻孔大的人气管不好，是支气管过细的表现。

2. 鼻孔干燥是津液已亏，热在气分，为阳明经病，或为阴虚内热，或肺胃郁热，易发生鼻出血。

3. 鼻内枯槁者，是患寒热之证或肺阴虚耗证。

4. 鼻孔干燥而色黑如烟煤，是热毒已深、津竭液涸的征象，或由素体阴虚，精血亏损所致。症见神昏谵语或高烧。

5. 鼻孔色黑而冷滑是阴毒冷极的征象。

6. 产妇鼻孔黑色，多为恶露上冲的危症。

7. 鼻孔流清涕为风寒感冒，流黄稠涕为风热感冒。

8. 鼻孔内缘红，鼻中隔溃疡是患梅毒的表现。

9. 鼻孔外缘红伴有鼻痒提示可能肠内有寄生虫；右侧鼻孔内痒见于小肠干燥，左侧见于大肠干燥。

10.鼻孔开合扇动，伴有呼吸急促者为肺炎喘嗽，多是肺火所致，也可因肺虚所致。

（三）鼻毛变化

1.鼻中忽然长出一根长毛，粗硬触之疼痛，拔掉了短期内又长出来，为肺中血热。长期不治疗的话，可能生肺痈（肺脓疡）或发背（背部长疮）。

2.鼻毛白化与衰老有一定的关系。日本学者研究发现，20岁以下鼻毛几乎没有变白者，30岁以上鼻毛变白者占27.7%，40岁以上占63%，50岁以上占94.7%。在我国对千余人检查表明：鼻毛变白最早出现在30岁，平均不到3%，50岁以上平均不到30%。

四、山根的形色变化

山根即鼻根部，位于两眼之间，鼻子上连额部的区域。

（一）山根的形状变化

1.山根有十分明显的横纹、伤疤、痣的话，多有胃病，食欲不佳，男女可能均有性冷淡或性发育不良症。

2.儿童5岁以下山根筋呈现横"一"字形的，绝大多数有消化系统疾患，如消化不良、肠炎，常见食少或饮食积滞、呕吐、泄泻、精神差、烦躁、啼哭等脾胃证候。

3.山根筋呈现直"1"字形者，有2/3的人易患呼吸系统疾病，如支气管炎、支气管哮喘、上呼吸道感染等，常见咳嗽气喘、神疲、性情乖僻、烦躁、啼哭不安或夜啼等心、肺证候。

4.山根筋呈现斜"\"或"/"形的，则无太大临床诊断意义。但是若山根筋变粗（静脉怒张）明显的话，不论以上何种青筋走向，均说明肠内有瘀血。

5.山根筋变粗也见于肠胃功能弱者，小孩包得过暖，或常泡在热水里洗澡者。

（二）山根的色泽变化

1.山根筋色青（黑），约有2/3以上的人易患消化系统疾病。常见急、慢惊风，中寒腹痛，肠蛔虫，泄泻，疝疾等；也可见惊泄，大便色青，伴微热及惊惕不安；还有消化不良，肝气犯胃。总之，色青主风、主寒、主痛。

2.中医认为，山根有青色缠绕则病疾不了，若青气上入"天庭"非吉兆也。山根昏沉青黑常滞不散，主多病。

3.山根筋色黄，大部分为消化系统疾病以及营养紊乱或维生素缺乏症。常见有

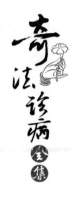

消化不良、肠炎、菌痢、疳积等。色黄主湿、主热、主虚。

4.山根筋色红，其中以呼吸系统疾患占多数，常见有上呼吸道感染、支气管哮喘、支气管炎、肺炎、扁桃腺炎等。色红主热。

5.山根色泽的变化，如光亮鲜明者多为新病，疾病较轻而易治；光泽晦暗而滞者为久病，疾病较重而缠绵难愈。面色㿠白者，见于心脏病患者，心阳虚时尤甚；但在心血瘀阻时轻则出现青灰色，重则出现紫暗色；青灰则提示心阳不足，山根发暗则提示气厥。若按病因区分，光泽为热，晦滞为寒为湿，色淡为气虚。

五、鼻部蟹爪纹与疾病

蟹爪纹者，如蟹爪之形状，底略宽而梢尖，弯曲、细长，犹如树枝之分杈，或如蚯蚓之扭曲，紫红色之血纹。或布于鼻翼，或直射印堂。多自鼻孔外侧向眉心方向延伸，或向上伸至鼻之一半，或超过2/3，远看连片呈火焰状。轻者仅见数条，甚者丝缕紫绕，满布整鼻。此征象多见于肝硬化腹水患者。肝硬化患者，不一定都出现鼻纹，而出现鼻纹者预后差，且大都死于食道静脉曲张破裂之大出血。见到蜘蛛痣的肝硬化患者，经过中西医结合治疗，存活达10年以上的很多；而有鼻部蟹爪纹的患者，经多方医治或抢救，最长者只见活到7年，所以此征象的出现有助于肝硬化的早期诊断和预后。

第9章　望鼻唇沟诊病法

鼻唇沟是指从鼻翼外侧出发经嘴唇旁边，向下巴方向延伸的两条线。因此纹线主有发号施令之权，故又称为"法令纹"，又因此纹形似蛇腾空而起，而又有"螣蛇纹"之名。

与身体健康和疾病有关的鼻唇沟形状大致有三种：

1. "八"字形。此形纹是从鼻翼侧出发后呈"八"字形分别向两侧斜下方走去，延伸过两腮。两纹等深等长，均匀对称。多见于长寿之人，故又称寿带纹。若老年高寿之人，其纹内可呈红紫色。

2. 不对称形。正常人鼻唇沟左右两侧相等，同等大小，同样深浅。若两侧深浅不一、大小不等时，则称为不对称形。不对称形可见于几种情况：一种是经常用一边牙齿咬东西，而造成一边脸大一边脸小，所以常用牙的一侧鼻唇沟就深一些、长一些。另一种是由于面神经麻痹或偏瘫的病人，由于患侧的面肌松弛，对侧牵拉而致健侧鼻唇沟变深变长，患侧变浅变短，甚至消失。还有一种情况是见于两脚行走不一致或跛脚的人。鼻唇沟深的一侧为患有"疼痛性足综合征"表现的脚，而浅的一侧的脚则患有"足腕疼痛性综合征"。

3. 入口角形。鼻唇沟的末端向着口角延伸，是一种不祥的征兆。轻则是身体不健康的表现，或见于咀嚼肌无力症，重则见于噎膈之症，其中一部分病人可能患食管癌，中医有"螣蛇锁口"主"饿死"之说，其纹内近唇部色灰者病重，青黑者病危。

另外，鼻唇沟的上部，即鼻翼的部位有问题时，为腰和大腿有病的征象。鼻唇沟的起始端太高，超过了鼻尖的高度者，称为漏槽，中年以后身体可能会有一定的疾患。

在儿童的面部是看不到鼻唇沟纹的，除非他们开口笑时。只有当人逐渐长大的时候，才能慢慢出现鼻唇沟，因此鼻唇沟意味着人正走向成熟。

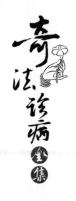

第 10 章　望人中沟诊病法

　　人中沟又名水沟，是位于鼻尖正下方、口唇正上方之间的皮肤纵沟。如果把鼻子当作山，嘴巴当作海，那么人中就相当于从高山流向大海的河流。从中医角度来看，人中是经络交错、经气贯注的要地，手、足阳明经，足厥阴肝经，冲、任二脉以及督脉的循行均经过人中或人中附近。人中与脏腑经络生理上的密切联系，决定了其在病理上也必然相互影响，可以说，人中是判断人体生命活动的重要窗口，从人中的形态和色泽的好坏可以看出身体的健康状况。

　　观察人中沟的情况时，注意让被检者面向光亮处，口唇自然闭合。仔细察看人中的长短、深浅、宽窄、色泽变化，以及是否有疤痕、斑点、皱褶和增生物等，必要时还应进行测量和按压等检查。

一、人中沟的形态变化

（一）人中沟的正常形态

人中的正常形态可分为端直型和梨状型。

1.端直型为人中沟缘隆起，呈棱线状，成年人两沟缘间的距离为 0.7 ～ 1.0 厘米，沟道上下基本等宽，或下端略宽于上端，沟的深浅适中。

2.梨状型和端直型类似，但沟上端略窄狭，下端较宽些，近唇缘处又变窄，形似梨状。

3.以上两型皆沟缘清晰均匀、对称，提示生殖和泌尿系统发育良好。一般在女性说明月经、排卵、生殖等功能正常，男性多无阳痿、早泄和不育等异常现象。因此，医家认为：①人中以深长而宽粗者为佳。②人中长者，说明精力充盛，子孙后代繁茂，人中长的人生殖器官发育良好。③人中深而宽者，血液循环良好，全身充满活力，身体健康，精力充沛，生殖力强。④人中愈宽者寿命愈长，人中深而清楚者，较长寿。

（二）人中沟的生理变态

1.浅坦型又称平坦型，人中沟缘略隆起甚或不明显，沟道浅而平坦。在自然口形时，尚可看到沟形，当其微笑时沟道更浅，甚至消失不易辨认。浅坦型也有沟道宽窄之别：①浅而宽的女性提示先天性子宫发育不良，或生殖泌尿功能低下，或子宫前倾和子宫肌瘤，或子宫萎缩（多见于老年人）。②人中浅坦型者多性欲低下，易发生血崩和漏胎。③男性人中宽平而不成为沟的，办事无耐心，并易出现癃闭之症。④人中沟浅而色淡者，多为肾阳不足，气化失司，可见阳痿少精，生殖力弱，难有后代。⑤人中较宽但是不清晰的，体质较差，常生病，但并不一定短命。⑥人中沟浅而窄的女性提示后天性子宫萎缩，质硬、活动度较差，常表现经期紊乱，经量逐渐减少而致经闭。⑦人中浅而窄的人，血液循环不佳，体力不足，也容易生病。

2.狭窄型的人中沟缘隆起或平坦，沟道狭窄细小，最宽处不大于0.5厘米，有的仅呈一粗线条状，有的上下沟道稍宽，中段尤细。提示有患歇斯底里（癔病）的倾向，女性子宫发育不良，如子宫小、发育迟缓、宫体狭长、宫颈细窄。

3.横凹型又称圆凹型。患者多半口唇较厚，上唇略向上翻，沟缘略隆起，沟道中段可见较深的凹陷圆窝，稍呈鞍形。上下平浅呈横凹状，当其微笑时则变成横条状。提示宫小不孕，或异常骨盆或骨盆狭窄，易发生难产。

4.短平型是指人中特别短（一般人中长度与中指同身寸等长或略短，详见后述），沟道偏平，沟缘仍显或隐约。①提示子宫小（常为幼稚型子宫），发育差，多无子宫内膜生长而无月经来潮。②或见宫颈松弛，受孕后易漏胎，或阴道宽而浅。③月经第1天量多或血崩，女子性欲低下。④人中短促者，也可见宫颈较短，会阴部（阴部与肛门中间的部分）也短。⑤男子单侧隐睾或单侧无睾，或阴茎短小发育不全。

5.双沟型是人中沟道中间有凸起纵线、条索或结节，位置不定。可能为双子宫、双阴道、双阴道横隔。

（三）人中沟的病理变态

1.沟道凸隆型为人中沟道中有位置及形态不定的增生物，如小丘疹、斑点或溃烂，甚至引起沟形改变。①提示情况较复杂，一般为宫颈糜烂。②沟道一侧增生或变形，则多有一侧腹痛或压痛或腰酸痛以及月经不调等症。③妇科检查多有附件炎或附件增厚，子宫肌瘤、息肉或囊肿等。④人中沟长疔为胃火上炎。

2.混合型是几种变态型同时存在，包括生理、病理和宫位变态（见后）特征的综合反映。提示病变请参阅相应各型。

3. 平满型是人中平坦甚至鼓起但不缩短者。①人中沟上端近鼻际处平坦者多患胃疾。②人中沟逐渐出现满平，则是脏腑气绝，特别是脾气败绝的危象。③人中满而色淡主脾阳虚，水气停蓄。

4. 木硬型是人中沟发木、僵硬、肿大者。①人中塌平、僵木，为生殖系统能力较差，常患喉肿、肩颈僵硬等症。②人中微塌平、僵木（上唇微僵木，而下唇润泽），为胃、生殖器官湿热，常患皮疹，手、足、面部易长痘疹。③人中左右区域僵硬、陷、肿，配合鼻端的偏向，可了解大腿内侧的病变情况。鼻向左偏，右大腿内侧病变反应强烈；鼻向右偏，左大腿内侧病变反应强烈。④人中左右木硬、肿，为腹腔循环系统功能较弱。⑤人中左区木硬、肿，而且色泽夭暗，为左腹腔易患恶性病。⑥人中右区木硬、肿，为右腹腔循环系统功能较弱。⑦人中左区僵硬、塌陷，而且色泽夭暗，为左腹腔脏器易生特殊病变。⑧人中右区僵硬、塌陷，为右腹腔脏器功能不良。

（四）人中沟的宫位变态

1. 人中沟道的上端甚窄，下端宽阔，呈"八"字形，提示子宫后倾，常表现经行腰酸，严重者可影响受孕。多见于矮胖体形。

2. 人中沟上端宽，下端窄，似倒梯形，提示可能子宫前位或前屈，常有经行胀痛。

3. 人中沟道或一侧沟缘向左或向右偏斜（先天性、损伤性及神经性的人中沟变形不在此型范围）。①人中沟向右偏斜者提示宫体右偏。②人中沟向左偏斜者提示宫体左偏。均易患不孕症。

（五）人中沟的其他形态变化

1. 人中呈上下宽而中间狭窄之状，且色晦滞，见于隐性冠心病患者。若有心绞痛发作，人中紫晦，甚则短缩。

2. 人中沟有横理纹者易患不孕症。但是若为青年女性人中短期内出现横纹，多见于新婚者，中年女性人中有明显横纹，多提示此人操劳过度。

二、人中沟的动态变化

1. 人中卷缩，又谓之唇反。乃脏腑之气欲绝，脾气衰竭之象。

2. 若肾虚之极，下焦寒水上冲有蒙窍趋势的，其人中沟常先萎缩松弛，继则变浅而短缩。氮质血症患者，人中常萎缩松弛，转为尿毒症后短缩，迨至昏迷则唇反翻。

3. 如果人中原先正常，怀孕后某一时期突然短缩，且伴腰酸痛、带下绵绵，提示难免流产，这种迹象每在流产前 1 ～ 2 周即已显露。

4.妇女孕后人中沟若较孕前长，且气色红活的则提示胎儿多为男性。

5.人中颤动为中风象，是气血不能濡养的表现，亦可见于生育过多或子宫出血过多的妇女。

三、人中沟的长度变化

严格地讲，长度变化也属于形态改变的一个方面，但为了更清楚地说明问题，就把它另作介绍，而形态和动态变化部分主要叙述了人中沟的宽窄、深浅等外形的改变。

据临床观察，正常人的人中长度基本上与本人中指的同身寸长度相等。中指同身寸是将中指第 1、第 2 指节横纹桡侧端间距离作为 1 寸，来量度身体上穴位的距离。也就是说人中的长度正常约有中指同身寸 1 寸长。凡长度不符合的，无论男女，多半有生殖和泌尿系统的疾病。长度差别越大，症状就越明显。

1.中指同身寸长度大于人中者临床上较为多见，一般大于 0.5 厘米以上。①多为先天肾气不足，在男性多见阳痿、早泄、不射精、不育、狐疝和子痈等。②在女性多见月经初潮迟且伴痛经、经前期综合征、子宫发育不良、宫体位置不正、子宫肌瘤、功能性子宫出血、白带多和不孕等症。③也提示孕妇有流产、早产倾向。④人中沟过短者，是极敏感的人。

2.中指同身寸长度小于人中者较少见，为人中偏长，前边已谈到，再做如下补充：①是精力充盛的表现，与长寿可能也有一定的关系。②但人中若过长的话，男子可出现阴茎包皮过长；人中细长者，女子子宫体也较窄长。③若人中松弛变长的话，女子可能会出现子宫下垂病症。

四、人中沟的色泽变化

人中沟的颜色在正常情况下，与面部其他部位一样应当是色泽明润，黄而透红，这说明脾肾健旺，后天充盛。若出现不同颜色，就可能出现疾病。

（一）人中色青

1.人中色青多为里寒证，在女性可有痛经，在男性可有睾丸疼痛。

2.人中色青且赤而又短于同身寸的，多见于肝经炽热下扰冲脉。

3.人中时青时黑，主肝肾之病。

（二）人中色黑

1. 人中色黑多为寒证，在女性可见宫寒不孕，在男性可有阳痿、遗精、输尿管结石，中医认为易患肝病及肾病。

2. 人中色黑可见于肾病综合征、尿毒症。

3. 人中色黑而短于同身寸 1/3 以上者，多为精稀清冷或无精或死精等不育症。

4. 男性如果人中色泽黑青，多有睾丸炎、前列腺炎等病变，且多疼痛发作。

5. 人中微黑，主里热重证；下利者人中黑为湿热邪毒深重，病情危重。

6. 人中有黑色斑块，往往提示肾阳虚，可见于肾上腺皮质功能不足或脑垂体功能不足的阿狄森病、西蒙病、席汉病等。

7. 人中呈紫色或稍带黑色者，为伤食的表现。

8. 人中有瘀斑，常提示子宫内膜结核、附睾结核、精索静脉曲张等。

9. 人中色滞有瘀斑，常提示有生殖泌尿系统癌症的可能。

（三）人中色暗绿

可见于严重的胆囊炎、胆绞痛、胆结石患者。

（四）人中色红（紫）

1. 人中色红可见于热入胞宫、生殖系统的急性炎症等情况。

2. 人中下段近唇际呈淡紫色，人中沟短缩，可见于十二指肠球部溃疡患者。

3. 人中近唇际潮红，多属血热崩漏。

4. 人中色隐现紫红，多为瘀血、发热、痛经。

5. 孕妇人中色偏红，自觉灼热，甚则体表时生红疹者，多示胎毒过重，娩出小儿易患疮疖。

6. 人中微赤，多为里热盛，发痈之征。

7. 小儿人中红肿如疮者，主腹中有虫之疳病。

8. 人中有红点和肿物者，子宫可能有同样的红点和肿物；人中有红星似的红点者，有患子宫癌的可能。

9. 人中紫暗无光泽，则多见于心绞痛发作之时。

（五）人中色灰暗无光泽

表示肾阳虚衰，下元不足。

1. 在女性多见于宫寒不孕、子宫颈炎、附件炎、卵巢囊肿、子宫肿瘤。

2. 在男性多见于前列腺炎、阳痿、性欲减退或睾丸炎病变疼痛之时。

3. 人中色暗灰失荣也可见于隐性冠心病患者。

（六）人中色白

多属虚证、寒证。

1. 人中色白冷汗涔涔者，多见于支气管扩张或肺结核咯血的患者。

2. 人中发白，右上唇暗红，为胃湿热，大肠虚寒，多患腹胀痛等症。

3. 人中发白，双唇也微发白，为大肠、小肠、腹腔寒滞，多患腹胀及腰、肩、背痛等症。

4. 人中淡白色，见于慢性溃疡型结肠炎患者。

5. 人中色淡白，皮薄干枯，多为血枯闭经之象。

6. 人中色变淡，同时人中沟亦变浅，提示阳痿遗精。

7. 人中近鼻际色淡白，多属气虚崩漏。

（七）人中色黄

多为脾胃虚弱。

1. 人中色质萎黄，肌肉松薄，为脾肾虚弱，阴血不足。

2. 人中显土黄色为脾胃虚寒，中气不足之象，见于慢性胃肠道疾患患者。

3. 若孕妇人中沟枯黄、浅平，人中沟呈上宽下窄，则提示有胎死腹中或胎儿停止发育的可能。

血热崩漏的妇女常自觉人中灼热；气虚崩漏每觉似有清涕欲下，喜以手帕按压。

人中色泽的异常改变是疾病的反映，随着病变的好转或痊愈，"病色"会逐渐消退。人中沟的形态异常一部分可随疾病的变化而变化，一部分则和人中痣（黑子）一样，不会随着疾病的痊愈而改变。

人中在督脉上，为督脉、手足阳明经的会穴，督脉的一端接着人中，另一端经人体中线向上过额、头顶、脑后、颈项、脊背、腰骶抵达阴部，系于子宫、膀胱。古代医家早就发现了人中与子宫、膀胱的关系。《灵枢·五色》中有"面王以下者，膀胱子处也"之说。张景岳也曾说过："面王以下者，人中也，是为膀胱子处之应。子处，子宫也。"均指出了两者之间的关系，即"膀胱子处"有病，可以从"面王"以下表现出来。面王指鼻头，鼻头以下的部位就是人中沟。

人中与膀胱子宫居于督脉的两端，通过督脉使它们相联系。根据内脏有病可以通过经络反映到体表这一中医理论，从人中的变化来推测生殖和泌尿系统疾病的方法，是有一定的科学道理的。如前所说，人中的"病色"可随内部病变的好转或痊愈而消退，并且有人在针刺人中穴治疗 1 年之久的一位癫痫妇女病例中发现，针刺使月经逐渐减少，继而出现痛经、闭经等现象，均可说明从人中沟观察泌尿和生殖系统疾病，具有可靠的诊断价值和科学依据。

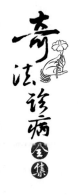

第 11 章 望口唇诊病法

口是消化道的起始端，是人体摄取食物的重要器官。人的口唇也有各种不同的形状和颜色，这些不同的变化，可以反映出全身多个系统和器官的疾病，但主要反映消化系统的疾病。一般来说，上唇观大肠的排泄功能，下唇观胃的消化功能，合并双唇又反映脾功能，两唇内缘的色泽和唇间的开合反映肝胆的功能。

一、口唇的形态变化

口唇的形态变化有多种情况，有的只反映局部的病变，属于皮肤疾病，本章不过多介绍，而主要叙述全身性疾病在口唇上所引起的形态变化。

（一）口唇的大小与厚薄变化

从人的正面看，口的大小可以用眼来做标准，大致衡量一下。方法是：当两眼正视时，从两侧黑眼珠内缘各画 1 条垂直线下来，若此线正好落在口角上，说明口的大小一般。若超过此线的话，就是大口，反之则是小口。因此，口唇大小适中，口型端正，上下唇匀称，颜色红润有光泽是长寿、健康和生殖能力旺盛的表现。

1. 口大唇厚者，常表示脾胃运化功能强，生存欲望强烈，身体健壮。

2. 口小唇薄而干瘦者，表示脾胃运化功能弱，生存能力较弱；一般口小者多胆子小、度量小，做事消极被动。另外，口小者容易流汗。

3. 唇厚者对食物的味道多较敏感，品尝能力较强，但平素不善言谈；口唇与女子的阴唇有对应关系，唇厚的女子阴唇薄，唇过于厚者性欲强烈，性感好。

4. 唇薄色似黑灰者，寿命较短。女子口唇薄者阴唇反而厚，性情较冷漠，性感较迟钝。

5. 上唇薄，下唇出现横纹，尤其中段部位最明显者，个性冷淡，不好交际，喜一人独居，易患肠胃病。

6. 唇中央较厚的人，一般性早熟。

（二）口唇的其他形态变化

1. 唇中部上突呈"八"形的人，生殖机能和消化功能均较弱，女性阴道位置低（阴道口与肛门位置近），说明发育不好。

2. 唇中部下垂的女人，阴道位置高，发育较好。

3. 上下唇皆有明显的唇尖，亦即唇中间往上升形成一个曲度，又左右唇角均下坠，此人多神经敏感。

4. 尖嘴者，爱吃嘴和挑食，但消化吸收功能一般较差，以消瘦者多见。

5. 揭唇（口唇外翻）的人，上唇揭或下唇揭，或两唇皆揭者，个性急躁，耐心不足，脾气暴烈，脾功能差，常出现肠胃毛病。尿毒症患者，偶也出现下唇外揭而纵下的现象。

6. 从侧面看，把口合起来时，上唇好像压在下唇上面，这种人发育快，易早熟，会享乐。

7. 合拢的嘴，中间成一略有弯度的曲线，两嘴角间出现一个小空隙，为肠胃不佳，时见消化不良、纳差，或腰酸背痛等现象。

8. 一般而言，口紧的人肛门也紧，口松的人肛门也松。

9. 具有突出的口的人，生命力很旺盛，性情直率，易发脾气；具有上唇突出的口的人，性欲强烈。

10. 具有往后缩的口的人，性格内向、消极，有时易患歇斯底里（癔病）。

11. 老年人有的上唇被卷入下唇内侧的海角（口两端），看上去是向下紧闭，这种人脾气暴躁，应预防患急病。

12. 上下唇合为一个包者，头部血管紧张，有患脑出血的危险。

13. 长期鼻塞不通，以口代息者，双唇不经意微张，口肌已固定于张口状态，久之对脑力有不良影响，健忘、头痛、注意力分散，脾气较急。

14. 口唇两端下垂的人，易发怒、脾气古怪、固执、消极，或易于忧郁、悲观。

15. 唇偏倾，歪左歪右，嘴角下坠，左垂或右垂，甚至双唇角都垂坠者，其胸腹可能时常胀满气堵，腹腔循环功能差。

16. 唇倾斜无力者，善口渴，多喝水，仍无以解渴。

（三）口唇的纹理变化

1. 老年人口唇出现皱纹属正常现象。

2. 口唇周围有放射状纹者，是患先天性梅毒的表现。

3. 口唇上直纹多的女人，发育特别好，性感强。

4. 口唇有很多纵皱纹的女人，易怀孕和多产。

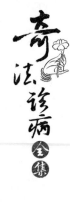

5. 下唇僵木而多皱纹，后天饮食习惯不良，易致消化不良。

（四）口唇生疱疹、赘生物和溃烂、干裂

1. 在唇红的某个部位生些小疱（与后面谈的唇内黏膜疱疹不同，应注意鉴别），如小米粒或高粱米大小，聚集在一起。疱疹的每个疱内有黄色透明或混浊而带血的液体，数日后会结痂。疱疹周围皮肤不红肿疼痛，可稍痒，常会自愈。多见于发热性传染病，如风热感冒、肺热咳喘、麻疹等，也可见于慢性胃病和体内糖分过剩的人。

2. 在上下口唇黏膜表面，尤以下唇内面有直径 1～2 毫米的丘疱疹，微突出黏膜面，呈圆形乳头状隆起，或山丘样隆起，也有隐约于黏膜内的，灰白色、淡黄色或透明、半透明状，基底部稍红，呈散在性分布。一般有 4～20 颗，多见于肠道蛔虫症。一般颗数多、疹大、分布密、突出黏膜明显的，表明蛔虫数多；颗粒少、疹少、分布稀疏、隐约于黏膜内的，表明蛔虫数少。此征象主要适用于儿童，大人的准确率较低。

3. 口唇、口腔（齿龈、上颚）发生簇集的疣状丘疹或结节，大小 2～8 毫米不等（亦可见于鼻孔周围、双臂及双手背，发生在手掌的损害呈半透明状丘疹），并且面部呈鸟样者，称为考登症，常伴甲状腺、乳腺、胃肠道及女性生殖器的肿瘤。

4. 在上唇系带上，有大小不等、形状不同、较周围组织凸起的滤泡，常是痔瘘疾患的迹象。滤泡若为圆形，为痔核的征象；滤泡为长形，为瘘管的征象。

一个圆形滤泡，表明只有一个痔核；多个大小不同的滤泡，表明有多个大小不同的痔核。滤泡位于系带中线一侧，表明肛门同侧有痔核；位于系带上端，表明肛门前侧有痔核（截石位 12 点处）；位于系带下端，表明肛门后侧有痔核（截石位 6 点处）；位于系带中端线上，多为外痔。滤泡色红而软的，表明痔核发生的时间较短；色白而硬的，表明发生时间较长，已成慢性；滤泡红色的多，白色的少，并出现痕迹松软或肥厚的，为肛门口括约肌松弛，或由痔核引起的脱肛。

长形滤泡靠近上唇系带中线上部的，表明痔管在肛门外围；在中线上下平列的，表明瘘管在肛门周围；离中线远，表明瘘管较深。滤泡有白色痕迹，而且凸起的，表明瘘管发生时间很长。值得注意的是，滤泡必须生于上唇系带上，生在其他黏膜处，即无诊断意义，以此也可与唇内黏膜疱疹区别。

5. 上唇系带黏膜下出现米粒样大小的赘生物，常是急慢性腰痛、腰扭伤的征象。

急性腰扭（闪）伤后，短期内上唇系带黏膜下即可出现 1 个小米粒样大小的赘生物，少数病人可有 2 个赘生物，颜色苍白，质较硬。慢性腰痛的赘生物呈暗红或浅红色，质稍软，基底部粗，它随着腰痛时间的推移，病情的缓解或痊愈，而由白变红，由大变小，由硬变软，直至消退。一般消退时间在腰痛症状消失后3～6个月，或更长时间。有的多年不消退，这时赘生物同系带黏膜颜色相似，质软，其基底变细小，顶端凸起呈游离状态。

若腰部在数月或数年后再次扭伤，则赘生物可再现原来的形态和颜色，仍有诊断意义。

6. 口唇溃烂多可见于慢性肠胃病患者。右口角溃烂，见于爱吃夜餐或吃盐重或饮酒多的人；左口角溃烂，见于爱吃零食和吃糖过多的人。初生儿口唇溃烂可能是患胎传梅毒的象征。

7. 口唇干燥见于肺炎、肠伤寒等发热性患者，此外还见于经常大量饮酒者和慢性胃病患者。口唇干焦者，多为食积。口唇干裂是干燥的进一步发展，若干裂呈白色，是体内缺水的表现。中医认为，干燥和干裂都是因为津液损伤引起，多见于外感燥热，邪热伤津；亦见于脾经有热，或气候干燥，或为阴虚津液不足。

8. 唇枯即口唇干枯发皱，毫无光泽，是唇部失去神气的表现，久病的人见此，多表示病情危重。

9. 唇屑即唇上起皮，像鱼鳞翻起，唇皮有绷紧发痒的感觉，用手撕之则疼痛出血。常常老皮刚脱，新皮又起，缠绵日久，是血燥不能濡润口唇的表现。

10. 经常用舌头舔上唇的人喜欢喝酒，经常舔下唇的人则喜爱甜食，前者左咽喉会时有肿胀，后者右咽喉会时有肿胀。

二、口唇的色泽变化

正常口唇的色泽是微红而明润的，唇上无色素沉着斑点。说明胃气充足，气血调匀。消化吸收好，营养佳，精力充沛，适应能力强。但是男女唇色还是有差别的，女性唇色多润红，男性唇色天生偏稳重，属沉红色，随着年龄增长，色泽越深暗，接近褐色。

（一）红唇

1. 唇色鲜红如涂胭脂色，见于蛔虫症和一氧化碳中毒者。中医认为是阴虚火旺，或脏腑久受湿热，蕴郁不解。妇女常有月经先期、月经过多和崩漏，男子易患呼吸道疾患。久病唇红，为阳外越之危候；下利病重而唇红者，也为危证；情绪亢奋时，可见唇色红赤。

2. 唇色深红，为实证、热证。深红而干，是热盛伤津；赤肿而干者，为热极；

唇虽焦燥而红活，是热虽盛而真阴未竭；唇色焦红，其色深入内唇，是血燥生热的表现；上唇深红，下唇淡白，是心肾不交或胃热脾寒之证；反之上唇淡白，下唇深红，是胃冷脾燥之证；唇红如火色或血浸之色，是温病邪热已入血分；外唇深红，内唇淡白无华，属脾寒证，或风冷之气留恋中宫；小儿唇红而厚者，为脾胃功能佳的表现，容易喂养；孕妇唇红厚者，为冲脉盛的表现，胎儿多易产；女性中年以后口唇仍然很红的话，说明呼吸器官有毛病。

3. 唇色紫红，是热盛的表现，说明血分有瘀热；如外唇紫红，内唇像烟熏之色，是三焦热甚灼津，热邪侵入营分之象；如内唇深紫红色，甚于外唇，是火劫阴液之象，或见于胃家实证（肠道内有燥屎），或见于肝火旺，脾气急躁暴戾，胁下胀痛，饮食不下；唇色紫红，上唇尖发炎肿痛，是上焦心肺有郁火，下唇肿痛，是中焦脾经蕴伏之风邪郁而化热所致；下唇绛红色为胃热，并且可见胃痛、肢体重滞、呃逆、腹胀等症；唇色乌红晦暗，是气滞血瘀或痰浊内阻之象；虫积作痛也可见口唇紫红色；另外，哭泣时，由于激动唇色可变紫红色。

4. 唇色淡红，是虚证、寒证的表现，多属血虚或气血两虚；体质稍弱而无病之人亦见此唇色。

（二）紫唇

1. 口唇色紫或产生皲裂烧痛者，可能患痔疮。

2. 口唇呈现紫色或有黑色斑点是患梅毒的表现。

3. 如果穿得过厚或只用热水洗澡时，口唇会变得紫色而鲜亮。

4. 天气寒冷或受寒时，口唇会变为紫色而暗滞。

5. 唇色发紫，面色晦暗枯燥，舌质泛蓝，舌下静脉粗露，为瘀血内阻。妇女多表现为月经后期、经色瘀暗，或闭经。

6. 口唇绛紫多是阴寒凝闭，心血瘀阻的表现，常见于心肺功能不全，呼吸困难，血液中缺氧的情况。

7. 唇色紫暗者，平时容易有食滞，性情怪僻、容易发怒，此是脾气失调、气机不畅之象。

8. 小儿口角上有紫色如虾须者，是患了危重之症。

（三）淡白唇

1. 多属血虚血亏证，可见于一切失血症状，因血不上荣而致唇淡白。

2. 女子淡白唇者子宫有毛病，多半为不孕症，或孕后易流产，多见崩漏、经闭、白淫带下久不愈。一般身体素质欠佳，文静少动，多数有性冷淡。

3. 唇淡白也可见脾虚寒、命门火衰之久病；或偶感风寒，阳气闭遏者。

4. 唇苍白可因气虚不能运血，或暴怒气逆血阻所致。

5. 唇苍白无华，唇质枯萎可见于重病危象，如肝硬化晚期。

6. 唇白食少喘咳者，属脾肺气虚。

7. 唇惨白而吐者属胃虚证。

8. 精神突受刺激、惊吓、用力过度、大病亏损、气虚不复等均可出现口唇色白。

9. 产妇口边有白色，或常人口角白干均为将患病的迹象。女子上唇有一条白线，沿唇边走向，多提示血虚证。

10. 唇色淡白而中有红点者，伴有腹痛喜渴，面有白斑如钱大者，为肠胃有虫。

11. 上唇色苍白泛青，为大肠虚寒证，泄泻、胀气、腹绞痛、不寒而栗、冷热交加等症状间而出现。

12. 下唇苍白，为胃虚寒证，可见上吐下泻、胃部发冷、胃阵痛等症。

（四）黄唇

1. 主患脾病，其证多湿。唇色淡黄而胸腹胀满，为湿热内伏、运化无力之证。

2. 黄色现于下唇凹肉中（即生髭处），是因饮食内伤脾胃，兼湿热郁于肝胆之象。

3. 唇内色黄，有肝炎迹象，若暗浊，肝胆一并不佳。

4. 两唇角暗黄，是寒湿伤脾之象。

5. 唇角白肉处如橙黄而明润者是脾湿化热之象。

6. 唇色淡黄晦暗而质干萎者，是中焦脾土大虚之象。

7. 黄侵口角，谓土克水，为病重之征兆。

（五）蓝唇

1. 蓝色临床上很少见。唇现浅蓝色，可见于夏日炎热，猝然中暑，或一些急性肝胆疾患的病人。

2. 唇现青蓝色，急得者可因骤染疫疠之疾，缓得者伴有唇肌枯萎无华，多是肝脏之真气将败之象。

3. 唇现紫蓝色，可见于贫血以及部分心脏病人。

（六）青唇

1. 青唇为寒证、痛证和血脉凝滞之证的表现；也可见于气滞血瘀者。

2. 若上唇缘泛青白，毫毛竖立，下腹虚冷而致腹胀，若连人中区、鼻端的毫毛也竖立，表明腹腔相当虚寒。身体较弱的妇女，于月经周期内常见此症。

3. 唇青可见于严重缺氧，如先天性心脏病哮喘持续状态。

4. 唇青伴有体冷、遗尿、不思饮食，或者上唇翻肿者为危重症。

5. 唇口发青、四肢汗出淋漓者，为肝绝之证。常见于脑膜炎、破伤风及小儿惊风。

6. 唇周青黑色，黄汗绵绵不断者，为脾绝之证。常见于黄疸性肝炎、阻塞性黄疸。

7. 唇口俱青黑色者，为阴寒虚冷之极证。为患噎膈之相。

8. 唇口青而深紫者，是内有郁热证。

9. 妇女唇见深青色多出现月经后期、痛经、经闭、带下、不孕、癥瘕等症。

（七）黑唇

1. 黑唇为青唇之甚者，为寒极、痛极、呼吸困难之极。

2. 唇口周鬐黑或灰黑其色暗淡无华者，多属肾绝或脾肾两绝，或夹痰湿之象。

3. 唇色如漆黑者，脾胃将绝之征。

4. 唇色惨黑者，气不足，血已枯竭。

5. 唇淡红而黑者是寒甚，唇口青黑则是冷极。

6. 口唇焦枯而晦黑，是绛紫唇的进一步发展，不是寒极，便是热极似水。黑而润属寒极，黑而燥属热极。病情发展至此，已经相当严重，预后多不良。

7. 唇黑是痔疮严重的表现。

8. 口唇发黑的女性乳头也发黑。

9. 唇色青乌微黑，唇皮皱粗干燥不润，是内实之热积，夹瘀在腑。

10. 外唇黑似茄色，内唇焦红，是邪犯包络之象。

11. 唇色紫黑如猪肝，突然发作者，为瘀血攻心之象，见于产妇血晕、剧烈的心绞痛。

12. 唇色乌黑晦暗而厚，是因心阳阻遏，有瘀积兼夹水邪壅而不行所致。症见两下肢浮肿、心悸气喘。

13. 面青唇黑、面黑唇青者，均为危重之征。

14. 唇色暗黑而浊者，消化系统弱，时见便秘、腹泻、下腹胀、头痛、失眠、食欲不振等。

15. 女性唇上有痣，不论在上唇或下唇，在外阴上也会有痣，此类女人白带多，常有性冷淡。

16. 唇厚而色泽暗淡者，可能身心均不十分健全。

17. 上唇颜色焦枯发黑或暗红，为大肠病变，伴有肩臂不舒服、口臭、口疹、喉咙不畅、耳鼻不通等症状，人亦显得浮躁好动，坐立不安，为大肠热证。

（八）下唇色素沉着斑

下唇色素沉着斑是发生在下唇黏膜上的深颜色的大小形态不同的斑点。多见于消化系统病变，如慢性肥厚性胃炎患者可在起病后 1～2 年或更长一些时间，于下唇黏膜出现淡黑色的色素沉着，伴有局部黏膜枯燥，开始可见于下唇的中部，有少许黑色色素沉着，浮于唇黏膜表面，随着病程的进展，黑色逐渐向两侧蔓延扩大，除两侧口角处外，下唇黏膜上可明显地看到表面有一层浓密稀疏不等的淡黑色，色素以唇的中部较密较多，两侧较稀较少，外凸处较黑，凹陷或皱褶处较少，少数病人在上唇中部也可见到少许黑色素沉着。这种色素沉着，与病情的起伏不成正比，出现之后就不再消失。

若下唇黏膜上出现紫色斑块，呈圆形或椭圆形或融合成不规则形，色紫黑，不高出皮肤，压之不褪色，一般直径在 0.2～0.6 厘米，可单个或多个同时出现，则应注意出现消化道肿瘤的可能性。常见的有胃癌、食道癌、肝癌、肠癌，但也有一部分是消化道炎症，只是应该提高警惕性，注意鉴别。另外，这种紫黑斑块，应和下唇雀斑相区别，后者颜色较浅，为淡褐或黄褐色。

（九）口唇报伤征

口唇报伤征是指人体遭受损伤后，出现在口唇上的异常变化，可分以下几种情况。

1. 在口唇上出现弯曲的小血管，末端有一瘀点。

2. 唇上瘀血点呈长方形，鲜红色。

3. 唇上出现带状疱疹似的水疱点，中间较突出如脓头，红色或白色。

以上三种迹象均为外伤在唇上的反映，可以并见也可单见，均有一定的诊断价值。出现在上唇则伤在背部，出现在下唇则伤在胸部，出现在唇两侧则伤在腋下。

（十）唇色的复杂变化

1. 下唇和环唇周围都暗枯色变，病在胃。

2. 上唇和唇周围发暗枯色，则病在大肠。

3. 双唇和人中区颜色发生改变，则病在小肠。

4. 唇内绛暗，下唇干裂为肝病变引起胃失调。

5. 唇内绛暗，下唇之下缘密布皱纹，为肝肾功能不良。

6. 上唇和下唇下缘并见异象，大肠症和肾病互相传导，大小便之排泄皆不畅。

7. 上唇及人中区色枯焦，病在肠系，排泄不畅，便秘和溏泄交替出现。

8. 口唇周围出现一圈黑色，鼻孔下缘也泛黑，口唇发红为膀胱、子宫的病兆，可能生殖器官已有病变。

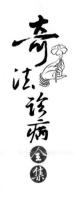

第 12 章　望牙齿诊病法

"齿乃百骨之精"，为机体内最坚硬的组织，具有咀嚼食物、辅助发育和保持面部正常形态的机能。中医认为，齿者骨之余而属于肾，龈者肉之类而统于胃。而肾为先天之本，生命之基；胃为后天之本，血气之源。凡气血之往来，津液之敷布，经络之灌注，莫不辐辏并进而至于齿。是以齿虽居外而连于内，方寸之地，而与脏腑经络息息相通。另外，齿与年龄也有密不可分的关系。"龄"字就是"齿"字旁，年龄小则齿不出，年龄老则齿落不生。

牙齿的好坏，多半来自遗传，也有因后天造成的情况，但是不管是先天还是后天的原因，都可能是全身或内脏疾病的反映。

一、牙齿的形态变化

1. 牙齿的整齐与否与遗传有关，父与母身高、体型差别较大者，子女牙齿多不整齐。如父瘦小，母胖大，孩子若遗传父亲的颌骨，母亲的牙齿，乃小颌骨装大牙齿，必致牙齿拥挤歪斜不齐。反之牙小缝隙大。

2. 牙齿排列紊乱者，多有脊椎弯曲。德国一个牙科大夫对数千名牙齿不好的人进行 X 线检查证明，凡是牙齿不好的人，颈椎第 3～4 节有病变，颈部骨节有副脱臼现象。

3. 牙齿强的人，性能力也强。有一口整齐结实的真牙，不仅美观，而且是健康的象征。

4. 牙齿排列很整齐，齿根在口腔内深且牙冠短的角型齿，被称之为"牛齿"，这种人长寿而且生殖力强。

5. 牙形不规整，见于乳牙过早脱落或过晚脱落，恒牙生长过晚。

6. 牙列不整齐的，男性多性功能差，阳痿的可能性大，但也有少数性欲异常亢奋者。

7. 牙齿大，特别是门牙大的人，身体健康，性功能也健全，第二性征发育良好。

8. 下齿突出在上齿外面的女性，可能性生活不正常。

9. 青年人见上门牙外龇，牙间缝隙大，嘴唇闭不上者，称为变性型牙周病，多由长期内分泌调节机能紊乱引起，女性多见功能性子宫出血、闭经、痛经、月经量或多或少等妇科病。

10. 牙缝变宽，也可见于肢端肥大症、重症糖尿病、甲状腺功能亢进、牙槽骨萎缩。

11. 上排的前齿如啤酒商标，两齿分开很远，而且齿下缘呈半月形凹陷者，称哈基松齿（音译），是先天性梅毒特有的表现，是因母亲有梅毒，通过胎盘感染了胎儿所致。

二、牙齿发育不良与损伤

牙齿发育不良或损伤，对人体健康都有不良的影响。反过来讲，互为因果关系，不健康的身体可以导致牙齿的发育不良或过早损害。

1. 小儿一般 2 岁半长满乳牙，若出牙迟常见于缺乏营养和钙质，以及内分泌功能紊乱，是体质虚弱，先天禀赋不足，肾气亏虚，后天失养的表现。

2. 小儿如果 4～5 岁仍没有长全牙齿，除以上因素外，也可见于呆小症、先天性痴呆和佝偻病等疾病。

3. 小儿齿落久不续生者，除因营养、内分泌问题外，还有因感染、损伤和牙胚缺失引起。是肾气与督脉俱虚，牙齿得不到滋养的表现。

4. 小儿齿出稀疏歪斜者为阳明本气不足。

5. 病重而齿黄枯落者，是骨绝的危候。

6. 牙齿松动稀疏、齿根外露者，多属肾虚，或虚火上炎。

7. 缺少牙齿是胃肠弱的标志，其人多喜甜食。

8. 拔掉门牙换成假牙，内分泌激素分泌便减少，女性乳房也会变小。

9. 牙齿早腐，提示体力欠佳，无论是龋齿还是外力损伤，都是一样。牙齿坏的人，晚年身体常常不好，性欲不会旺盛，但不管其他牙齿如何不好，只要门齿健在，那么性行为不会特别衰弱。

10. 过多食用白糖或体内缺乏维生素 C 都会引起牙齿病。中医认为，龋齿是因阳明胃实或肾气不足造成的。

11. 三叉神经出毛病者，也容易发生龋齿。

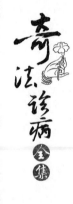

12. 牙面不光滑见于牙釉质生长不全、小儿长期发烧、佝偻病等。

三、牙齿的色泽变化

（一）牙齿色白

1. 牙齿洁白如玉，坚固而有光泽，是津液和肾气都充足的表现。

2. 牙齿太白，而枯干无光泽者，又称马骨。男子有此种牙，容易出现早泄，性格粗暴，寿命较短。

3. 牙齿白中带黄且十分滑润的人，性情温和，身体健康，寿命久长。

（二）牙齿色黄

1. 牙齿黄而干燥者，是热盛伤津液。

2. 牙齿黄而面见污垢之色者，是发生瘟疫的征象。

3. 病重者牙黄枯落为肾气将绝。

4. 牙齿表面上呈现黄褐色斑块，可能是地域性氟中毒的一种表现。

5. 龋齿俗称虫牙，牙齿蛀蚀的部分由于脱钙，组织变得疏松，食物中的色素乘虚而入，使病变部分着色，往往表现为黄褐色或白垩状。

6. 幼儿乳牙发黄，可见于胎儿4个月至儿童6岁间使用四环素族类药物，萌出的牙齿变成花斑状或暗黄色。成年人牙青黄，为幼年长期服用四环素所致。

7. 患黄疸时，由于胆色素作用于牙髓，可使牙齿变成橘黄色或绿色，这些牙齿变色是暂时的，病愈后，牙齿颜色也恢复正常。

（三）牙齿色黑

1. 齿焦黑干燥如枯骨，或伴有唇、舌焦枯瘦瘪，无论是在急性外感热病，还是在杂病中见之，均表示肾中精气虚极，肾之本色外露，津液濒于涸竭。故有"肾热者，色黑而齿槁"，"面无光，牙齿黑者死"。

2. 病重者牙色变黑为脏气大亏，不治之证。

3. 齿黑根肿腐烂、流脓血为热毒之邪内侵，胃经蕴湿，痰火凝聚，亦称齿内生虫。

4. 牙齿黑，嘴唇色也黑，性功能不很强，但常有欲念。

5. 牙齿黑，腰痛，时有潮热逆冷，脉数者，属骨蒸为病。

6. 牙齿突然发黑，面目也黑，身上黄肿，腰痛如折，盗汗多者，为女劳疸。

7. 吸烟、嗜饮浓茶，会使牙齿染上一层油黑色。

8. 牙齿黑或黄暗成片片脱下，面色青黄，为腹中有久冷积。

（四）牙齿的其他色泽变化

1.患伤寒或其他急性皮疹性感染时，由于血色素的变化，可能使牙齿变成红色。

2.婴儿患有核红细胞增多症时，牙齿会变成灰绿色。

3.代谢性疾病中的黄褐病或黑尿病可使牙齿变成棕色。

4.孕妇患风疹、毒血症等，小儿患麻疹、白喉、猩红热等疾病时，可使小儿牙釉质发育不全，牙齿呈棕灰色。

5.经常接触铜、铁、锰、汞、镍、铅等金属尘埃或金属盐类者，也会使牙颈处出现与接触物色泽相似的线带状色泽，这些有助于对疾病的判断和鉴别。

（五）牙齿润燥

1.牙齿光燥如石，是阳明胃经热盛，津液大伤。

2.牙齿黄燥或焦燥如枯骨者见热盛伤津、肾津涸竭。

3.口张不闭，门牙干燥者，见于夏季伤暑证。

4.牙齿下半截润（靠牙根那半截）者，为心火上炎，水不上承之征。

5.牙齿虽干燥，但尚有光泽，说明体内津液还未到枯竭的程度；燥无光泽，色如枯骨，说明肾阴已竭，不能上荣，难治之症。

6.齿干形枯槁，是精气将竭之象，齿干枯发晦是老年人肾气虚惫的表现。

四、咬牙、磨齿与疾病

1.睡中咬牙或磨齿，常见于胃中有热或虫积的患者，大人多为胃热，小儿多为虫积。

2.咬牙磨齿，是湿热动风，将成痉病；咬牙而不磨齿者，多属胃热，气窜经络之故。

3.咬牙而脉证衰者，是胃气不足而筋脉失养之故；咬牙闭口，舌硬不缩者，为风痰阻络，或热盛动风。

4.咬牙而牙关急，脉证皆虚者，非胃气衰败、内风乘虚袭络，即水亏木旺、阴虚动风之征，皆属至虚而见实象。

五、牙垢的变化

1.健康人经常刷牙者牙垢较少。

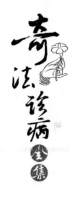

2. 牙垢色黄者，为热盛阳明之征；牙垢色白者，为湿聚太阴之象。

3. 牙垢坚硬难以清理，或垢多口臭者多属于实证；牙垢松软易剔除，或垢少口和者多属于虚证。

4. 牙垢如灰膏样者，为胃中津气无权，湿浊浸淫，其病多危重。

5. 牙垢间有红缕，多因出血所致；牙垢中夹坚硬颗粒，多属胃滞。

6. 齿干焦无牙垢者，为肾胃阴津、精气涸竭的危证；齿干燥根部有垢，为内火旺盛耗伤津液但未枯竭之象，齿焦而有牙垢者，为肾热胃浊之征。

六、牙痛与内脏病变的对应关系

1. 上门牙痛者，属心火盛；下门牙痛者，属肾火盛。

2. 左上牙痛者，属胆火盛；左下牙痛者，属肝火盛。

3. 右上牙痛者，属大肠和膀胱火盛；右下牙痛者，属肺火盛。

4. 两侧上磨牙痛者，属胃火盛；两侧下磨牙痛者，属脾火盛。

第 13 章　望齿龈诊病法

齿龈又称牙龈，俗名又称牙床。是口腔黏膜组织的一部分，牙龈覆盖在牙槽突的表面和牙颈之间的区域内，是坚韧而有弹性的组织。

一、齿龈的形态变化

1. 齿龈红肿者，见于急性牙龈炎，多属胃火上炎；不红而微肿者，见于慢性牙周炎，多属气虚或为虚火伤络。故有"红而肿者郁火，淡而肿者气亏"之说。

2. 齿龈红肿赤烂，疼痛剧烈，流腐臭血水，甚或寒热交作，为"风热牙疳"，乃风热邪毒攻胃所致。

3. 肿而突然起病者多属实证；胀而缓慢起病者多属虚证。

4. 肿而坚硬者为脏腑积热；胀而松软者为虚火妄动。

5. 肿而青紫者多夹瘀血；胀而色淡者多夹痰湿。

6. 肿而疼痛者，为阳明热气旺盛；胀而发痒者，为心血虚。

7. 龈肉萎缩而色淡者，多见于慢性胃病，多属胃阴不足或肾气虚乏。也有因气血困阻所致。

8. 齿龈萎缩，周边溃烂色赤，为肾阴亏损，虚火上炎。

9. 龈间长出胬肉，称为"齿壅"，属湿火充斥，多由好食辛辣动风之物所致。

10. 龈生小肉瘤，多因痰火内聚或气血瘀滞所致。

11. 齿龈肥厚，见于白血病、慢性牙龈炎及长期服用苯妥英钠者。

12. 若妇女妊娠期齿龈局部肿大，呈瘤状，有蒂，暗红色，易出血，常单独发生，称为龈瘤，分娩后即逐渐变小。

13. 齿龈溃破流脓者，为阳明火热熏蒸所致。

14. 牙床腐烂，牙齿脱落者，是"牙疳"的凶候。

15. 龈色如常，有溃疡者，为气虚生火，属劳倦内伤。

16. 龈疏松如海绵状，易出血，见于坏血病、急性白血病及汞中毒。

二、齿龈的色泽变化

1. 正常人（健康者）齿龈呈淡红色，坚实而润泽，说明脾胃功能好。

2. 齿龈色淡白者，多是血虚不荣，或脾胃气衰，不能生血，故血少不能充于龈络所致。

3. 齿龈边缘处，有灰黑色或蓝黑色线条者，为慢性铅中毒或铋中毒的征象，若常服用含水银制剂的药物，亦可致牙床肿而见此征。

4. 若齿龈边缘处，出现一条红线，称为弗兰克症，为患流感而致体内缺乏维生素C的表现；若出现许多条红线，又称为弗雷德麦症，为患肺结核而致缺乏维生素C的表现，严重者可引起齿龈出血。

5. 齿龈有紫斑一片，多因瘀血阻滞。

三、齿龈出血与疾病

1. 牙龈出血而红肿，色如泉涌而鲜红，为阳明实热、胃火上炎，灼伤龈络。

2. 齿龈色淡不肿而出血者，为脾虚不能摄血所致；若出血量不多，呈点滴状，血色淡红者，为气血亏虚或肾阴亏耗所致。

3. 龈浮齿摇而微痛，齿衄血色淡红者，为阴虚火旺所致。

4. 齿间结血，色紫如干漆者为阳明热盛动血；齿间结血如酱色者为肾阴亏虚、虚火上炎而动血。

5. 小儿面色黑，龈间出血，口臭足冷，腹痛泄泻、啼哭不已者，为肾疳。

6. 初病齿缝流清血而痛者，为牙宣，是胃火冲激；不痛者，属肝火内燔。

7. 齿龈出血，可因牙列不整，牙龈炎症，刷牙损伤所致，也可因缺乏维生素C、凝血因子、维生素K等，多见于血友病、再生障碍性贫血、白血病等凝血机能障碍者，或慢性肝炎、肺结核等消耗性或营养代谢失调类疾病。

第14章 望上腭诊病法

上腭位于口腔的上方，可分为5个部位。①齿后部：位于上腭前部，门齿后部；②分线前部：齿后部下界达分线处；③中柱：起于门齿后，沿正中线直达悬雍垂顶端，其本身又分为齿后段、壶腹段、软腭段；④分线：由于软、硬腭色泽明显不同而形成一条自然分界线；⑤软腭部的范围由分线向后直达悬雍垂。

检查时要求受检者面对光亮处，口张大，头尽量后仰，使上腭充分暴露，按照顺序依次查看上腭中柱、硬腭齿后部、硬腭分线前部、软腭部、咽腭弓，注意各部位的形态、色泽，及是否有斑点、小凹、颗粒、充血、瘀血。

从中医角度讲，上腭的各个部位，分别代表某一脏腑。一般来说，腭前代表肺、肝、肾，分线代表脾、胃，中柱代表心、肺，腭后代表肝、胃，白齿代表肾。患病时，内脏在上腭对应的代表区也会发生相应的变化。

一、上腭的正常表现

正常人上腭黏膜为粉红色而有光泽。健康老年人上腭中柱呈浅黄色或粉红色，各部分轮廓清晰，无断裂及弯曲，表面干净，少见褐色斑点，无小动脉分布及出血点，左右可各见一条细小静脉。硬腭齿后部黏膜皱襞色泽粉红，分列中柱两侧，横行排列，对称整齐，无出血点及动静脉分布。分线前部可有小紫褐色透明点，近中柱侧色泽粉红或略带紫色，个别有一条细小静脉。软腭呈黄色，半数人有充血或瘀血，尤以咽腭弓、悬雍垂明显，个别有透明颗粒、小凹。健康儿童整个上腭红润，中柱、硬腭、软腭均以粉红色为主，中柱无小静脉分布，整个软腭很少充血、瘀血。

二、上腭的形态变化

1.上腭及中柱均为正常色泽或呈浅黄色，唯中柱两旁有针尖大小的孔，少则

2～4个，多则6～8个。该征象属中医的肝肾不足，小儿多患遗尿症，成人则多有失眠健忘。

2. 老年人上腭中柱断裂、边缘不清，上腭部有充血、瘀血现象，可见于慢性支气管炎病患者。

3. 中柱上褐色点条较多，易患高血压、冠心病和老年慢性支气管炎病。

4. 软腭黏膜下有3条以上增粗明显的小静脉，呈暗红色，或淡紫色，小静脉较弯曲者，多见于肺源性心脏病患者。

5. 上腭小动脉、小静脉扩张，在成年人还可见于慢性鼻炎、咽喉炎、扁桃体炎、肾炎、结缔组织病、自身免疫性疾患、女性植物神经功能失调、肝炎、胰腺炎、高血压等多种疾病。并可视为疾病的前期征兆。

三、上腭的色泽变化

1. 老年人硬腭呈现紫色或暗紫色，提示患有高血压、冠心病和慢性支气管炎的可能性。

2. 小儿上腭深紫色者，多有瘀血、出血、血分有热；红紫色者，多为实热证。

3. 小儿上腭色白，如蒙乳皮状者，多为脾胃虚弱；上腭淡红或淡白色者，为贫血、气血双亏。

4. 小儿上腭黄色者，主脾胃病，深黄为实证，浅黄为虚证。

5. 小儿腹泻证者，若腭前、腭后均为深红色，二臼齿处黄红色，中柱淡白，属于实热；若腭前、腭后均为粉红色，二臼齿处乳白，中柱乳白，属虚寒型；若臼齿处乳白色较厚者，说明腹泻重、脾肾亏虚明显，病情较重。

6. 若腭前、腭后均为红色，中柱及分线为淡黄色，白齿处为浅红色或干黄色，则不是一般的腹泻，而是疫毒痢疾。

7. 风热感冒兼有食滞的患儿，腭前为红色，分线左右为橘黄色，分线突出，白齿处为红色。

8. 血液病、血热及出血严重的患儿，上腭分线为黑紫色，中柱两旁呈深紫红色，腭前及白齿均为紫色；出血病，上腭有紫红小出血点，尤以中柱两侧出血点增多。

第 15 章　望颊黏膜诊病法

颊黏膜为口腔内左右两侧（相当于腮部的内面）的黏膜面。在观察时，让被检者尽量张大口，面向光亮处，充分暴露颊黏膜。

一、颊黏膜的形态变化

1. 颊黏膜受齿缘压迫的印痕（甚至颊黏膜被牙齿反复咬破成为凸起），称为颊黏膜齿印，多由胃腑寒痰湿停，上阻于口所致。

2. 颊黏膜印浅者，寒湿痰郁轻；印深者，寒湿痰郁重。寒郁越久，齿印越深，颜色越重（呈紫黑色），甚至咬成血泡。

3. 在磨牙近处的颊黏膜面上经常有肿胀、溃疡、出血情况，可见于白血病。

二、颊黏膜的色泽变化

1. 凡在颊黏膜上出现紫斑、紫筋、浅黄色硬结、小瘤状物，均提示可能有消化系统病变，如浅表性胃炎、胃窦炎、十二指肠溃疡，甚至可能患食管良、恶性肿瘤。

2. 食管癌病人颊黏膜几乎都有异常改变，而无异常改变者，基本可以否定食管癌的诊断。

3. 食管癌中期病人，颊黏膜斑点呈青紫色，多主邪实，邪正相搏，说明正气抗邪尚有力。

4. 食管癌晚期病人，颊黏膜斑点多淡青色，斑形隐隐，边缘细如缝线，多主虚寒，若再结合青紫舌，更有诊断意义。

5. 食管癌病人颊黏膜瘀斑上生荚膜者，为正不胜邪，抵抗力极低，使食管之毒邪得以蒸腾上乘所致，见于病情危重时期。

6. 颊黏膜出现各种出血瘀斑可见于血小板减小症、血友病、急性细菌性心内膜炎。

7. 颊黏膜出现蓝黑色、色素沉着斑，见于慢性肾上腺皮质功能低下，慢性脂肪痢患者。

8. 若在第1臼齿相对的颊黏膜上，出现紫色圆形，如大头针头大小的斑点，或呈紫色线条状斑，多为钩虫病的表现。

9. 在第2臼齿相对的颊黏膜附近出现针头大小的一些不规则的白点，周围绕以红晕，很可能为麻疹早期的征象之一。多见于小儿，同时伴有高烧、流泪、羞明等症状。在患风疹、水痘的病人的颊黏膜上也可见到斑点。

10. 在颊面或舌、唇部位，由白色小水泡集聚成的大小不等的片状物，破后成溃疡，样子像覆盖一层块状牛奶膜者为鹅口疮，中医也称雪口，多见于婴幼儿麻疹、百日咳、白喉。中医认为是身体虚弱又遭受湿热之毒造成的。

11. 颊黏膜白斑，多发生于男性老年人，除颊黏膜外，在唇、腭、舌黏膜也可见到，在我国的发生率为8%左右。其中有1%～5%最终发展为癌，以疣状（乳头状）白斑癌变率最高。白斑如出现硬结、凸起、溃疡，是癌变的征兆。吸烟者、牙齿不整齐者、不注意口腔卫生者，易患白斑。

12. 颊黏膜黑斑，男性发病率为女性的2倍，除见于颊黏膜外，在上腭和牙槽嵴也可见到。颊黏膜黑斑为发生在黏膜上边界清楚的黑色或青蓝、灰蓝色斑，较小，形状不规则，无自觉症状（口腔黑色素沉着症表现为大范围弥散，血管瘤肿胀凸起，与黑斑外观不同）。黑斑恶变率为30%左右。在恶变转为黑色素瘤时，黑斑增大、边界模糊，色素不均或增深，有的发生出血、卫星结节。

如果发现上述色斑，应及时去医院诊治。

第 16 章　望舌面诊病法

舌是口腔内主要器官之一。担负着搅拌食物和协助发音说话的两大功能。从医学角度讲，它的多种变化还能反映人体内的疾病，是人体唯一可以外露的内部器官，这是否可以算它的第 3 大功能呢？

舌的上面西医称为舌背，而中医则叫舌面。前端游离部分称为舌尖；后部与咽部相连，能够看到的部分称为舌根，又叫舌本；位于舌尖和舌根中间的部分称为舌中；舌的两侧部分称为舌边；整个舌身又称为舌体。在舌面上附着的一层苔状物称为舌苔，也叫舌垢。

望舌时先让被检查者面对光亮处，张口自然伸舌，一般以能看到舌根的人字沟为准。检查者仔细察看舌面和舌体的各种表现，并注意排除生理和理化因素引起的假象（如伸舌时间过长或过于用力，舌体充血明显，多薄而红，紧缩之后多淡而胖。或饮用冷热和带色素的食物等，都可能使舌质舌苔发生改变），力求做出正确的判断。

一、正常舌面、舌体的表现

正常人的舌体应是运动灵活，伸缩自如，胖瘦适中，不薄不厚，舌边无齿痕；舌质色泽淡红不老不嫩，润泽适中；舌面有清雾状薄白苔，无异物污垢，不湿不燥，无瘀斑点，无条纹线，无隆起物。

二、生理或理化因素对舌象的影响

1. 中年妇女在正常情况下舌面可有红星刺状物，一般妇女在经期前后 1～2 天，舌尖处也可有较明显的红刺，月经后则显著减退，均属正常舌可有的变异。

2. 作息时间改变，睡眠明显减少，或常苦闷悲思不解者，舌尖可见红赤。

3. 食热汤水、生姜、大蒜、辣椒等刺激性物质可使舌变鲜红或绛红色。

4. 酗酒之人舌边常红赤干燥。

5. 常大笑者舌色易暗，常恐惧者舌色易淡，常发怒者舌边易赤，房劳过度者舌色淡晦无华。

6. 便秘日久、饮酒过多、饮食不节、过食油腻，舌上可生黄白苔垢。

7. 鼻腔堵塞，睡觉时张口呼吸，晨起则见苔厚或中心苔，舌根苔黄。

8. 大量抽烟、龋齿、口腔不洁、久服补药（如熟地、鹿茸、人参、黄芪等）、时常忧心忡忡者多生较厚苔垢。

9. 食牛奶、豆浆可使苔变白色。

10. 食枇杷、蛋黄，服用黄连、栀子、复合维生素 B_2、痢特灵、阿的平、四环素等可使舌苔染成黄色。

11. 食草莓、山葡萄，可使舌苔染成紫色。

12. 食乌梅、雪梨膏、桑葚子、橄榄、咖啡、酱油、醋、带壳棉籽油、焦黑食物可使舌苔染成黑色。

13. 先天性裂纹舌或正中棱形舌，以及部分小儿的舌质淡、红、舌体胖、齿痕、腻苔、剥苔和老年人的舌淡红有齿痕均可视为正常生理性的变异舌，无临床诊断意义。

三、舌质的异常变化

疾病在舌上的反映是多种多样的，但目前能够作为特异性诊断的特征还不太多（包括舌苔），因此一种舌象一般只能提示某一证型，或只能说明可能患有某一类或某几种疾病，而不一定是某一种疾病。可是从这点上来讲，对于临床诊断仍然具有十分重要的参考意义。

（一）舌质色泽的变化

1. 淡红舌，正常人多见此种舌象。

许多病的早期舌质也可为淡红色，如感冒初期等。

也可见于一些慢性消化系统疾病，如慢性胃炎、溃疡性结肠炎、轻型慢性活动性肝炎、早期胃癌、早期原发性肝癌等。

淡红舌常需要结合舌苔、临床检查和体征来确诊，不能单凭舌色正常就认为无病。

2. 淡白舌，常属于中医的气血两虚、脾肾阳虚、阳虚寒湿等虚寒证。

（1）淡白舌可分为两类，一类较正常人的舌色略淡一些，但仍可见红色；另一类则舌色枯白，血色全无，甚至连唇龈均苍白无华，两种类型提示了疾病的轻重程度，前者较轻，后者较重。

（2）此舌常见于慢性病和机体功能低下的虚弱病人，如贫血、消化不良综合征、浮肿、慢性肾炎及肾功能衰竭、血浆蛋白偏低、内分泌功能减退、低血压、基础代谢降低（如甲状腺功能低下）、晚期血吸虫病、部分哮喘病人、中晚期胃癌和抵抗力弱的流感患者初期等。

（3）各种类型的白血病淡白舌也较多见。

3. 红舌，比正常人的舌色为红，常属于中医的实热证和虚热证。如温邪入营、心包络热、脏腑火盛、阴虚火炎等热证。

（1）一般舌色鲜红，光泽明亮，但也有略晦暗者。舌体多较瘦，舌面较干燥，可伴有各种形状的裂纹。

（2）常见于急性病及重症病人，如毒血症、菌血症、脓毒血症、化脓性感染、重症肺炎、高热、急性传染病的极期、甲状腺功能亢进、高血压、糖尿病、脑血管意外、一切基础代谢增高的疾病、脱水、术后虚弱、维生素 C 及维生素 B 族缺乏等。烧伤患者，伤后 1 日内舌质即可转红。

（3）光红舌可见于结核病、晚期肺心病人和肝硬化晚期失代偿出现腹水时。光红舌舌尖有瘀点的肝病患者，标志病情危重，有肝昏迷的先兆，应引起重视。

（4）单纯舌尖红者，中医认为是心火上炎，肺或大肠瘀热。可见于流感初起偏热者、心肌炎、肺炎、急性支气管炎、胸膜炎、急性阑尾炎、胆囊炎、胆结石、严重的慢性胃炎、肺结核、甲状腺功能亢进、中晚期糖尿病等，可见舌尖红同时伴有红色点刺。

（5）急性胃和十二指肠穿孔病人常见舌前半部无苔红（绛），有淡紫色光亮区，无刺状物及红星。

4. 绛舌为深红色的舌，是红舌的进一步发展。中医认为属内热深重，与红舌均为热象，但程度更甚一些。多为热邪入营入血，火毒乘心，阴液灼伤所致，若舌红绛干枯，则为热毒伤阴之象。

（1）常见于重症感染性疾病，如败血症、化脓性阑尾炎、弥漫性血管内凝血等；也见于部分晚期癌症病人、糖尿病并发血管炎、严重的肺肝肾等实质脏器功能失调、高血压、甲状腺功能亢进。

（2）光绛舌见于乙脑、流脑、流行性出血热和一些出血性疾患。

5. 青紫舌为舌色青紫或者舌有青紫斑点。中医认为多因邪热炽盛，阴液耗伤，寒邪直中，或气滞血瘀，凝涩不行。

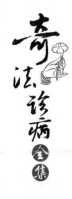

（1）常见于慢性酒精中毒、微循环障碍、严重感染、肺气肿、肺脓疡、晚期肺心病人右心室衰竭、慢性肾功能衰竭、尿毒症、肝硬化及门静脉高压症、脱水、重度胃溃疡、心绞痛或心肌梗死急性发作时、呼吸和消化系统肿瘤及其放化疗后、高血脂症、青年妇女痛经、外科手术后、外伤程度较重造成内部瘀血者。

（2）正常人也有见舌色青紫色，但经食管拉网检查10%的人却发现为早期食管癌。因此，应当引起重视，特别是素无病患突然舌色短期内青紫者，最好到医院进行检查，排除出现食管癌的可能性。

6.淡紫舌，舌色淡青紫而润滑，中医认为属痰湿内阻、阴寒内盛，寒邪直中肝肾。

常见于重度支气管哮喘、肺气肿、子宫肿瘤、阑尾炎穿孔造成的腹膜炎，以及早期妊娠的妇女。

7.蓝舌为舌体发蓝，是临床上少见之舌色，特别是全舌色蓝者很难见到。中医认为可因温邪或湿温热郁不解，痰饮内郁，热入血分，寒邪内中所致。

（1）常见于呼吸循环衰竭、缺氧、休克、昏迷、急性中毒，如变性血红蛋白症或肠源性青紫症等。

（2）中晚期糖尿病、肝硬化，全舌可出现红蓝色。

（3）痧病（发痧）可出现舌质灰蓝色。

8.黄瘀舌是舌色为红黄相间，黄多红少，略呈淡紫或微黄或浅黄隐隐见于舌体侧面。中医认为是湿热郁蒸所致，常见于黄疸病人。

（二）舌上条纹线

凡有心血管病、高血压病、慢性肾病、慢性肝病、早孕等，舌面常有不同程度的条纹线出现，最典型的如肝瘿线、早孕线。

1.肝瘿线是指舌左右两边缘呈紫色或青紫色条纹线，或不规则形状的斑点或块状，境界分明，可见于舌的单侧或双侧。多见于肝炎、肝硬化、肝癌和急性胰腺炎。

值得指出的是肝病患者舌面条纹线还可呈羽毛状排列，肺心病者条纹线纹形多较乱无规律。

2.早孕线是指舌中线的中段（舌中1/3处）有1条深紫色条纹，同时全舌为淡紫者，常为早期妊娠的迹象。

如果因孕卵发育障碍而死亡，或行人工流产后，舌中之早孕线即渐消失，舌质也由淡紫色转为暗青紫色。宫外孕病人也可见此变化。

（三）舌上瘀斑点

瘀斑点是指与正常舌色深浅不同的点状或片状，如小米粒、高粱米粒、豆粒大之瘀点斑片区。中医认为，在外感热病中，为热入营血，气血壅滞，或将要发斑。在内伤杂病中，多为血瘀之征。

1. 舌前紫斑可见于坏疽性阑尾炎或穿孔局限或弥漫性腹膜炎；舌边紫蓝色点，或舌上斑点米黄色、淡白色环形颗粒，边缘整齐而中心凹陷，呈星状分布，稀密不一，可见于钩虫病。

2. 舌上紫斑常见的疾病还有肝硬化、肝癌、胆道疾病、心血管病、肺心病、阿狄森病（肾上腺机能不全）、身体某部位有外伤等，有部分健康老年人也可见到舌上瘀斑。

3. 舌上红色大块血斑见于血友病、血小板减少性紫斑、某些热性传染病（如流行性出血热、斑疹伤寒、败血症、流脑、乙脑等）。

4. 舌上出血点，有的要在放大镜下才能看清楚，但它有时却可能是全身大出血的先兆，应引起足够的重视。

5. 舌的两侧边缘有红色或黑色瘀点也提示体内有伤，瘀点在舌的位置可以反映某一相应脏腑的伤病。

6. 舌面、舌缘及口底出现鲜红、柔软而界线清楚的斑块，一般无明显疼痛（此应与黏膜炎症、灼伤、擦伤相区别）。另一种表现为鲜红斑块样散在粟粒状白色颗粒，常伴轻微疼痛。此红斑易发生癌变，癌变率比白斑（见颊黏膜白斑）高17倍。因此应特别引起注意。

（四）舌上隆陷变化

溃疡病患者，常可在舌上见有多发性圆形上皮缺损，这是因为胃气不能上达于舌，如果溃疡好转后，此现象即可消失。

1. 舌边凹凸不平呈息肉状赘肉凸起，可见于肝癌早期的病人。

2. 若在舌面后1/4近舌根处的两侧出现紫红色小疙瘩，如谷粒或麦粒状凸起，逐渐变尖，呈麦芒样尖刺，芒刺先发生于舌之一侧，后多呈对称形，可见于食管癌中期的病人。

3. 舌上有许多红刺群集凸出舌面，可见于高热数天后的病人。

4. 舌边两侧多点刺而散在薄白苔中者，称之为虫舌、梅花舌，多为肠道蛔虫症所致。

5. 舌边和舌尖部见散在凸起的红色斑点，形圆顶尖如大头针头大，在舌苔较厚的地方，斑点边缘稍不规则，其与舌苔红白相间，是蛔虫病的指征。

6. 舌面红点刺较大，称为红星舌，常密集于舌尖及舌前中部，呈草莓状，现代称之为草莓舌或覆盆子舌，主要见于发疹性热病，如猩红热、麻疹等的发疹极盛期，此外也可见于化脓性胆囊炎、乙脑、大面积烧伤、灼伤患者。

7. 舌上有珍珠样白色透亮，或如水疱样半透明的星点，称为白星舌或水疱舌。其舌面白星的数目较少，常散在于舌中根部。此舌可见于一般壮热病后，与红星舌发生机制相似，均为热病伤阴，或营养不良所致。不同者是前者较后者病情更为严重。

8. 舌上有圆形、大头针头大的白色粟疹，顶端钝，如星状分布，与舌质相间似花，称为白花舌，可见于鞭虫病患者。

四、舌体的形态变化

（一）舌的体积变化

1. 胖大舌又称肿胀舌，舌体比正常者大。中医认为多因水湿痰饮阻滞所致。

（1）舌淡白胖嫩，舌苔水滑属脾肾阳虚，津液不化，以致积水停饮。

（2）舌体淡红而胖，边有齿痕，为脾虚有湿。舌鲜红而肿胀，甚则伴有疼痛者是心脾有热，血络热盛而气血上涌所致。红绛而胖伴有黄苔，为脾胃湿热，痰饮上溢或湿热毒盛所致。

（3）舌青紫肿胀多为中毒，是素善饮酒又病湿热，邪热夹酒毒上涌所致。舌肿胀而青紫晦暗，是因中毒而致血液凝滞所致，亦有因舌部血络郁闭者，可见于舌部血管瘤。

（4）从西医学的角度观察，胖嫩舌是机体营养不良的早期表现，主要是因血浆蛋白低下，全血黏度及血浆黏度降低，导致舌组织水肿。

（5）舌体略肿大可见于慢性肥大性胃炎、肠炎、妊娠中毒症、高血压、经常便秘者。

（6）舌体肿大明显者见于贫血、慢性肾炎、尿毒症、重症肝炎、中晚期糖尿病、肢端肥大症、甲状腺功能减退所致的黏液性水肿、急性外阴炎、药物中毒、伸舌样愚钝，以及舌炎充血、巨舌症等。

2. 瘦薄舌是指舌体比正常者小而薄。中医认为多因气血阴液不足，不能充盈舌体所致。

（1）舌体淡而瘦小多为气血两虚，红而瘦多为阴虚火旺，常见于虚劳、干血劳、热病后期的病人。

（2）舌瘦小而紫暗，可见于经闭、胎死腹中、肺气肿、肺心病、哮喘、中晚期肿瘤患者。

舌体瘦小还见于肝硬化晚期伴腹水症、严重感染、长期消化不良、大细胞性贫血、肌萎缩性侧索硬化症、舌肌萎缩。

（3）舌体瘦小的育龄妇女子宫发育不良、小子宫者多见，常是造成不孕的原因之一，中医辨证属肝肾不足者居多。

（4）胃酸过少的萎缩性胃炎患者，舌体也较正常略缩小。

（5）急性胰腺炎、胆结石、胆囊炎患者，舌体略薄瘦。

（6）另外还有一种前尖后钝中宽形的舌，称为桃形舌，可见于食管和贲门癌的早期患者。

（7）舌和心脏相似，舌的大小、长短、厚薄和心脏基本呈比例。舌大者心脏也大，舌小者心脏也小。舌薄而细为心脏瓣膜病或神经性心悸的表现，舌厚而圆者心脏肥大，也是患心脏瓣膜病的表现。

（二）舌的硬度变化

1.痿软舌。舌体痿缩软弱，屈伸困难，不能自由活动，舌尖舌体往往萎缩成一团。中医认为痿软舌因气津两亏，筋脉失养所致。

可见于唾液分泌减少、神经系统疾患（如脑软化、延髓球麻痹、脑出血等），也见于舌肌无力、进行性肌萎缩、各种热性病、尿毒症晚期、肝昏迷。

一般认为，舌痿软者病情多危重。

2.强硬舌。舌体强直，失其柔和灵活，常伴随有语言謇涩，含糊不清。中医认为强硬舌是因热扰神明、邪蒙清窍所致。

多见于神经系统疾患，如脑血管意外、脑震荡、脑挫裂伤、乙型脑炎。

强硬舌也可见于高热昏迷、肝昏迷等症。

（三）舌的伸缩变化

1.舌纵是指舌常伸出口外，内收困难，或者不能收缩，流涎不止。中医认为多因气虚或痰热扰乱心神所致。

西医学中克汀病（甲状腺功能减退）、伸舌样痴呆的小儿和毒血症患者可见此舌。

2.舌缩是指舌体收紧而不能伸长，甚至难以抵齿。中医认为舌缩多因寒极、热极、邪陷三阴、风邪夹痰，梗阻舌根所致。

（1）可见于西医学中急性心肌梗死的休克期、肝性脑病、乙型脑炎深昏迷等，一般多属危重证候。

（2）舌缩也可由先天生就，由于舌系带较短，牵拉舌体不能伸出口外，此种情况者与疾病无关。

（3）因病见舌缩，常与舌痿软同时并见，故舌除不能伸出口外，其转动也失去灵活柔和之常态。

（四）舌的动态变化

1.舌颤动是指舌体不由自主地发抖，以伸出口时明显。中医认为舌颤是由于气血虚弱或肝风内动所致。

可见于体质虚弱、衰老、胆小之人、神经官能症、睡眠不好、甲状腺功能亢进、进行性麻痹、帕金森综合征等患者。

舌挺而颤动者，可见于酒精中毒的病人。

2.舌歪斜是指舌体在自然状态下和伸出时均偏于口的一侧。中医认为，舌歪是因肝风内动或中风偏枯所致。

可见于脑血管意外（如脑出血、脑栓塞、脑血栓形成、蛛网膜下腔出血和脑血管痉挛）、舌下神经损伤、面神经麻痹等病。

少数也可没有明显神经系统或其他疾患，而出现舌歪斜的。

（五）舌的光滑度变化

1.裂纹舌是指舌上分布深浅沟壑样的纹理，可出现于全舌面，尤以舌前半部及舌尖二侧缘最多见，深者如刀割、剪碎，浅者如划痕或小皱纹杂乱隐隐。裂纹可呈纵形、横形、纵横相兼形（如"井"字形、"爻"字形）、辐射形以及脑回状或鹅卵石状不等。中医认为裂纹舌多为伤阴、阴血亏损，不能荣润舌面，或脾胃气衰、生化无源的表现。

（1）舌绛光燥而有裂纹是热盛伤阴；全舌绛色无苔，或有横直罅纹而短小者是阴虚液涸；淡白舌而有裂纹多为血虚不润；淡白胖嫩边有齿痕又有裂纹满布者是脾虚湿侵；舌淡质软有裂纹是久病阴阳俱虚，气血两虚之候。

（2）裂纹舌常与萎缩舌同见于营养不良性疾患，如一些慢性消耗性疾患、维生素 B 族缺乏症等所致的慢性舌炎。

（3）裂纹舌患者大多有发育异常，也见于高烧、脱水的患者。

（4）裂纹舌在肿瘤患者中（贲门癌、胃癌、胃窦癌）出现较多，所以胃部疾病如出现裂纹舌，说明病程较长，具有恶变的可能。

（5）经长期随访发现裂纹舌可由地图舌转变而来，是地图舌的后期表现。

（6）观察裂纹舌时，如果舌面肿胀，因裂纹处多有较细微的苔，需仔细察看方可辨清。

2.齿痕舌是指舌体边缘见牙齿的痕迹，又称齿印舌。中医认为是脾虚不能运化水湿所致，主脾虚和湿盛。

（1）齿痕舌淡白而湿润，是体内寒凝湿聚的标志，淡红而润，多是脾气虚的表现。

（2）齿痕舌多因舌体胖大而受齿缘压迫所致，所患疾病可参考胖大舌。

3.光滑舌是指舌面光滑无苔，平如镜面，望之发光，故又称镜面舌、光莹舌。中医认为此舌象不论内伤或外感所致，均示体内有阴液消亡、胃气将绝的危象。

光滑舌可见于汗下太过、久热伤阴、温病邪犯营血等。若淡白而光莹，是脾胃损伤，气血两亏已极；若红绛而光莹，是水涸火炎，胃肾阴液枯竭。

光滑舌见于西医学中营养不良、巨细胞性贫血、糖尿病、慢性痢疾、甲状腺功能亢进、肿瘤、维生素 B 族缺乏、血浆蛋白低下和食盐摄取过多等情况。

五、舌苔的异常变化

（一）舌苔色泽的变化

1.白苔，中医认为白苔主风、主寒、主湿邪，亦主表证。

（1）薄白苔可见于正常人，但也可见于许多疾病的早期，一般性感染，也有一些严重的疾病舌苔也是薄白色，所以单凭此苔就认为人体健康或者病变轻微是靠不住的，必须结合其他体征、症状和检查，以免误诊。

（2）各种急慢性炎症、溃疡，甚至恶性肿瘤的初起阶段几乎都可出现薄白苔，或者说舌苔尚未发生明显变化。

（3）薄白苔常见的疾病有急性胰腺炎、急性心肌梗死、急性胃及十二指肠溃疡穿孔早期、糖尿病、甲状腺功能亢进、肺心病、门静脉高压、急性外阴溃疡、外阴营养不良、慢性胆囊炎、宫外孕早期、肺结核，以及胰腺癌、胃癌、早期肝癌、白血病早期或缓解期等。

因此，薄白苔在疾病诊断上尚不能作为一个理想的指标。

感冒发热者没有舌苔或舌苔薄者容易治好，舌苔白者治疗费事。

厚白苔多由薄白苔发展而来，一般说明疾病有一定程度的进展。如急性心肌梗死发生 2 天后苔可由薄白转为厚白腻，若初发即见白腻苔的心肌梗死病人，常易出现心力衰竭。白血病伴有严重感染发热者多呈白厚腻苔（部分或为黄腻苔）。消化道溃疡穿孔随着病情进展苔转为白厚、白黄等。

另外，支气管炎、哮喘、支气管扩张、胸膜炎积液、腹水、肾炎、各种慢性炎

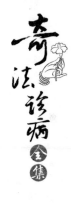

症、早孕初期、肠梗阻早期、流行性乙型脑炎轻型等均可在发展的某一阶段呈现出白厚（腻或干）苔，若结合舌质观察则更有临床意义。

体内食盐摄入不足者，也会出现舌苔白厚的现象。还有一种情况，即舌的表面硬化，成为龟甲样，呈白色，是舌癌的癌前期变化。

2.黄苔，中医认为黄苔主热证，是热邪熏灼于舌面的表现，而且热邪愈重则苔色愈黄。可因湿热内蕴、湿邪入里，或胃热炽盛、实火燔灼等所致。主要见于急性热病邪盛而正气未衰，邪正激烈相争的阶段。

（1）黄苔常见于炎症、感染、发热、消化功能紊乱等疾病。如各种急性传染病中期、急性肺炎、胆囊炎、胰腺炎、阑尾炎、肠梗阻、晚期肺心病人伴有热证时。

（2）黄苔也见于慢性浅表性胃炎和胃溃疡活动期、糖尿病伴皮肤化脓感染、心肌梗死有并发症、乙型脑炎重型等。

（3）肿瘤病人中黄腻苔特别多，并且舌苔集中在舌中部，呈鸡心形，食管癌尤为显著。

（4）黄苔多由白苔转变而来，也有一开始发病即为黄苔，说明病势较急，发展较快。如急性心肌梗死黄腻苔持续不退，病情多有恶化的可能，初发即见苔黄厚腻多易出现心律失常。

（5）较重型甲状腺功能亢进病人、慢性扁桃腺炎等疾病，多见舌根部苔黄。

（6）慢性肥厚性胃炎舌苔多为厚黄而垢污黏腻，满铺于整个舌面，其边尖部分色淡，中心部分可见焦黄或焦灰腻，其垢厚度及满铺污秽度甚于湿热证。

3.灰苔，中医认为灰苔有寒热之分。

（1）白厚灰苔湿润者，属虚寒证，见于慢性胃炎、慢性胆囊炎、肝炎等。

（2）干燥而舌有裂纹的灰苔，属温热证，见于各种传染病、感染性疾病、长期发热等。

（3）厚腻灰苔伴有舌紫暗者，病情多危重，常见有呼吸功能障碍，或心功能不全。

（4）半白半灰苔伴有淡紫舌，多见于肝脏疾病、肺心病、肺气肿合并感染。

（5）灰白色薄苔见于肾脏疾病。

4.黑苔，中医认为黑润苔为寒极、黑燥苔为热极，表示病情严重、病变在里、三阴证、伤寒邪热传里、温邪入血分、肾亏等。多见于久病、重病的患者，是机体抵抗力极度低下的表现。

（1）常见于高热、脱水、炎症感染、毒素刺激、胃肠功能紊乱、霉菌感染、滥用抗生素等。如急性感染性疾病极期、水电解质紊乱、酸碱中毒、急性胃肠炎大吐大泻失水后、恶性肿瘤病情恶化时、尿毒症、阿狄森病、神经系统功能失调、精神处于高度紧张状态等。

（2）若舌苔由黄转为黑灰色者，可见于严重创伤病情恶化，脓毒血症伴高热或失水。

（3）患中风时，舌根处呈黑灰色，这种人多数肠内有大便停滞。

（4）抽烟和饮酒过多者，舌苔为黑褐色。

（5）舌边缘呈现紫黑色线状苔为肺结核的特征之一。

5.绿苔，临床上较少见。绿苔多由白苔转化而来，无论浅绿、深绿，其意义皆与灰黑苔相同，但却主热不主寒。

满舌滑腻，中见绿色，为湿热痰饮，属阴邪化热之候，或湿热郁蒸之故。

（二）舌苔形态的变化

1.糜苔，又称雪花苔，此苔似雪花样散落舌面上，苔与舌面结合不紧密，用纱布轻轻一擦即去，但未过几天即又出现。中医认为此乃脾肾衰败、湿毒内蕴，或肺气虚极，不能输布津液，或胃体腐败、津液化为浊腐上泛于舌所致。

（1）糜苔可见于霉菌感染、免疫性疾病和机体抵抗力极差时。

（2）若苔糜舌红而兼有腹泻症状，常表示胃肠道也有霉菌感染。

（3）若苔糜舌紫多为内痈之征，也可见于肺气肿、肺心病合并心功能不全，肝硬变、肝癌、晚期肺癌等。

2.厚腻苔，苔质颗粒细小致密，紧贴舌上，揩之不去，刮之不脱，舌面罩着一层呈油腻状的黏液。中医认为，腻苔可见于湿浊、痰饮、食积、顽痰等阳气被阴邪所抑的病变。

（1）苔厚腻而色黄，为痰热、湿热、暑温、湿温、食滞、湿痰内结、腑气不利。

（2）苔滑腻而色白，为湿浊、寒湿等。

（3）厚腻苔可见于晚期肺心病人、胃癌。

（4）后半部舌厚腻苔满布，前半部光滑而红，见于蛔虫病。

（5）乙脑病人苔厚腻持续日久为重型病例。

（6）急性黄疸型肝炎若见厚腻苔者转氨酶多增高明显。

（7）肝炎腻苔久久不退净者，多有复发的可能性。

（8）舌根部腻苔残留不退是湿热余邪不净。

3.花剥苔为舌苔部分剥脱，而使舌质显露。中医认为，花剥苔一般表示阴伤，或者气阴不足、邪热内恋，或者血虚。

（1）花剥苔也有生来即有者，多呈菱形位于舌中央人字沟之前，这是舌器官轻度发育不良的表现，无临床意义。

（2）花剥苔在病态情况下可见于营养不良、过敏体质、胃癌、重症的溃疡性结肠炎、阴阳两虚型的高血压、植物神经功能失调等。

（3）花剥苔患者若患"感冒"等急性热病时，则易恶化。

（4）若舌上两边白苔，中心红而无苔称"鸡心舌"，提示胃阴不足，多见于小儿结核病或一些低热症反复发作，呕吐日久不愈。

（5）苔黄或白腻的鸡心舌乙脑病人，病情多凶险。

（6）舌根剥苔提示肾阴亏涸，愈后不良。

（7）苔花呈云絮状间列分布，见于蛔虫、钩虫症。

（8）胃及十二指肠溃疡患者，长时间花剥苔，病情会有恶变的可能性。

（9）白厚剥苔而舌淡红者，见于脾虚阴亏、肝胆郁热或热久伤阴等症。

（10）剥苔而舌暗红者，见于气血两亏，或热病恢复期，如虚劳、痰湿、虫积症以及多种慢性发热性疾病后期的患者。

（11）地图舌多见于有过敏体质的小儿，常伴有湿疹、哮喘等过敏性疾病。

4.舌边白涎，在舌的两侧边缘内约5毫米处，各有1条线索状的白色涎沫带，称为舌边白涎。中医认为多是痰湿凝阻、气机郁结之征。

（1）可见于患有呼吸系统和消化系统疾病的部分病人。

（2）舌苔见2条纹路，从舌根并行至舌尖者也为湿重的表现。

5.舌苔偏布有三种情况：一是一侧有苔另侧无苔；二是两侧都有苔但苔色不同，如半白半黄；三是两侧都有苔但苔质不同，如半干半腻。偏布苔与一般舌苔的主病相同，但也有一定的特异性。偏布苔可见于肺癌、食管癌、脑血管意外、晚期肝硬化、肺心病等，偏布苔侧往往与病灶部位同侧，且常见于严重的器质性疾病。病情好转则偏苔渐退，病情发展或复发则苔增厚。

第17章　望舌下诊病法

望舌下诊病又称舌下望诊法，是近年来逐步发展起来的一种舌诊方法，可以作为舌面诊病的补充，有些征象还具有一定的特异性。

望舌下诊病主要观察舌下舌质色泽和脉络的色泽、形态，以及有无瘀斑、瘀点、瘀丝、疹点等异常变化，以诊断疾病。观察时，病人应面向光亮处，张口令舌尖向上自然翘起，轻抵上腭与门齿根部交界处（约45°角）。将下唇及下颌向下拉，务使舌腹面充分暴露。

观察时力求敏捷全面，必要时可重复观察1次，但2次观察之间要停留一段时间，切不可观察时间过久，以免使脉络充盈变紫影响正确的诊断。

一、正常舌下的表现

（一）舌下的部位名称

舌下中央纵行的皱襞与口腔前部相连，称为舌系带。在其远端两侧各有1条小皱襞，边缘不齐，有锯齿状小凸起，称为伞襞。在舌系带两侧，由舌尖部开始有微细脉络，称为支络，支络逐渐汇集变粗，由粉红色转为淡紫色2条粗脉络，称为主络，主络汇入舌根部隐约可见。在舌系带两侧有小的隆起，称舌下肉阜，是颌下腺管和舌下腺大管的共同开口处，中医称为金津、玉液二穴。

（二）舌下的正常表现

正常舌下，其舌质如舌面一样，也为淡红色，润而有津。舌下黏膜平滑而薄弱，舌下脉络没有扭曲、扩张和瘀点现象。主络呈淡紫色，支络呈粉红色。

（三）舌下的诊断标准

舌下主络为舌下纵行的静脉主干，可分为单支、双支和多支三种形态，其主络脉管径正常约2毫米，超过者为粗，不足者为细，其根部略隆起，上端呈平坦状；长短度以整个舌体纵行两段分之，不及1/2者为短，超过1/2者为长。正常主络不见粗长怒张或细短紧束，支络为主络周围的分支，多为网状致密的小络脉支，不论

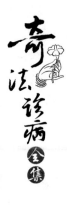

主络或支络均是由静脉组成。一部分正常人可能脉络不显露。

舌下面还可分为内、中、外三侧带。舌系带至伞襞为内侧带，伞襞至舌侧线等分为二，在内为中侧带，在外为外侧带。正常人由粗到细如珊瑚状舌下血管网，主要在内侧带，部分在中侧带。舌下支络扩张可分为三度，限于中侧带以内而无瘀点者称为Ⅰ度，伴有瘀点者称为Ⅱ度，扩张超出中侧带而至外侧带，并伴有瘀点者称为Ⅲ度。

（四）舌下的五脏定位

中医将舌面按五脏分布各有定位，舌下的五脏分布古来则无明确规定，今人有如下分法，可供参考。

1.肝胆，在舌两边伸至舌下面的舌下静脉上方，即为舌下肝胆部位。

2.心肺，沿舌尖反折伸向舌下面之舌系带上端区域，包括舌系带及其两旁之左右静脉，以及该静脉邻近的微细血管，俱属心肺。

观察心经疾患，主要视舌系带及舌下静脉、舌下小血管之色泽变化；观察肺部病变，着重在观察伞襞及其周围的色泽和是否有红色粟疹。

3.脾胃，在舌系带下端两侧和两侧舌下静脉之内，并伸展到舌下静脉之外的最下层（即金津、玉液处，也称涎阜）。

4.肾，位于舌系带正中线下方的舌底部，即廉泉穴两侧，左右各一；各如小蚕豆大的一块阜状隆起，呈凹形，中为舌系带之下端所隔。

二、舌下舌质的色泽变化

1.红色，若为深红色，无论病之久暂，多主里证、热证，见于一般热性病。

若为红嫩而鲜艳，视之如桃色，多主内热伤阴，见于很多慢性病者，有的舌面变化不大，舌下见其色，可作为治疗根据。

红色见于舌系带及其两侧如伞襞部及舌下两脉者，为心肺阴分大伤；见于舌系带之下，如涎阜及其周围组织者，为脾胃之阴已损。

2.绛，紫色，绛色较深红更进一步，但较紫色为轻。

绛色见于时疫症则为温病热邪，传于营分，若热由营分及血分，舌下可见由绛转为紫色。

慢性病舌下见到绛色，反映虚热暗耗真阴，若由绛转为紫色，则显示虚热耗血或动血，使血分浓缩成瘀。

舌面色正常，舌下青紫多为血瘀痰凝所致，常见于慢性心、肺、肝、肾疾病。

3. 青色，中医认为主痛、主风。舌下纯青色临床上确可见到，一些肺心病伴心衰患者舌下青而络脉不怒张，更有疼痛的患者，如胆绞痛可见舌下两边缘呈青色。

4. 苍白色，舌下所谓的苍白色，只是色淡欠华，滞而失泽，部位多在舌系带下方周围，包括涎阜及廉泉两侧之肾位，象征心、脾、肾气阳两虚，劳损诸症，最为常见。

三、舌下脉络的形色变化

1. 舌下脉络青紫色，脉形粗长怒张或细短紧束，小脉络青紫或暗红，色怒张或有小结节者，均为肝郁气滞血瘀或夹痰瘀阻之征。常见于痕积、鼓胀、虚劳、厥心痛、痰阻血瘀喘急、咳血吐衄下血、脘腹胀痛、妇科月经不调、血瘀痛经及痰核等病。

2. 舌下脉青紫或紫黑，若舌脉主络饱满，隆起变粗，呈圆柱状弯曲，支络呈弥漫性曲张（呈Ⅲ度），有广泛性瘀点，可见于肺心病；若主络呈粗枝状隆起，支络呈局限性曲张，瘀点也较局限，可见于肿瘤病；若除此之外，涎阜明显隆起，质地干枯，晦暗无神则预后颇恶。舌脉色紫，粗而不长见于早孕，若孕卵死亡则舌脉转为青紫色。

3. 舌下脉络淡紫或蓝色者，脉形粗长怒张或细短紧束，小脉络淡紫或暗红色怒张或有小结节者，均为寒凝或阴虚不运，气虚血滞之证。常见胸痹心痛、中风半身不遂、肢体麻木不仁、水肿、鼓胀、脘腹冷痛及妇科月经不调、痛经、闭经、子宫肿瘤等病。

4. 舌下脉络紫红色者，脉形粗长怒张或细短紧束，小脉络暗红或淡蓝色怒张或有小结节者，均为热壅血瘀或湿阻血瘀之证，常见于温病热入营血、外科痈肿瘀腐、湿热黄疸、湿瘀互阻之水肿鼓胀、脘腹胀痛及血瘀头痛、月经不调、痛经、崩漏、痹症等病。

5. 舌下脉络色紫黑，脉形纡曲增生，可见于肝硬化转肝癌患者。若主络增粗延长、支络扩张明显，患恶性肿瘤的可能性很大，其中以肝癌早期病人最多见。脉络紫红也可见于中晚期糖尿病、妊娠先兆子痫，若主络直径增宽至2.5～3毫米，往往出现高血压。脉络呈瘀紫色，也常见于冠心病心绞痛、心肌梗死的病人病情发作前后。

6. 舌下脉络淡红或浅蓝色，脉形细小而短，小脉络多无变化，属气虚血弱，阴阳两虚之证。若兼有夹瘀滞者，脉形则见紧束或怒张，常见于慢性消耗性疾病、气

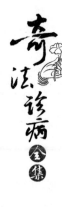

虚血亏、虚损劳瘵、消化不良、久泻久痢、脘腹隐痛及妇科宫寒不孕、月经不调、痛经、闭经、崩漏、带下等病。

7.舌下脉络色泽浅淡，主络、支络均凹变短，可见于再生障碍性贫血。若主、支脉络全不暴露，舌下组织瘦薄而干，尤以伞襞部明显，舌面也无明显体征可见者，常为长期低热的肺结核患者。

附带说一下，舌脉络的诊断有时可能比现代诊疗仪器还要准确。如慢性气管炎患者在 X 线胸透、心电图均正常的情况下，只要舌下脉络曲张Ⅱ度以上，就应考虑肺气肿、肺心病的可能，通过进一步检查往往可以得到证实。

四、舌下的其他特征变化

1.舌尖反折向舌下属肺部的区域，出现粟粒样疹子（注意与舌下乳头相区别，前者鲜红或暗红，后者淡红形大），应考虑肺结核的可能性。若肺结核炎症渗出性病变，其疹色多鲜红，疹数约十余个；增生性病变，疹色多暗红或青紫，疹数 4～8 个。疹子在舌下分布的位置也与肺部病变相吻合。舌下肺区两主络间属肺门，肺区主络外侧左为左肺部，右为右肺部，左右肺区各分上、中、下野，内、中、外带。此粟疹多在肺门及双肺区出现，符合肺结核的发病规律。

2.舌下系带两侧有米黄色赘生物，多见于小儿腹内有蛔虫。

3.舌下有赤色条纹线，可见于妊娠痫症、外阴营养不良的患者；淡紫色或褐色条纹呈羽状排列，可见于胆石症病史长者；两边侧有条纹线呈枝状或囊状，常见于高血压病人；舌下两边侧有纵行条纹线者，也见于中晚期糖尿病患者。

4.舌下瘀斑紫褐色或暗紫色，可见于胆囊炎、胆石症长期不愈的患者；瘀斑呈紫蓝、紫黑或鲜红色者，可见于肝癌早期病人。

第18章 望面部诊病法

一、正常面容的表现

人的正常面容应该具备以下条件：①有朝气。②表情丰富。③从容。④无痛苦貌。⑤无意识障碍。⑥精神无异常。⑦无浮肿。⑧无贫血及黄疸。⑨给人理智的印象。

二、病态面容

1. 无欲面容为意识有障碍时的表现，又称无表情面容。即感情或心情不显现在表面，对于周围反应迟钝，多随高烧发生，为重症患者的表现，多见于败血症、脑炎、脑膜炎、出疹、肠道疾病等。

2. 消耗性面容为慢性消耗性疾病的表现，又称恶病质面容。表现为面颊削瘦，颧骨高耸，眼窝深凹，皮肤弹性差。可见于严重的结核病、极度的消化或吸收不良症、晚期的肿瘤病人等。

3. 肌肉萎缩面容表现为面颊凹陷，嘴唇松弛，下唇向下，重者甚至眼睑下垂，睁不开眼。见于面部肌肉麻痹时，如面神经麻痹、重症肌无力等。

4. 满月脸表现为面颊红胖团圆，犹如满月，由于脸部脂肪堆积，正面可能看不到耳朵，侧面甚至看不到鼻尖，毛孔粗大，多痤疮。这是肾上腺皮质激素过多时特有的面容，可见于库欣综合征，或使用激素药物过多引起。

5. 浮肿面容表现为颜面苍白，脸宽厚，虚肿，眼睑宽而松弛，按之凹陷，抬手即恢复原样，表情迟钝而冷淡，为黏液性水肿，见于甲状腺功能减退的患者。

若面部苍白浮肿，最早出现于眼睑等组织疏松部位，故眼裂呈细缝。皮肤紧张、干燥、厥冷，在额部有指压下曲现象，晨起明显，见于肾炎或肾病综合征。

中医认为，阳水肿起病较速，眼睑头面先肿，阴水肿起病较慢，先从下肢肿。

6. 假面具面容表现为脸部肌肉僵硬，表情肌处于木僵麻痹状态，笑或微笑的表情也极少见到，这是震颤性麻痹的特有面容。

7. 肢端肥大症面容表现为脸长，下颌增大而向前凸出，耳与鼻粗大，颧骨高耸，眉弓特别隆起，口唇及舌大而肥厚，手足也增大。女病人有时在口唇周围及其他部位体毛增生。多见于脑内垂体瘤。

8. 希氏面容的面部表情痛苦，面色灰白，两眼凹陷而无神，额部冷汗，颧骨高耸，鼻尖峭立。见于急性腹膜炎病人。

9. 伸舌样痴呆面容又称软白痴，旧称杜氏病。表现为鼻根部低下，眼睛呈杏状，眼梢向外上方斜，内眦赘皮特别明显，眼斜视或有震颤；口半张，舌尖常伸出口外；鼻尖及耳郭异常柔软，有时耳郭畸形；小指短且向内侧弯曲，小指第 2 节特别短。是各系统机能尤其是神经系统的先天性发育不全症，见于先天性痴呆症。

10. 增殖体面容多见于儿童，表现为表情较迟钝，两眼无神，鼻梁宽平，上唇短，上切牙前凸错位，下颌骨不发达，硬腭高耸，病人因经常鼻塞，故常张口呼吸。可见于增殖体（鼻咽扁桃体）肥大。

11. 濒死面容即所谓的"死相"，表现为眼窝凹入，目光呆滞，瞳孔散大，无光泽，鼻端变尖、鼻翼扇动，脸呈铅灰色，几乎无表情，多为危重病人临死前的征兆。

12. 苦笑面容，此类笑多发生于 50 岁以上的人，特点是并非发自内心的、不能自控的强迫性的笑。这是脑血管病患者常伴有的情感障碍。这种笑不但可见于脑动脉硬化、脑梗死等脑血管疾病，尚可见于其他脑部器质性疾病的某一阶段，如脑肿瘤等。破伤风患者因面肌痉挛也会出现特殊的"苦笑面容"。

13. 傻笑面容，多发生于脑动脉硬化性精神病、老年性痴呆以及脑炎后遗症等患者，病人虽然经常乐呵呵的，也有似乎十分满意、愉快的体验，但是由于智能障碍的影响，即使病人感到很高兴，但其面部表情却给人以呆傻的感觉。

14. 假笑面容，有一种被称为隐匿性抑郁症的病人，本来他们内心的情感是忧郁的，却常对人报以假笑。有经验的医生往往会注意到，这种病人仅仅是用嘴角在笑，眼睛毫无快乐的闪光。

15. 莫名其妙的笑多见于精神病人，例如躁狂症的笑一般来说出现在情感高涨的时候，他们的笑，容易引起周围人的共鸣，常随之不期而笑。这种感情并不稳定，有时可突然收敛笑容，表情严肃，有时又可变笑为涕，反复无常。

精神分裂症患者的笑是多种多样的。反应性精神病患者，在明显的精神因素作用下，可发出伤心的狂笑，同时不断述说着与受刺激有关的事情内容；而癔病患者的笑又常极富戏剧性、暗示性，一般不会在单独一人时发病，但发作一过去，可一如常人。

16. 发作性笑，常常呈短阵性发作，多则每天发作几次或几十次，少则数天或数周发作 1 次，每次发作历时几十秒或数分钟，笑发作时多有意识不清，事前无诱因可查，更无可笑因素，这种笑见于发笑性癫痫，进一步做脑电图检查，可以确诊。

17. 腮肿，腮部突然肿起，面赤咽痛，或喉不肿者为痄腮，西医称为病毒性腮腺炎，多属温毒证。若颧骨之下，腮颌之上，耳前 1.3 寸，发疳肿起者，名为发颐，属阳明经热毒上攻所致。

18. 腮胀，呼吸时两腮膨胀的部位，即颧骨下边的部位，又称为地库。地库膨胀（即面部丰满）为体内食盐过剩，这种人胃结实，但肾脏不好；地库凹陷者体内食盐不足，这种人胃不好而肾功能好。

19. 颜面抽搐是指眼睑、嘴角及面颊肌肉的抽搐，通常只出现于一侧，是神经兴奋性增高的表现。见于甲状旁腺机能低下与妊娠时的血钙过低、幽门狭窄长期呕吐与过度换气时的碱中毒，肾功能不全血磷过高时或铅中毒等。

20. 急性病容表现为面色潮红，兴奋不安，鼻翼扇动，表情痛苦。中医辨证多属于热证、实证，处于病变的中期或极期，急性热病多见于此，如阳明热病、肺热证、疟疾等。

21. 贫血面容表现为颜面苍白，齿龈及舌色淡，容貌枯槁，神疲乏力，气短似喘。中医辨证多属气血不足的虚证，见于各种原因的贫血。

三、面部丘疹与纹理

（一）面部丘疹

常作为一种皮肤病来看待，其实有许多是有内在因素的。

1. 面部痤疮多者，常是乙型病毒性肝炎表面相关抗原阳性者。

2. 妇女颜面、额间或唇周好发痤疮，并且面有油垢或面黄而色滞者，月经常后期、经行不畅、经色瘀暗黏腻。

3. 面部或四肢有多个针头至豆大的半球形坚韧的丘疹、结节或斑块，呈棕红色或紫红色，表面光滑，或轻度脱屑及毛细血管扩张者称为结节病，结节可同时侵犯肺、肝、脾、心、肾、神经组织，并出现相应的症状。

4. 若鼻翼、鼻唇沟、颊部、眼睑、前额等处有针头大的丘疹，扁平或半球状，以后逐渐增大，达 2 ～ 3 毫米，多呈对称性，散在或簇集分布，很少融合，色呈浅红、红、黄白或淡黄红色，皮肤损害表面皮脂腺孔扩张，内有淡黄色沉着物，且伴毛细血管扩张，多为结节性脑硬化症，可有智力障碍或出现癫痫发作。

5. 若胎儿出生时一侧或双侧颞部有一个到多个小指盖大小的疤痕样病变，伴有色素沉着，眉向外上斜，无睑睫毛，或上睑多睫毛，额中下部有纵行线状陷纹，鼻隆凸和幼年期掌跖角化者，称为萎缩斑 – 额陷纹症，是常染色体隐性传染病。

（二）面部纹理

1. 面颊部如出现红色毛细血管扩张改变（蜘蛛痣），多为肝硬化患者。

2. 吸烟者可能出现的面部纹理特征：①眼角有鸡爪形线条或其他皱纹，或从嘴唇或下嘴唇处伸延开来的皱纹，或在脸颊、下颌处有深深的皱纹。②轻微的憔悴，在某种情况下，这种憔悴会导致脸颊下陷或出现粗糙、疲倦和多皱纹的面容。③面孔呈现轻度的灰、橘红、紫红的颜色。

3. 皮肤老化与年龄的关系：

25 岁以后多在前额、下睑开始出现皱纹。

30 岁以后多在眼外眦部呈现放射状的鱼尾纹。

35 岁以后多在耳前部开始有皱纹，鼻孔和嘴角间出现弧形纹。

40 岁以后可出现耳前皱纹增加，从下颌向下前颈部出现纵皱纹。

45 岁以后可出现下眼睑皱纹明显。

50 岁以后可出现皱纹加深，手背部有皱纹，鼻梁、耳、颊也有微细皱纹。

55 岁以后在鼻、耳、下颌处皱纹更明显，前颈部皱纹加深，面颊中部的皮肤开始松弛、下垂。

60 岁以后，在上唇外围出现放射性皱纹，颊部皮肤弹性差，阴茎皮肤有皱襞。

65 岁以后，松弛的皮肤和积聚的脂肪使下眼睑下垂成袋状。

70 岁以后，颜面皱襞更显著，互相交叉呈网状，老年性色素斑增加，皮肤变薄。

75 岁以后，手背皮肤薄如纸。

80 岁以后，上眼睑下垂呈疲劳的表情，口周围放射状皱襞明显，前颈部皱襞很多，耳和鼻看起来相对增大，皮下脂肪丧失，肌肉萎缩，手呈骨骼样。

4. 面部蟹爪纹的形态、分布和临床意义。

蟹爪纹常出现在面部的两颧、两颊、两颞、鼻、额 5 个区域。根据纹的轻重、粗细、颜色、分布区域大小分为三级。

Ⅰ级：纹浅，细丝状，淡红色，范围小，限于本区域内小面积。

Ⅱ级：纹较深，粗细夹杂，细者淡红色，粗者紫红色，范围较大，涉及邻近区域。

Ⅲ级：纹深而粗，色暗青紫，范围大，多区域布纹。

据临床观察所得，心病蟹爪纹以颞区布纹为主；肝病、肝肾同病以鼻、颊区布纹为主；肺病以颧区布纹为主；肾病以颊区布纹为主；脾病布纹区缺乏特异性，有待进一步观察。

布纹的轻重、区域的大小与疾病的轻重、病程的长短有一定的关系。如中风（半身不遂）、哮喘、鼓胀、癥瘕等病的蟹爪纹多在Ⅱ级以上；或除见本区域布纹外，兼有其他区域甚或5区域均布纹。故此，蟹爪纹的分布与轻重对诊断、治疗和预测病情的发展与预后有参考价值。如哮喘、单纯型慢支、喘息型慢支、肺气肿、肺心病，颧部蟹爪纹的阳性率依次增加，程度依次加重，肺癌的蟹爪纹也与其病的程度和临床分期有关，常随病情而加重。冠心病的颞区布纹较多，供血不足、传导阻滞、心绞痛，蟹爪纹多在Ⅰ级左右，而心肌梗死等则可出现Ⅱ级以上；脑血管意外也以颞区布纹为主，随病情加重，可兼有其他区域布纹，脑血栓形成患者布纹多轻浅，脑出血患者布纹多重深；高血压患者的布纹多见于颊、颧、颞区，Ⅰ期和部分Ⅱ期高血压布纹不明显，但部分Ⅱ期高血压可见Ⅰ级布纹，Ⅲ期高血压兼心脏病的患者多见Ⅱ级蟹爪纹。

蟹爪纹的主病分布区域与图18-1面部望诊分属部位中的主病区域不全吻合，应以此为准较符合实际情况，利于临床运用。

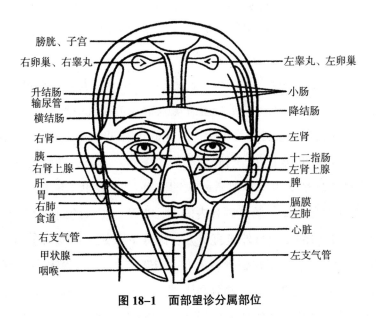

图18-1　面部望诊分属部位

四、面部的色泽变化

要了解面部的异常色泽变化，首先应知道健康人的面色，并要掌握面部各部位的名称及内脏在面部的对应反映区。

正常人的面色称为健康色。因为中国人是黄种人，故面色应是红黄隐隐，明润含蓄。这表明阴阳和平，气血充盛，精气内含而容光外发。这是就一般而言，实际上还存在着个体差异的问题。并且同一个人随着年龄、环境、季节等变化，面色也会在正常范围内发生改变。

望面色还要了解面部各部位的名称和反映区，下面分别予以介绍。

中医学上的面部名称如图 18-2。

按照中医学的面部位置与反映区的对应部位如图 18-3。①首面在额正中部，当眉心至前后发际正中连线的上、中 1/3 交界处。②咽喉当眉心至前发际正中连线的中、下 1/3 交界处，即首面点与肺点连线的中点。③肺（印堂穴）当两眉内端连线的中点。④心（山根）在鼻梁骨最低处，正当两眼目内眦连线的中点。⑤肝在鼻梁骨最高点之下方，当鼻正中线与两颧连线之交叉点，即心点与脾点连线的中点。⑥脾（素髎穴）在鼻尖上方，当鼻端准头上缘正中处。⑦子处膀胱（人中穴）在人中沟上，当人中沟的上、中 1/3 交界处。⑧胆在鼻梁骨外缘偏上方，当肝点的两旁，目内眦直下，鼻梁骨下缘处。⑨胃在鼻翼中央偏上方，当脾点的两旁，胆点直下，两线交叉处。⑩膺乳（睛明穴）在目内眦稍上方，鼻梁骨外缘凹陷处。⑪股里（地仓穴）在口角旁 5 分，当上下唇吻合处。⑫小肠在颧骨内侧缘，当肝、胆点的同一水平线上。⑬大肠（颧髎穴）在颧面部，当目外眦直下方，颧骨下缘处。⑭肩在颧部，当目外眦直下方，颧骨上缘处。⑮手在颧骨后下方，当臂点之下方，颧骨弓下缘处。⑯臂在颧骨后上方，当肩点之后方，颧骨弓上缘处。⑰脐在颊部，当肾点之下方约 7 分处。⑱背（听宫穴）在耳屏前方，当耳屏内侧与下颌关节之间。⑲股在耳垂与下颌角连线的上、中 1/3 交界处。⑳膝在耳垂与下颌角连线的中、下 1/3 交界处。

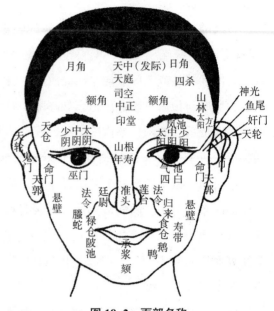

图 18-2　面部名称

㉑ 膝膑（颊车穴）在下颌角上方凹陷处。㉒ 胫在下颌角之前方，下颌骨上缘处。㉓ 足在胫点前方，目外眦直下方，下颌骨上缘处。㉔ 肾在颊部，当鼻翼的水平线与太阳穴直下垂线的交叉处。

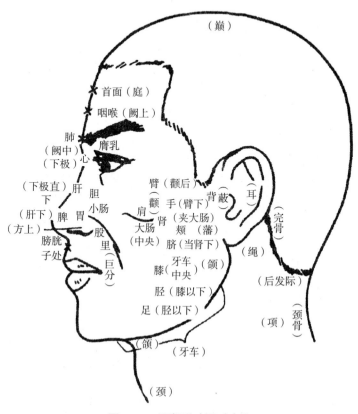

图 18-3　面部反映区对应位

另外还有一种被称为"逆人法"的内脏反映分布方法，和上面的分布正好颠倒过来。有人认为，此法尤其适应于女人的面部反映。

以上反映区若出现色泽、斑块等异常变化时，说明对应的脏器可能出现病变。

从中医学的角度来讲，望面色是为了了解脏腑经络气血表里之证。故应注意面部各部分色泽的浮沉，以审度病变之浅深；望其润泽或焦枯，以观察疾病之成败；察其色是散在还是聚合成团，以揣测病程之远近；视其在面部的上下位置，以推知病患的部位；看其色之走向，以预料病情之发展。从西医学角度来讲，望面色是作为辅助诊断某系统具体病变的一个方面，但它不能用以确诊疾病（除外皮肤病），它的实用价值相对来说要小得多，我们应该认识到这一点。

（一）面色对内脏的影响

1.蒙色，为青、白、紫三色混合形式，多见于疾病的恶化，或心情不安。

2. 暗色，比蒙色更深，与蒙色意义相同。蒙色和暗色出现在额部，为紫黑色时，表示病情危重。

3. 红色，是有朝气的表现，对心脏有影响。

4. 深红色，是愤怒时的表现。

5. 黄色，活泼直爽的显示，对肝脏有影响。

6. 橙色，对胆囊有影响。

7. 青色，对胃肠有影响。

8. 绿色，对脾脏有影响。

9. 紫蓝色，对血管有影响。

10. 紫黑色，血液中氧气不足，二氧化碳多的表现。

11. 黑色，对肾脏、肾上腺有影响。

12. 灰色，是谦虚、恐怖的显示。

13. 白色，对肺脏有影响。

14. 粉红色，为身体健康的颜色。

（二）面色发红（赤）

1. 中医学认为，色赤者一般为火或阳热之证。五脏热病，先见面赤。

2. 左颊见赤，主肝经有热；右颊见赤，主肺热多痰。

3. 颜部（两目间的部位）见赤，主心经热邪；鼻尖见赤，主脾经有热。

4. "地阁"（即下颏）赤主肾热；面色赤，如喝醉酒者，多是胃热。

5. 微赤或隐或现者多为虚热；赤甚者为实热；赤黄多为风热。"天庭"（即额部）赤主内热生风。

6. 面赤如妆，嫩红带白为戴阳证，是虚阳上越的表现，病情严重。

7. 两颧深红，唇色鲜红或嫩红，形瘦多属阴虚火旺，名桃花痣，为痨病之败色。

8. 赤黑见于三阴、三阳（两目下）上下及口唇四周者，为心气绝的危候。女人赤黑主有产。

9. 面赤可以整个面部均现红色，如营养良好者、高血压属肝阳上亢型的患者，以及部分嗜酒者。

10. 小儿若现满面暴红，可能为外感风寒发热之象。

11. 整个面部潮红，出冷汗，伴神经和胃肠道症状可见于水杨酸类中毒的患者。

12. 据现代医学研究证明，经常面部红赤者与血液中前列腺素的活性增高有关。

13. 额部赤者，上有热；颊部赤者，下有热。

14. 面红目赤唇干，口渴舌燥，呼吸粗快，或伴有神昏谵语，是邪热炽盛，多见于温热病高热的患者。

15. 颧部如涂红粉者，常为慢性腰疼病的反映。但要排除地域情况，因甘肃、青海等地风沙大，许多人两颧均发红，不为病态，要注意区分。颧颊部发红色暗，称为风心脸，见于二尖瓣狭窄；孕妇若颧红如火者，多主产难；颧上起红点如火者，多为痔疮复发。

16. 《灵枢·五色》有："赤色出两颧大如拇指者，病虽小愈，必卒死。"是指赤色仅局限于两颧高骨处，与周围皮肤界线清楚，就像大拇指按在颧骨上的指印，而"指印"外则不红。这种情况多在危急时出现，常见于急性心肌炎，是心脏骤停的先兆，而且从出现颧红到猝死间隔时间很短。其他出现颧红的病症如前所述的有阳明经证（面颊赤）、阳明腑证（面赤及于颧颊，午后加重）、气营两燔证（面颊粉红，唇赤红）、胃热食滞证（面红颧赤）、肺热痰多证（右颊赤，颧红）、肝热阴伤证（左颊赤，颧红）、虚痨证（面色如妆，其色粉红，颧红，唇红色鲜）、虚阳上泛证（面色潮红，颧红色浅）、风心病（两颧紫红或一侧紫红，中间色深，犹如核桃，界限不清，面色黄暗）。这几种颧红的特点是：红色从中央向四周扩散，逐渐变浅，与面部皮肤无明显界限。

17. 口鼻为中心，从鼻至两颊如蝴蝶张翅停在脸上似的红斑，称为蝶形红斑，这是结缔组织病中的一种。结缔组织病包括风湿和类风湿性关节炎、红斑狼疮、硬皮病、多发性动脉炎、皮肌炎等。

18. 若为久病之人，面上忽然出现红点者，多为不良现象；久病而面上红色不退，为正虚邪盛难治之症。

19. 若正面（指目下"四白"、"巫门"之位）横有赤筋，为暴病将发之预兆。

20. "莲台"之旁有红丝，男主遗精淋浊，女主白淫带下；"鹅鸭"之处发红多为食禽得病。

21. 若颊、唇、耳、鼻尖和颈部呈红绀色，口腔和舌黏膜颜色深红、眼结膜显著充血，并有四肢远端皮肤红紫明显，有时显现出青紫色，出现所谓红斑肢痛病、瘙痒、遇热加剧，提示为真性红细胞增多症。

22. 面赤也可与其他色泽相合或相兼出现。如颊赤面青者，寒热往来多见；面赤而光亮者，上热下寒多见；面赤而郁暗者，下热上寒多见；面上赤中有青点而唇白（指口唇四周的皮肤发白）肿黄者，为中风之征兆。

23. 额、颧、准、颏有赤气带青毫之点（名曰薄纱染皂），或"印堂"、眉下、"悬壁"皆红，胖者易发痈疽，瘦者易患劳瘵之疾。

24. "陂池"赤兼黑以防酒饮过伤而致猝死。

25. 颧部发红、天庭发黑，如拇指大，或面色红目眶青如蓝色，或面红目白、面红目赤者，均为不良之预兆。

26. 若两颧焦红、鼻头青暗，夏末易发热病，且病情多较危重。

27. 孕妇若面赤舌青为胎死腹中。

28. 妇女面白颧红如妆而消瘦者，每见月经先期、月经过多或过少，甚至经闭，经色鲜红。

29. 妇女面色暗红，唇色偏紫，形体肥胖者，常有闭经、月经过少、经行不畅、经期过长、经血呈紫酱色或咖啡色，腹胀、周身捆绑不舒。

30. 小儿麻疹将发时，面部特别是两腮显著红赤，并伴有身热气粗、咳嗽流涕、结膜充血、眼皮微肿、怕光、眼泪汪汪。

31. 面部潮红而无疹点，伴有口唇周围明显苍白、突然高热、咽峡焮红肿痛等，多见于猩红热。

32. 面色通红而干，伴有高热、啼哭烦躁、觅食反射增强、囟门稍凹者，多见于新生儿脱水热。

33. 若面部、颈部或其他处皮肤突然成片发红，每次发红持续数分至半小时就恢复正常，几天发作1次或1天发作几次，皮肤潮红的同时可有腹痛、腹泻、气喘、心悸、多汗、乏力、呕恶、眩晕等，应怀疑有癌发生。

34. 红之甚为紫，附带提一下，小儿平日面见紫色为吉色，病时见紫色为热盛；风池在眉下、气池在眼下，二处见紫色主呕吐。

（三）面色发黑

1. 中医学认为黑为阴寒、为湿盛、为恶逆，或肾虚劳，或肾水涸，在内主疼痛，在外主拘挛。

2. 因色黑主痛，但询问病人无痛感，那可能为肾伤女劳疸，察看又不像女劳疸，这是血蓄于体内，使面色变黑的缘故。

3. 若满面如烟熏称为笼尘，其人可能一生多病；若满面如湿炭之滞黑色，要预防有暴病突发；另外面黑目白者也为恶候。

4. 额头色黑、两颧暗黑带青是体内有瘀的表现。

5. 黑色出现在额部中央的"天庭"处，为水来克火之贼邪，可无任何自觉症状，但可能突然出现死亡。故又有"额脑为一面之华盖，若如黑烟蒙暗，防得猝病丧身"之说。

6. 若额角上有黑色之气如云不散，上罩"天中"，可能得关格噎塞之疾（即食道阻塞、贲门狭窄之类的良性或恶性疾患）。

7. 黑色见于额外的其他部位也非好现象。如面部"天仓""山林"笼尘，脸上黑云如烟雾兼"口吻""人中"发黑，"印堂"黑暗，"耳门"黑气入口，黑色掩"太阳"，"地阁"发黑，"命门""悬壁"或"天轮""天郭"内外黑若污水烟煤，四墓（口、眼、耳、鼻）黑，如烟煤等，均为危重之候。

8. 若面黑如重漆之泽及乌羽之光者，是肾虚水旺之病。

9. 面微黑黄为黧色，视其"寿带"纹短，若缠绕口角，亦非蓄血之征，黧色由"螣蛇"入口，兼见面容削瘦，必是病噎结（食管癌之类）不能进食。

10. 若面部褐色、黑褐色，针尖至黄豆大小，呈圆形、椭圆形或不规则形，对称性群集分布，好发于口唇、口周围、眼周围、鼻孔部及掌跖部位，西医学称杰格综合征，可伴见消化道息肉、腹痛、呕吐、肠出血。

11. 慢性肝炎、肝硬化在肝功能严重损害时，面色可呈现暗黑无华。

12. 心血管循环系统不良或呼吸系统疾病造成严重缺氧时，面色可由青色或紫蓝色转为黑色，如重症哮喘、肺气肿、肺心病、心功能不全等，常见口唇、颊部、鼻尖、耳朵甚至指甲、脚趾等处发黑。

13. 皮肤黑褐色，甚至黏膜（例如口腔黏膜）也为黑色者，也见于肾上腺疾病、癌或是砒霜中毒的病人。

14. 小儿面色由鲜黄转为暗黑者，常见于毛细胆管炎或先天性胆道畸形的阻塞性黄疸。

15. 妇女面黑而晦暗为肾气虚衰，常见于闭经、不孕、带下等病。

16. 黑痣生面部，小者如黍，大者如豆，有自幼生者，也有中年生的，无甚痛苦，由孙络之血凝滞而成。

（四）面色发青

1. 青色多因寒凝气滞，脉络郁阻，气血运行不畅所致。在外主疼痛，在内主肝风。

2. 青黑者，为风、为寒、为痛；青白者，为虚、为风、为痛。

3. 面色先青后黑是肝肾俱败之征，为凶险之症。

4. 额上青主忧惊；若"天庭"有青点，防遭瘟疫缠绕。"印堂"色青主病重。

5. 青入左颧，外主肩臂痛，内主肝风旋；青色见于正面、鱼尾、额上、太阴、太阳、口角等处，如大青靛蓝怪恶之状，为肝气绝，病危重；若如翠羽柏皮之泽，只是肝邪为患，有惊风、目病之类。

6. 面青目赤、面青目黑均为危候。

7. 小儿"命门"青为受惊之征。

8. 孕妇额角若见青色为胎伤。

9. 妇女面青而紫暗，常见痛经、闭经、癥瘕，为瘀血停滞所致。

10. 妇女面色隐隐发青，唇周色黄，两颧及两眉间青筋隐现，眼眶色暗，常有情志病、易烦怒、乳胀、纳差、脘闷，特别见于经行前，月经常先后无定期，或经前腹胀、痛经、经量多或有血块。

11. 妇女面色青而灰黑少华，唇色淡白者，多患痛经或月经后期，常因血虚所致。

12. 面色青白，眼眶凹陷，为寒凝气滞血瘀之象，也常见于常年吃素之人，营养不良，且有虚肿及气喘促者。

13. 面色青暗，舌质淡红或淡白，苔白薄或白滑，脉象迟，而无发热现象者，多属肝气郁结、脾失健运、气机不畅、胸腹满痛之候。若面色青暗，脉大，气促，自汗，便溏，而无发热者，多是久病脾肾大亏、升降功能失常的脱证。

14. 小儿面色青白，言迟、行迟、人虽肥胖但面容缺乏血色，容易泄泻、感冒者，是先天阳气不足。

15. 小儿面色青紫，伴有吸气性呼吸困难，常为急性喉炎、气管炎、支气管炎的突出表现。

16. 小儿面青紫伴呼气性呼吸困难，常为毛细支气管炎的突出表现。

17. 小儿鼻根、鼻尖、唇周出现青紫，常为重症肺炎的早期表现；若面色突然转青灰、口唇青紫、伴呼吸困难、咳喘、声弱应考虑肺炎合并心力衰竭。

18. 若皮肤出现青色色素沉着，面部可呈典型的"铅青色脸"，黏膜上也可见色素沉着，同时可有皮肤萎缩、干燥、发亮、腋毛和阴毛脱落者，为血色病患者的表现。

（五）面色发黄

1. 黄色多为湿证、虚证，满面淡黄主诸虚病。

2. 黄色也可为上焦有寒、下焦有热。

3. 脾食所伤，也见面黄。

4. 血蓄之面黑，或经吐血、下血，而后即转黄色，为瘀血已去的特征。

5. 妇人面色熏黄，为经水不调之病。

6. 如前所述，孕妇如面色黔暗不明为重病之兆，若面色虽暗而鼻准黄润，或许有救，又有"女人面上黄，怀孕得安康"之说。

7. 孕妇额角（在"中正""司空"两旁）若见黄明之色则为吉，有左角黄为男胎，右角黄为女胎之说。

8.小儿面黄，唇口淡白为脾虚，若面黄而唇口红者，又为实热。

9.内伤病多面色萎黄无神，缺乏光彩，或黄瘦苍白，或青暗枯涩不扬.外感症多面赤或黄，或有油光，精神比较充实。

10.面色萎黄的贫血患者，多属溶血性贫血；面色淡黄的贫血患者，多属缺铁性贫血；面色黄，两颊部有色素沉着的贫血患者，多属再生障碍性贫血。

11.贫血严重者，面色可由黄色转化为苍白色。

12.面色发黄，巩膜黄染者，常见于黄疸病，皮肤呈鲜亮的黄色称"阳黄"，多见于急性黄疸型肝炎、溶血性黄疸；皮肤呈暗绿色发黄，常见肝脏以外的胆道结石、肿瘤或胰腺肿物等阻塞胆道所致。

13.新生儿出生后2～3天可出现面目发黄，一般10天左右消退，称为新生儿黄疸，为生理性的，不为病态。

14.面色渐见萎黄而无光泽，两目不黄，伴有肌瘦腹部膨胀的小儿，多为营养不良、消化不良、吸收不良、疳证或钩虫病等。

15.若面色发黄，但巩膜不黄染，尿色正常者，可见于过食胡萝卜、橘子、橙子、木瓜、南瓜、西红柿等含胡萝卜素食物，及长期应用阿的平等药物，不可误认为黄疸病。

16.妇女面色晦暗且黄，常有月经淋沥或久崩久漏等症。

17.妇女面色萎黄，唇色淡红，多有月经频多，经色淡红、稀薄、经行泄泻、经来嗜睡倦怠等症状。

18.面部有黄褐斑或较多雀斑的妇女，婚前多有痛经、月经不调等症。

（六）面色发白

1.白色多主虚证、寒证，为营血不荣于面所致，面色㿠白见于阳虚、气虚、亡血或脱证。

2.白见右颊，外主腰脊痛，内主肺虚寒。

3."印堂"之前满面白斑如梅花瓣形，可能患肺疾喘咳或不治之症。

4.婴幼儿面白似肿，可能腹中有积滞，或为五疳，是病久脾胃衰败所致。

5.面色苍白伴怕冷、发热、头痛、无汗者，可见于风寒表实证的感冒患者。

6.面色苍白，两颊消瘦，神疲形倦，肢软乏力，是气血两虚，多见于慢性虚损性疾病。

7.面颊苍白晦滞，鼻尖高耸，两颧突出，额泛冷汗，目少神光，形冷肢厥欲寐，多见于虚脱等阳气亡散的患者，如精神极度紧张、中暑或受到突然强烈的精神打击等。

8. 面色持续苍白，伴见唇舌、爪甲、口腔黏膜、睑结膜、耳垂苍白无华者，是贫血的突出症状。因贫血的原因、程度和各人肤色的不同，故可有面白面黄的不同表现。可参考前文"面色发黄"部分，另外白血病、结核、癌症、溃疡病等均会导致贫血。

9. 面色苍白伴有浮肿，多见于慢性肾炎、肾病综合征及营养不良性水肿的阳虚水泛证。部分急性肾炎患者，因水肿明显，面色也可表现为苍白。

10. 清晨、半夜或空腹时突然出现的面色苍白，伴有周身乏力、头晕、心慌、冷汗出，常见于自发性低血糖症。

11. 各种原因引起的休克或中枢神经系统感染性、中毒性疾病，也可造成面色灰白，应引起足够重视。

12. 妇女面色苍白为血虚，见于月经后期、经少、经闭；面色㿠白而见眶周灰暗、面目虚浮、体质肥胖者，属于气虚，多有月经先期、经量多、白带频注，或患不孕症。

13. 面部白斑多见于颊部和颧部，大小形态不一，表皮似较粗糙，无痛痒感觉，也不脱屑，可能为蛔虫病的表现。

（七）不定色

以上介绍了面部五色与疾病，另外还有一种不定色的情况，如婴儿弄色（即病色不定，时赤时白时青时黄时黑）者，有病则不可调治。

（八）面色的走向

1. 病色从下上冲明堂而至额，为水克火之贼邪，属逆证。从上下压明堂而至额，则为火侮水之微邪，属顺证。

2. 男子以左侧为主色，色白面左冲右为从，自右冲左为逆。女子以右侧为主色，色白面右冲左为从，自左冲右为逆。

3. 色之尖处为锐，锐处所向何部，则知病从何处起，将传乘何部，生克顺逆自然明了。

4. 若色之锐处向内，是病邪自外走内，为表传腑，腑传脏，为难治之病。锐处向外，是病邪从内走外，则为脏传腑，腑传表，病转易治。外走内走固有难易，更当以部位的容色交互推酌，以上述面色致病情况互参，方能得出正确的结论和诊断。

（九）面部的光泽

正常人面部明润有光泽，内光灼灼若动，从纹路中映出外泽如玉，不浮光油亮，可称之为"容光焕发"。古人认为："面如满月（非浮肿），清秀而神采射人者，谓之朝霞之面。"为身体健康、精神振奋、精力充沛的体现，另有"天庭"为一面之主，色泽光洁，其人一身无病，也为经验之谈。

若面部暗淡无光，毛茸茸兼浊，枯焰无风，似有尘埃，或浮光闪亮如在表皮，均为不正常情况，非弱即病，甚至有夭折之忧。

若面颊光滑，分泌物如油者，是湿浊重的表现，此类人多免疫功能低下，易患慢性疾病。

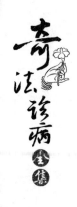

第 19 章　查耳诊病法

耳朵不仅是听觉器官的组成部分，而且还是观察和诊断疾病的窗口。耳部的形态、色泽、络纹的变化，异常凸起物和压痛点的出现，都与人的健康有一定的关系。查耳诊病法大体可分为望诊和触诊两种诊断方法。

古籍载：耳主贯聪而通心窍，为心之司，为肾之候也。故肾气旺则清而聪，肾虚则暗昏而薄也。

一、耳的形态变化

人类面部最缺乏表情的器官，可以说只有耳朵了。眼、鼻和口都可以做出动作，而耳一般是不会动的，所以没有什么表情，只能通过耳部的变化来发现问题。

正常人的耳朵以耳壳丰厚、柔软、颜色润泽为佳。在婴儿期内，不同人的耳朵形状，并无太大的差异，只是到了 10 岁以后，差异才逐渐显露出来。

1. 根据整个耳郭的形态，可将耳朵分为四种类型。

（1）上部优势型，即耳朵的上部伸展，较为发达，中部收缩。这种人脑部的活动水准可能高些，上部越向外伸展，其脑的活动水准也越高。

（2）均等型，即整个耳朵狭长，上部与中部几乎同宽。这种人往往个性极为执著，男人神经质较重。

（3）中部优势型，即耳朵中部发达，可分为两种情况：①耳朵呈半圆形，此类人多为人极端活跃，难得安静下来；②耳朵中途变形，这种人多喜欢动脑筋，极富有创造力。

（4）变型，即耳上部呈锐角凸起。这种人大多有特异的性格。耳朵的变型与个人的心理状态有关，例如许多智能不足的儿童和精神病患者中多见变型，但在正常人中，很可能具有特殊的才能。

一般认为，耳朵的中部与下部的变化更为明显，而耳朵的上部受遗传的影响较大，不会有多少改变，上面部分似乎与两眼以上的脸部关系密切，而中部则与其鼻子及两颧有关，下部与其嘴巴和下颚有关联。

2. 根据耳垂的有无，可分为两种类型。

（1）游离型（即有耳垂者）。又分为下垂型和隆起型。

下垂型者：普通人之中约有 23% 属于此类。

隆起型者：耳垂较大的女性，其鼻子也较大，生殖器的发育也较理想。

（2）愈着型（即无耳垂者）。又分为弧线型和锐角型。

弧线型者：耳朵下部呈弧形，耳朵的位置比一般人低，弧线型的耳朵，耳内长毛者的男性则很容易发胖。

锐角型者：耳朵下部呈锐角，整个脸部可能比较细小。

一般认为，有无耳垂，似乎与个人的体质有关。肥胖的人之中，没有耳垂的只占 28.5%，体质消瘦的人之中，没耳垂者竟达 58.2%。因此有人说耳朵无耳垂者，为劳心之人。多为心力劳瘁、苦多乐少的征象，精力和体力消耗较多，所以就易出现消瘦，这样的人也易得神经衰弱或脑部的疾患。反之，耳垂大者心宽体胖者较多见，心血管发病率较高。

3. 耳朵的大小厚薄改变。

耳朵的正常大小和位置，相当于平行于眉间到鼻尖的一段距离。超过这段距离的，称为大耳朵，不足者称为小耳朵。而耳朵的厚薄尚无统一标准，只能凭经验大致区分了。

（1）耳垂长（在 1.8 厘米左右）、耳郭长者，多为长寿的征象。有人调查发现，80 岁以上的老人中，80% 以上者都是属于大耳朵的，并且耳垂长度至少在 1.8 厘米。

（2）若双侧耳轮部分肥厚，是患冠状动脉粥样硬化性心脏病的特征，应引起注意。

（3）耳垂肉厚而宽、身体肥胖者，易患脑出血。

（4）耳垂上的肉发生弯曲现象多见于心脏衰弱的人。

（5）耳朵肥软，为五行湿盛的现象，水荡克火，易得风湿痰多或心脏方面的疾患。

（6）耳肿大是邪气实，多属少阳相火上攻。

（7）耳朵小而缩住不开，是先天遗传体质虚弱的现象。

（8）耳薄而小是形亏，属肾气亏虚者多，一般性格多内向，意志较薄弱，故有"耳薄者肾脆"之说。

（9）耳瘦削为正气虚，多属肾精亏损或肾阴不足。

（10）耳垂肉薄呈咖啡色，见于肾脏病、糖尿病患者。

（11）耳垂肉薄，连血管网都能看清的，见于患呼吸系统疾病和突眼性甲状腺肿患者。

（12）耳薄干枯，是先天肾阴不足的缘故，可见肾虚听力减退、耳鸣、耳聋等症。

（13）耳朵薄而脏，看来毫无生气，提示性欲弱，性感也差，大部分身体不好，

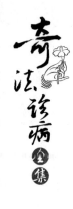

整天病恹恹的。

（14）耳朵扁而无肉，其性器官发育较迟，性感较迟钝，性欲也较低下。

4. 耳朵的其他形态改变。

（1）耳全萎缩，是肾气衰竭的死症。

（2）耳轮和耳垂明显萎缩、干瘪、枯黑、卷曲的外形改变，可见于各种晚期恶性肿瘤、白血病、肝昏迷、肾功能衰竭、心力衰竭、弥漫性血管内凝血、脑出血等危重病人的弥留之际。

（3）耳轮甲错多见久病血瘀、肠痈等症。

（4）上耳部尖者体格健康、长寿，上耳部圆者体弱多病。

二、耳的色泽变化

正常耳郭的色泽是微黄而红润。

（一）白色

1. 色白属肺，为肺气不利，大肠滑泄，欲作吐利之症，均因寒邪所致，常见暴受风寒，或寒邪直中。

2. 色淡白多主气虚，耳郭厚而白为气虚有痰，薄而白为气虚有火。

3. 耳苍白无光可为肾败之候，常见于垂危病人。

4. 色㿠白者，为血脱之象。

5. 白而青者少热气，又主虚风慢脾。

6. 用手搓耳垂，如果仍苍白无血色者，为血液循环不好或贫血的征象。

（二）红色

1. 色红属心，为热证，又主内外皆热，又主热积痰惊，潮热、谵语或惊啼，又主胃部实热。

2. 耳部红肿属少阳相火上攻，或为肝胆湿热火毒上蒸。

3. 久病耳郭微红主阴虚火动，耳后微赤为少阳经风热。

4. 耳赤黄，为燥热之病症。

5. 耳垂经常潮红，或用手揉耳垂便会泛红的人，为多血质体质，由于受寒耳垂变为紫红色，就会肿胀发展为溃疡，还容易生痂皮。这种人易患糖尿病，也是体内糖过剩的表现。

6. 耳后头皮红斑多见于儿童，它是过敏素质的标志，这种皮肤表现可能是对变态反应疾病敏感的早期体征，多患有慢性支气管哮喘和过敏性鼻炎。常有嗜酸性粒细胞计数和血浆免疫球蛋白 E（IgE）浓度增高。

耳后头皮红斑一般面积很小，位于一侧或两侧耳轮上嵴后面的头皮上，常被耳朵和头发遮盖。红斑表现可以是干燥的或鳞片状的，表面毛糙或平滑，局部没有任何不适感。

（三）黄色

1. 色黄属脾，主食积，腹满吐泻。

2. 深黄如橘皮色者主黄疸病。

3. 淡黄主湿邪阻滞中焦。

4. 微黄主睡中惊悸、咬牙，也主病将愈。

5. 耳中策策痛而耳轮黄者，称为黄耳，属于伤寒之类。

6. 耳朵无论何色，带些淡黄，都是胃气尚存的征象。

（四）黑色

1. 色黑属肾，主寒邪内伏，阳气不振。

2. 耳轮焦黑，为肾家虚寒；焦黑而干枯为肾精（水）亏极的征象，可见于温病后期，肾阴久耗及下消证；焦黑如炭为肾绝的危候。

3. 耳苍黑者属肾热，紫黑又多主热极，青黑者为痛证，常见于剧痛患者。

4. 耳畔如烟煤黑者，为肾精虚寒病。

5. 黑色见于耳前名为夺命，耳前"命门"穴有黑纹如蟋蟀脚，号作"邪书"，若出冷气即死。

6. 耳郭黑为败象者居多，多有内分泌不足，应引起足够的重视。

7. 耳朵向后，耳的颜色紫黑、暗红，同时下巴向前突出，多为神经过敏者；耳朵向前，颜色发暗紫色，同时下巴向后，多为血液循环障碍者。

（五）青色

1. 青色属肝，主惊痫寒痛。

2. 耳色纯青，多为风寒入腹掣痛。

3. 整个耳朵下垂如青色，为房事过多的表现。

4. 小儿耳色青紫多为热邪，轻则发热夜啼，重则惊风发搐。

5. 耳前青色，主惊邪入胃。

6. 青色自眼目或太阳穴处入耳者，多为危象。

7. 耳色青白，为虚寒欠火、元气不足的表象。

8. 小儿耳根青暗者，是多病的表象。

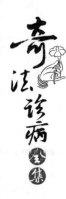

三、耳的局部变化

耳朵的局部变化包括丘疹、脱屑、斑点、斑块、色素沉着、局部隆起和凹陷。因全身各个部位在耳部都有反应点，耳部局部的变化很可能是身体某部位病变的反映。如图19-1、图19-2、图19-3。

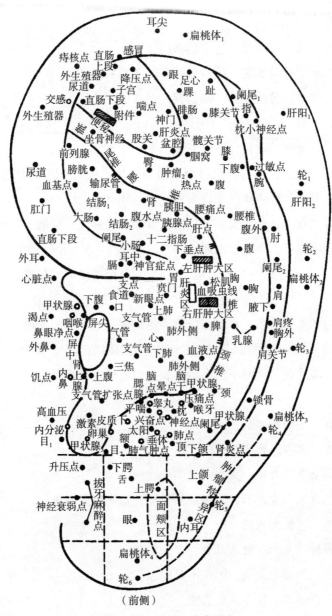

（前侧）

图 19-1 耳朵反应点分布

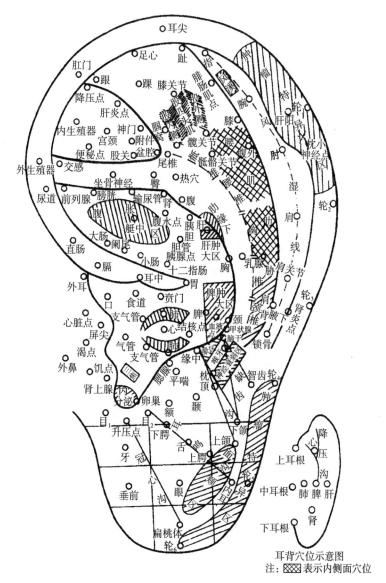

耳背穴位示意图
注：▨ 表示内侧面穴位

圈 19-2　耳穴定位

（一）耳部反应及疾病分类

1.变色，局部呈点状或片状的白色、红晕、灰暗色；或现白色小点边缘红晕。常见于急慢性胃炎，胃、十二指肠溃疡，急慢性气管炎，肝胆病，肾炎，各种关节炎，头痛头晕，急性阑尾炎，眼病，妇科病，血压改变，心脏病等。

2.变形，局部呈点状凹陷，或现索状或结节状隆起。常见于结核病，慢性阑尾炎，肝大，肿瘤，心脏病，骨质增生，外伤性截瘫，脊椎肥大、变形退化等。

3.丘疹，局部呈红色或白色的点状丘疹（似鸡皮疙瘩）。常见于妇科病，儿科病，大、小肠病，肾病，膀胱炎，心脏病，百日咳，小儿肺炎，肺结核，急、慢性气管炎等。

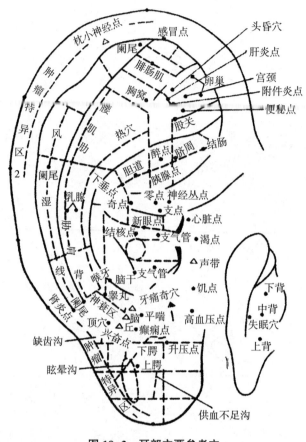

图 19-3 耳部主要参考穴

4.脱屑，局部呈白色片状似糠皮样，多见于肺区、耳甲艇、三角窝等处。常见于各种皮肤病，妇科病，儿科病以及吸收、代谢功能不好，水痘，麻疹，疳积，便秘等。

另外耳中长毛是长寿的象征。

（二）常见病在耳部的病理反应

1.冠心病患者心区可呈现红晕，或鲜红、暗红、暗灰色斑点。

2.风湿性心脏病患者心区可呈片状白色，边缘不清，少数有光泽。

3.心律不齐、期外收缩、失眠、多梦者，心区呈皱折圆圈，中心有光泽，少数中心白色。

4.急性气管炎患者气管区呈点状或丘疹红晕，少数点状白色，边缘红晕，有光泽。

5.慢性气管炎患者气管区呈点状或片状白色，边缘清楚，少数白色丘疹，均无光泽。

6. 慢性气管炎急性发作的患者，气管区呈点状或片状白色或丘疹，边缘红晕，均有光泽。

7. 急性肺炎患者两肺区间呈点状或丘疹红晕，有的点状呈白色，边缘红晕，有光泽。

8. 肺气肿患者肺区呈白色片状或点状密集成片，边缘不清，发作期有光泽。

9. 肺结核活动期患者，对侧肺区呈点状或丘疹充血，有光泽，少数患者用棉球擦该区即可出血。

10. 肺结核钙化期患者，同侧肺区呈针尖样凹陷一至数个。

11. 煤矽肺患者肺区呈片状白色，棕色或 3 ~ 6 个点状白色阳性物，同时肝脾区有隆起。

12. 急性胃炎患者胃区呈点状或片状红晕。

13. 慢性胃炎患者胃区呈片状白色，边缘不清，少数皮肤增厚（多见于肥厚性胃炎）。

14. 慢性胃炎急性发作患者胃区呈片状或点状白色，边缘红晕，有光泽，或呈点状或片状红晕或充血。

15. 胃下垂患者胃区的外缘，近对耳轮处，呈片状白色隆起，边缘不清。

16. 胃、十二指肠溃疡患者对应区呈点状白色，边缘清楚，或呈白色或暗灰色，边缘红晕，一般均有光泽。若上消化道溃疡引起出血或伴有腹部压痛者，对应区或有关脏腑区多为点状、片状的充血、红晕。

17. 十二指肠球部溃疡患者在耳背部相当十二指肠区有中等度斜形条状硬结，耳前区十二指肠区有疤痕形成（如蟹脚状或放射状），或有新生血管、色素沉着，或者散在凹陷点。

18. 慢性肠炎患者大、小肠区呈片状或丘疹样充血，油脂较多。

19. 急性阑尾炎患者，阑尾区呈点状或丘疹样充血。

20. 慢性阑尾炎患者，阑尾区多数呈点状凹陷或隆起，少数白色或暗灰色。

21. 慢性阑尾炎急性发作的患者，阑尾区呈点状白色，边缘红晕或片状红晕。

22. 急性肝炎患者肝区呈片状或点状红晕，或呈边缘红晕，中心白色有光泽的现象。

23. 肝肿大的患者肝区呈白色片状隆起（如半个瓜子仁样），边缘清楚（右耳反映肝右叶，左耳反映肝左叶）。

24. 肝硬化患者肝区呈棕灰色或紫红色的色素改变，并可有斑状、条索状或丘疹样软骨隆起或结节，边缘清楚，视诊清晰可见。

25. 脾大的患者脾区呈白色片状或有边缘红晕，少数隆起现象。

26. 便秘的患者大、小肠区呈片状白色或有糠皮脱屑，无光泽。

27. 各种头痛、头晕患者脑点、脑干、额、皮质下等区呈点状红晕或点状白色，边缘红晕，一般有光泽。

28. 高血压患者脑点、脑干、额、皮质下区反应与头痛、头晕患者相同，此外肾上腺区呈点状或片状红晕，心区呈皱折圆圈，耳背降压沟上 1/3 有点状白色或边缘红晕，收缩压约为 19.95 千帕（150 毫米汞柱），中 1/3 有反应时，收缩压约为 26.6 千帕（200 毫米汞柱）。

29. 低血压患者脑点、脑干、额、皮质下区及头部其他区与高血压反应相同，但肾上腺区无反应，降压沟下 1/3 有点状白色或边缘红晕现象。

30. 急性关节扭伤患者在关节扭伤对应区呈点状或片状红晕。

31. 陈旧性关节炎患者对应区呈点状或片状白色。

32. 慢性关节炎急性发作患者对应区呈点状白色，边缘红晕，均有光泽。

33. 脊椎骨折、脊椎变形或肥大的患者对应区呈索状或结节隆起，有的呈纵横不一的索状凹陷。

34. 痔疮患者痔核点和直肠下段呈点状或片状白色，边缘红晕，少数呈暗灰色点状或片状。

35. 肛裂患者痔核点和肛门呈点状白色，边缘呈齿轮状红晕，有少数点状红晕，呈放射状。

36. 恶性肿瘤患者对应区呈软骨隆起，边缘不清，推之不移，压痛明显，或呈片状白色或暗灰色表现，中晚期患者较明显。

37. 恶性肿瘤患者对应区还可出现"癌点"。所谓癌点，即如污秽蝇屎色或棕褐色小点，小似针尖，大似小米，大多呈圆形。

38. 恶性肿瘤患者在"肿瘤特异区"上端处有隆起结节或边缘不清的软骨，压痛明显。

39. 肝癌患者在耳轮边缘上段呈点片状暗灰色，压之褪色，在扁桃体穴 3～4 呈一条线，压之有明显疼痛感，在肝区有结节状隆起，边缘不清、质硬、无移动，压痛明显。结节呈圆形、椭圆形，也有呈条状者，与耳郭纵轴一致，大小不等，直径在 0.1～1 厘米。有的可在肝大区呈现梅花形凹陷，也可同时出现淡褐色至深棕色癌点，范围 0.1～0.3 厘米。

40. 贲门癌患者在耳轮脚消失处呈现玉米粒状高低不平的改变。

41. 胃癌患者胃区、贲门区、食道区可有暗红色或暗灰色红晕，同时有结节隆起。

42. 肺癌、乳癌等患者均可见到相对应区有癌点等变化。但值得注意的是这些病理改变出现在单侧时具有重要的临床价值，但同时出现在双侧对应区时则无诊断意义。

43. 良性肿瘤患者对应区多不变色，可呈皮下结节隆起，推之可动，边缘清楚，压之不痛。

44. 痛经患者子宫区呈点状白色或红晕，有油脂。

45. 妇女月经前 3 天，子宫穴有片状潮红；月经期呈片状红润，充血明显，有光泽，甚至整个三角区都有类似反应；月经后 3 天，子宫穴红润，充血减轻，色泽变淡，范围缩小呈暗红色。

46. 妇女月经及白带过多者子宫区多呈点状丘疹样充血。

47. 妇女月经过少或经期短甚至闭经者，子宫区呈点状或片状白色，无光泽，少数有糠皮脱屑。

48. 神经性皮炎、慢性荨麻疹和湿疹患者肺区对应部位呈糠皮样脱屑，不易擦掉。

49. 脂溢性皮炎患者全耳郭呈糠皮样脱屑，不易擦掉，并且有油脂附着。

50. 鱼鳞状皮炎患者全耳郭呈干枯无光泽，鱼鳞样翘起。

51. 吸收功能障碍的患者全耳郭呈干枯脱屑，无光泽。

52. 各种手术后的患者对应区呈白色线条或半圆形的疤痕，少数呈暗灰色。

53. 内服避孕药者子宫、耳甲艇、耳甲腔、内分泌等区呈白色片状脱屑。

54. 小儿腹痛、腹泻者，胃区、大肠区、小肠区有棕、红、白等色泽改变。

55. 食积、疳积患儿胃区、脾区有色泽改变。

56. 急、慢性中风及癫痫患者在耳背、脑点有色泽改变。

57. 凡有颈椎或腰椎骨刺者，对应区可呈棘状结构，大多可用肉眼看出，也可借助放大镜仔细观察。如用手摸可发现粗糙不平。另外应用日光反射耳穴法诊断脊椎骨质增生，观察得比前者更清楚些，其方法如下：

让太阳光充分照射在被检查者耳部，主要是对耳轮和肾区。用手指从上向下轻压对耳轮，若其出现亮度强的横向黄白色条纹，并随即出现与之平行排列的暗红色条纹，两种色道形成阶梯形、凹凸不平、皮肤皱纹粗糙、暗红及肾区暗，即为脊椎骨质增生的重要征象，其实质是对耳轮软骨增生出现结节。对耳轮可分为三等份：上 1/3 为腰骶椎，中 1/3 为胸椎，下 1/3 为颈椎。

四、耳的络纹变化

络纹是耳部显露的血管，也包括耳部的纹理和皱褶。正常人耳郭血管隐而不现，也没有病理性的皱纹。耳郭上出现了络纹的改变，一般来讲是有一定的临床意义的。

1.耳部的小血管过于充盈和扩张见于冠心病、心肌梗死、高血压、支气管扩张。

2.小儿络纹形有竹丫形、树枝形、网状形。竹丫形干直而分枝少，2～3条，由"完骨"（颞骨乳突后凹陷处）起直上耳尖，主无病，或轻症；树枝形干斜上而分枝多，4～5条，主有病且重；网状形干粗细难明，纹多且乱，状如蛛网，患病主危。

3.有人将耳背部位划分为四个区域。如图19-4。上部为胃经分布区；上中部（耳枝凹陷处上沿）为肺经分布区；中部（凹陷处）为肾经分布区；最下部与凸出部位为肝、心二经分布区。

4.胃经分布区络纹出现青色、黑色，呈直条状者，多属寒证胃痛（胃痉挛）。出现青色，又有赤色分枝，多属热证胃痛（胃炎）。呈现紫红色又如马尾丛生状者，多属热甚之溃疡病。

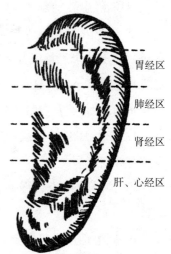

图19-4 耳背经络分布区

（图中标注：胃经区、肺经区、肾经区、肝、心经区）

5.肺经分布区络纹出现青色直条者，多为寒证支气管炎；青色有鲜红分枝者，多为热证肺炎；紫色如乱麻状者，多系肺结核。

6.肾经分布区络纹出现青色或直条状者，男性多为肾亏，症见头晕、目眩、心烦、心悸、失眠、多梦、善忘等。呈赤红色者，多为肾阳亢盛，除有心烦、心悸、失眠外，还有头疼、发渴、小便赤黄、遗精等症。

未婚女子和中年妇女络纹呈现青色直条者，多属寒证，一般为痛经、经期后错，白带多，腰疼，腹胀，身困无力，经水色黑或呈淡水样；色赤红呈乱生者，为血热，常见经水前期，甚或淋沥不断，色紫黑有血块，少腹胀痛，口干渴，烦躁，多梦等；络纹较粗，通向发际者为经闭症，中年妇女在不孕症或产后百天内有此征象。

老年妇女络纹呈青色者，系经水未尽或白带过多；络纹呈赤色分枝者，为漏症或带下；赤色丛生者，为血崩（子宫癌瘤）。

7.肝经、心经分布区络纹出现青色直条状者，为抑郁症；赤红色者，为心肝阳亢，症见心中躁扰，眩晕，口苦，胁肋胀满；青暗而有红色丛生者，多见于鼓胀（肝硬化）或心脏病。

8.络纹发自耳根与头皮相连接者为真，不是发自耳根，与头皮不连接者为假。

9.纹络青主气滞血瘀兼风，也主疼痛。络色青深或浅、络枝分布多少与疾病疼痛的强弱有关系。

10.蛔虫引起的腹痛、腹泻、胃脘痛，色较青深而显，络枝出现从耳面大肠、小肠和胃区反应点起扩展向外。

11.患儿耳络呈红色或青深色为剧痛的征象，疼痛较轻者则色较浅淡。

12.疼痛在躯体内部者，出现耳络枝数较多，如四肢仅一肢痛者，出现耳络较少。

13.小儿的恶性病初期，耳后高骨（耳后乳突后缘微下处凹陷中）间多有络纹色青纷纷如线。

14.若耳背见有红络，伴耳根发凉者，多为欲出麻疹的先兆。

15.疮疹不能确定是属阳属阴时，也可根据耳后是否有红络赤缕来验证，若属阳证则耳后必有赤脉，阴证则无。

16.若体内有伤，则耳郭上可出现鲜红色或紫色的丝状络脉或斑点。左耳示左侧半身有伤，右耳示右侧半身有伤。耳壳上半部示背部有伤，下半部示胸部有伤。耳的上顶有黑色或红色向外扩散的点示左腹下有伤，在耳垂底有白色（较多见）或黑色点示右腹下有伤。

17.冠心病、急性心肌梗死、高血压和脑动脉硬化的患者，在耳垂部位从耳屏间切迹（耳屏和对耳屏之间的凹陷）处，伸到耳垂边缘方向有一条斜折线，有的深而长，有的浅而短。称之为"耳折征""冠心病沟"或"脑动脉硬化耳褶征"。此征象经临床验证具有较大的诊断价值。

附带说一下，耳垢（俗称耳屎）的干湿也与心血管病、动脉粥样硬化和乳腺癌的遗传因素有关。干耳垢的人就比湿耳垢的人患以上疾病者要少得多。患狐臭病者多半也见湿耳垢。

父母有特殊疾病遗传者，耳内常潮湿，耳垢多。

患肝病者，若耳内潮湿、耳垢多，是邪有出路的好现象。

五、耳的触诊法

耳部触诊主要是以探棒或无油圆珠笔尖、火柴柄、缝衣针柄等较细而稍秃的硬

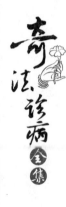

物按压耳部穴位，根据疼痛出现的性质和部位，以诊断体内的疾病。

触诊可以在望诊的基础上先发现耳郭局部的病理性异常变化，然后以物触之，若出现刺痛感，较痛点周围的皮肤明显，即可说明对应脏腑有病变存在，因此还可以对照望诊中的耳朵反应点分布图19-1。

触诊还可以临床症状作为参考的基础，先估计病变可能在体内的某个部位或脏腑，再在耳郭的大体范围内寻找压痛点，并和临床症状互参而确定诊断。

触诊还可作为普查疾病的一种方法，以探棒按顺序探查耳部的穴位，以发现较明显的压痛点，然后以此为线索，再做其他理化检查以确诊疾病。

一般情况下，体内有病变，在耳部均有反应，只是各人体质不同，反应的轻重也不同罢了。许多疾病不仅对应区有压痛，在一些相关区域往往也有压痛，现就以上情况举例说明：

1. 肝炎病人在肝区有压痛，也可在其周围的穴位，即消化道区域出现压痛。

2. 妇科疾病在内分泌区压痛明显者多见。

3. 食物中毒患者在胃、大肠、小肠等区压痛敏感。

4. 恶性肿瘤病人的耳部压痛一般较炎症和良性肿瘤病人的压痛反应强烈。

5. 食管癌病人在食道穴的压痛如蜂蜇样、触电样，使病人难以忍受。

6. 胃癌病人在胃、贲门、食道区均可出现如针刺样的压痛。

7. 有人认为肿瘤病的耳部穴位按压诊断除探测相应穴位外，还要探测内分泌、肾上腺、皮质下、肿瘤穴和肿瘤特异区，即所谓的五穴一区。可参照图19-1耳朵反应点分布图。

第 20 章　头面部按压诊病法

体内发生的病变在体表的反映有时不那么明显，单用眼观察不太容易发现。但是若用手指按压或推摸体表的对应穴位，则可出现异常的反应，这些异常反应是疾病的外在表现，也可以作为诊断疾病的依据。本节先将头面部的穴位诊病方法介绍一下。

患者一般应采取坐位，检查者首先选准穴位后，观察局部皮肤有无凸凹色泽等改变，然后用自己的拇指或食指的指腹或侧面对准穴位，进行按压、推移或擦寻，注意用指时力量要均匀。一方面要体会指下的感觉，如皮肤及皮下组织的弹性、硬度、有无结节、条索或凹陷等，一般来讲，高凸隆起，多为实证；低下凹陷，多为虚证。另一方面要询问患者是否有痛、麻、酸、胀等异常感觉，并将这些异常现象综合起来进行分析，以便做出对疾病的正确诊断。

（一）百会穴

此穴是中医常用于针刺或艾灸的穴位之一，可以治疗神经和血管方面的许多疾病。百会穴位于头顶部，取穴时从患者两耳尖向头顶部各引一直线，与头前后正中线相交之点即是。

按压百会穴根据软硬可分为三度：I度最硬，像按压额头的硬度差不多，为交感神经紧张型，多属肝阳上亢、实证型，主要为高血压患者。III度最软，像按压面颊的硬度差不多，为弛缓型的虚证，主要为低血压、过敏性鼻炎，寒证居多。II度对疾病的诊断意义不大。

（二）副鼻窦穴

位于目内眦睛明穴上 0.4 寸处，此处有压痛者可见于副鼻窦炎。

（三）额窦穴

位于目内眦睛明穴偏鼻根 0.5 寸处，此处有压痛者见于筛窦炎。

（四）上额窦穴

位于下眼睑瞳孔直下 0.7 寸处，有压痛者见于上额窦炎。

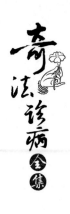

（五）夹鼻穴

位于鼻部，鼻骨与侧骨软骨交界处。过敏性鼻炎患者该处有压痛。

（六）鼻流穴

位于鼻孔下缘，鼻中隔与鼻翼之中点处，有压痛者见于慢性鼻炎。

（七）散笑穴

位于迎香穴外下方鼻唇沟之中点处，有压痛者见于急性鼻炎。

（八）牵正穴

位于面颊部，耳垂前 0.5 寸处，有压痛者见于口腔溃疡。

（九）岩池穴

位于乳突高点与发际连线之中点处，有压痛者见于青光眼。

第 21 章　查颈诊病法

颈俗称脖子，古人把它分为前、后两部分，前为颈部，后为项部。颈项上连接头面，下连接躯干，是人体的一个枢纽地带。气管、食管和来往于头面与躯体间的经脉都从这里通过。因此，诊断上它也是不容忽略的部位。

检查颈部时，让病人取坐位或卧位，暴露整个颈部及锁骨上窝，并将颈部肌肉放松。

正常人的颈项两侧对称，气管居中，站立和坐下的时候颈部血脉不明显，躺下才较充盈，摇转俯仰轻松自如，无肿块，无瘘管，也无异常的皮肤颜色改变。

颈部诊病可分为望诊和触诊两部分。

一、颈部的望诊法

（一）项强

后项强直，不能前俯及左右转动，逐渐牵连背部强直，角弓反张，为"痉病"的主要症状。可见于：

1.失血之后，或大汗伤阴。

2.高热如暑温、伏暑、温热病，或小儿惊风。

3.外伤后，伤口感染破伤风杆菌而出现项背强直，四肢频频抽搐。

项部活动不灵活，可见于睡觉时头部位置不适或受凉引起项部扭动时疼痛，转侧酸胀，称为"落枕"，也可见于颈椎骨质增生、椎骨结核等，或颈部扭伤。

（二）项软

颈项软弱，甚至头垂不能举，叫作项软。可见于：

1.小儿先天不足，哺育不当，脾肾虚衰，以致发育不良所致。

2.小儿大病之后颈项软弱，为气血虚弱。

3.一般久病见项软，多为阳气衰惫，督脉之病，称为"天柱骨倒"，表现为颈项萎软，难以治疗。

4.颈部外伤也可引起项软。

5.颈肌软而无力见于重症肌无力、脊髓灰质炎及进行性肌萎缩。

（三）颈斜

多为先天性，可见脸面转向对侧上方，而头倾向患侧。如不能及时纠正，面部可逐渐出现畸形，患侧脸短而平坦，对侧长而隆起，两眼倾斜，鼻梁弯曲等。常由于单侧胸锁乳突肌挛缩所致。

（四）颈粗

颈部发粗肿大，见于颌下颈前结喉两侧部位者，为甲状腺弥漫性肿大，若伴有食欲亢进，心烦心悸，夜睡不安，呼吸困难，性情急躁忧郁者，多为甲状腺功能亢进。若颈粗不红肿、不疼痛，伴有寒热头眩，称为"气毒"，若压之有握雪感，为颈部皮下气肿。

（五）颈肿

颈部局部肿大，甚至结为肿块。

1.发颐，发于面颊下侧，起病急、病程短，且有红、肿、热、痛等症，开始时面颊一侧肿如核，渐肿胀延及耳之前后，溃后脓出秽臭，为热毒壅积所致，包括下颌骨骨髓炎、齿槽脓肿等。

2.瘰疬，发于颈侧、颊下或耳后皮里膜外的结核，或左或右，或两侧均有，少者1～2枚，多者4～5枚以上，累累相连，又称为"痰核""串疬"和"马刀侠瘿"等。急性者因外感风热，夹痰凝于少阳、阳明之络；慢性者因情志不畅，肝气夹痰火凝滞于肝胆两经所致。

3.失荣，发于颈项部，初起微肿，皮色不变。日久渐大，坚硬如石，固定难移；后期破烂紫斑，渗流血水，形容瘦削。为情志所伤，肝郁络阻，痰火凝结所致。包括颈部原发或继发性恶性肿瘤。

（六）颈瘤

颈间生瘤，其瘤的形状不一致。

1.有或消或长，软而不坚，皮色如常的。

2.有软如绵，硬若馒，不紧不宽，形如覆碗的。

3.有坚而色紫，青筋盘曲，形如蚯蚓的。

4.有色现紫红，脉络露见，软硬相兼，时有牵痛，触破流血不止的。

5.有形色紫黑，坚硬如石，推之不移，紧贴于骨的。

6.有皮色淡红，软而不硬的。

7.有质地柔软，溃后出脓或如脂粉样脓的。

颈瘤多由内伤七情、忧恚怒气、痰湿瘀壅和气血留滞所致。包括甲状腺良恶性肿瘤、颈部血管瘤、纤维瘤和脂肪瘤等。

（七）颈疽

颈项疽毒发时寒热交作，颈部肿块形如鸡卵，漫肿热痛，然后形成脓肿。疽生在前后正中处者，最为严重，生于结喉外的为"锁喉痈"，此证多因肺胃风火痰热上壅所致。生于后项正中者为"对口疽"，多因过食膏粱厚味，火毒湿热内盛，复因外感风邪，以致气血瘀阻经络。

（八）颈脉胀大

正常人颈部可隐约看到几条大血管，在情绪激动或用力持重时，才会充盈胀大。若通常情况下出现颈部静脉怒张、色青或紫，甚至使颈部增粗、肿胀，并且颈部和面部的皮肤一直呈紫色，为经脉瘀阻郁于上所致，往往伴有心悸、气喘等症，同时也常是充血性心力衰竭、缩窄性心包炎、心包积液和上腔静脉受压或梗阻的表现。

（九）颈脉跳动

结喉两旁的足阳明经动脉，称为"人迎"，即颈动脉较显现的部位。"水肿""哮喘"和"怔忡"等证往往搏动明显增强，可见于西医学中的主动脉瓣关闭不全、甲状腺功能亢进症、高血压或严重贫血。

（十）气管不正

气管居于颈部的中央，它的外形看得见摸得着。如果在正坐或仰卧时，气管歪向一旁，可见于痰饮、肺痨等病，西医学中的胸腔积液、血胸、气胸、脓胸、肺不张或胸膜肥厚粘连等均可见气管移位。

（十一）蜘蛛痣

蜘蛛痣是皮肤上扩张的小动脉形成。其中心红点为小动脉主支，凸起于皮肤表面，可看到动脉搏动，其四周呈放射状分出许多红色细支。如以铅笔芯压迫中心点时，可使整个痣"消失"，放开后，血流又从中心点向四周分支扩散充盈。多发生在颈部或面部、胸部与背上部等上腔静脉所属的范围内。常见于肝硬化、慢性肝炎、孕妇（怀孕 2～5 个月内出现，产后消失）。

二、颈部的触诊法

1.甲状软骨与脊柱的摩擦感。病人稍微低头，检查者用手指捏住其甲状软骨并向两侧推动。正常时会产生一种甲状软骨与颈椎骨摩擦的"碎裂感"。如喉周围水肿或喉癌向后侵蚀，则此"碎裂感"现象消失。

2. 按压"天突"诊早孕。天突穴位于颈部胸骨切迹上缘凹陷处。检查时让被检查者取坐位，头稍下垂，使颈部的皮肤松弛。检查者用食指轻轻放在天突穴上，注意不要用力，若能触到动脉血管明显搏动者，说明可能已经怀孕。

3. 按压"华佗夹脊"颈段诊断颈椎病。华佗夹脊位于椎体两旁 0.5 ～ 1 寸处。

被检查者一般取坐位，骑椅而坐，双于平扶椅背，胸背挺直，两眼平视，颈肌松弛，检查者用右手拇指的指腹，先舒松颈部，然后沿颈部椎体旁的华佗夹脊穴施以均匀的压力上下滑动，或以双手拇指反复仔细地核实对比，查知两侧皮下深浅阳性特征和形态的异常变化。

根据按压的感觉，可分为轻、中、重三度。

（1）轻度：单纯压痛，肌张力存在，浅表有硬度，压痛较轻，症状不够典型。X 光摄片显示，颈椎骨与关节轻度病理改变，有的无病理改变，一般阳性率偏低。

（2）中度：可触及结节性状物，大小如珠，浅深不定，诊时拒按，触痛明显，症状典型，部分功能障碍。X 光摄片显示，颈椎骨与关节的病理改变明显，阳性率比较高。

（3）重度：可触及条索性状物，形状粗细不一，如弦似棒，多在深部，肌张力增高，指按有吱吱声，甚至触电感，或头颈转动可闻及关节摩擦音。神经压迫症状重，功能障碍，病程迁延日久。X 光摄片显示，颈椎骨与关节的病理改变尤为明显，阳性率最高。

指按"华伦夹脊穴"法与 X 光摄片显示，两者对比阳性符合率为 96%。

4. 项部左右两侧的肌肉不对称，提示患者可能睡眠不好。

5. 用食指按压后颈部双侧项肌，一侧肌张力降低，同时又有神道穴（第 5 胸椎棘突下凹陷中）压痛者，可见于神经衰弱患者。

6. 压按衄血穴（后颈部双侧项肌之间，后发际之中点）有疼痛感者，见于鼻衄的患者。

7. 颈二穴（第 2 颈椎旁开 2.5 寸处）有压痛者，可见于头痛患者，若颈二穴和通天穴（百会穴前 1 寸，旁开 1.5 寸处）都有压痛者，可见于偏头痛患者。

8. 颈三穴（第 3 颈椎旁开 2.5 寸处）有压痛者，可见于眼病患者。

9. 颈四穴（第 4 颈椎旁开 2.5 寸处）有压痛者，可见于鼻病患者。

10. 颈五穴（第 5 颈椎旁开 2.5 寸处）有压痛者，可见于咽炎患者。

11. 血压点（第 6 颈椎棘突下旁开 2 寸处）和阴穴（后头部正中线偏右侧 0.5 寸，入发际 1.7 寸处）同时有压痛者，可见于脑出血患者。单纯血压点有压痛者见于高血压患者。

12. 血压点和哑门穴（后项正中，第1、第2颈椎棘突之间凹陷中）同时有压痛者，可见于脑血管痉挛患者。

13. 血压点和神门穴（腕横纹尺侧端，腕屈肌腱之桡侧凹陷中）同时有压痛者，可见于低血压患者。

14. 结核穴（位于第7颈椎棘突下的大椎穴旁开3.5寸处）有压痛，可以用以诊断结核病。配肺俞可诊断肺结核；配渊腋穴可诊断结核性胸膜炎；配渊腋、水分穴可诊断胸腔积液；配太溪、子宫穴可诊断肾结核；配次髎、带脉可诊断子宫结核；配天枢、大肠俞可诊断肠结核。

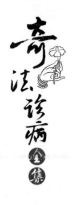

第 22 章　查肩臂诊病法

肩即肩膀，臂可分为上臂和前臂，均为上肢的一部分。

正常人两肩同高，上肢活动自如，无功能障碍，无畸形和异常压痛点。

一、肩部望诊法

肩部属胸膺部范围，肩相同样可候疾病。检查时，可以站在病人背后比较其两侧肩峰端是否等高，肩峰间距离的长短如何。

1. 一侧肩部抬高或下斜可见于斜方肌瘫痪，锁骨骨折，肩锁关节脱位，先天性肩胛抬起畸形，脊柱侧凸，胸廓畸形，骨盆倾斜，下肢长短不齐或一侧下肢瘫痪等。

2. 两肩不同高，若排除以上局部因素外，应预防中风病的发生。

3. 肩下垂，提示可能有内脏下垂情况。

4. 肩窄易患肺结核，肩宽易患慢性支气管炎，肩耸常为哮喘征兆。

5. 肩窄胸狭者，提示肺部有先天禀弱疾患，肩胛部不适还提示呼吸系统、消化系统及生殖器的疾患。

二、臂部的触诊法

1. 曲泽穴（肘横纹正中曲泽穴下 1 寸处）有压痛见于甲状腺功能亢进的患者。

2. 静穴（前臂屈侧，肘横纹桡侧端与腕横纹正中连线之中点处）有压痛，可见于肋间神经痛。

3. 扭伤穴［阳池穴（腕背横纹的中点，指总伸肌腱尺侧凹陷处）与曲池穴（肘窝横纹桡侧端与肱骨外上髁连线的中点，屈肘取穴）连线的上 1/4 与下 3/4 交界处］和肾俞穴（第 2 腰椎棘突下旁开 1.5 寸处）同时有压痛，可见于腰扭伤。

4. 扭伤穴、肾俞穴和天宗穴（肩背部肩胛冈下窝中央处）同时有压痛，可见于上肢扭伤。

5. 孔最穴［前臂掌侧腕横纹桡侧端太渊穴（腕掌横纹桡侧端，拇长展肌腱与桡侧腕屈肌腱凹陷处）直上7寸处］和大肠俞（第4腰椎棘突下旁开1.5寸处）同时有压痛者，可见于痔疮患者。

6. 孔最穴、中府穴（任脉旁6寸，平第1肋间隙）和肺俞（第3胸椎棘突下旁开1.5寸处），同时有压痛，可见于呼吸系统疾病如气管炎、肺炎、哮喘、肺结核、咯血和盗汗、胸痛、皮肤病、痔等。

7. 温溜穴［腕横纹桡侧端阳溪穴（腕横纹桡侧，伸拇长、短肌腱之间凹陷中）直上5寸处］和中脘穴（脐上4寸处）同时有压痛，可见于消化道穿孔。

8. 温溜穴和大肠俞（第4腰椎棘突下旁开1.5寸处）同时有压痛，可见于肠炎、腹泻、便秘、腰痛和痔核。

9. 温溜穴、中脘穴、左承满（脐上5寸即上脘穴处旁开2寸处）和右溃疡点（第12胸椎棘突下旁开5寸即胃仓穴旁开2寸处）同时有压痛，可见于胃穿孔。

10. 便毒穴（前臂屈侧正中线，腕横纹上4寸，掌长肌腱与桡侧腕屈肌腱之间）和天枢穴（脐旁开2寸处）同时有压痛，可见于肛周脓肿。

11. 郄门（位于腕横纹正中大陵穴直上5寸处）、膻中（胸骨中线，平第4肋间隙即两乳头连线中点）和厥阴俞（第4胸椎棘突下旁开1.5寸处）同时有压痛，可见于心脏病、血液循环病、心动过速、神经衰弱、多梦、头顶痛、胸闷和癫痫等。

12. 会宗（腕横纹正中上3寸尺侧约0.5寸处）、石门（脐下2寸处）和（第1腰椎棘突下旁开1.5寸处）同时有压痛，可见于小便不利、泄泻不止、腹痛、水肿、遗尿、腰痛、腹膜炎、胸膜炎、耳鸣、耳聋和妇科病等。

13. 阳溪穴和肾俞（第2腰椎棘突下旁开1.5寸处）同时有压痛，可见于舟状骨骨折。

14. 阴郄穴（神门穴上0.5寸处）、巨阙（脐上6寸处）和心俞（第5胸椎棘突下旁开1.5寸处）同时有压痛，可见于心慌、心跳、心律不齐、心悸、贫血、癔病、神经衰弱、盗汗、胃痛和呕吐等。

15. 养老穴（屈肘，掌心向胸，位于尺骨小头桡侧缘上方缝隙处）、关元（脐下3寸处）和小肠俞（第1骶后孔，后正中线旁开1.5寸处）同时有压痛，可见于脐下绞痛、腹胀痛、不孕症、白带多、遗精、疝气、腰痛、坐骨神经痛、耳病、视力减退和近视等。

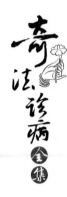

三、尺肤诊法

尺肤诊法是通过寻找尺肤部位的压痛点，以诊断全身疾病的一种方法。它比前臂穴位按压诊法更系统，更有规律性可循，也是生物全息律的一个具体表现形式。

《素问·脉要精微论》指出："尺内两傍，则季胁也。尺外以候肾，尺里以候腹。中附上，左外以候肝，内以候膈；右外以候胃，内以候脾。上附上，右外以候肺，内以候胸中；左外以候心，内以候膻中。前以候前，后以候后。上竟上者，胸喉中事也。下竟下者，少腹腰股膝胫足中事也。"从上可以看出《脉要·诊尺》将人体从头至足按比例缩小，依次排列在前臂掌侧从腕横纹至肘横纹的尺肤之上。

《灵枢·骨度》篇载："人长七尺五寸者……发以上至颐长一尺。"这与现代解剖学的知识是一致的。即人体身高约为头长的 7 倍至 7 倍半，这样，"上竟上"就对应于头与颈，约为一段长，称为头段；"上附上"为胸段，约当锁骨上窝至剑突，也为一段长；"中附上"为胁段，约当剑突至脐，也为一段长；"尺内"为腹段，约当脐至耻骨联合下方，也为一段长；而"下竟下"则为下肢段，按比例应为头段的 3 倍半长。这样就形成了一张尺肤图，如图 22-1。此图以右手为例，左手与右手对称。

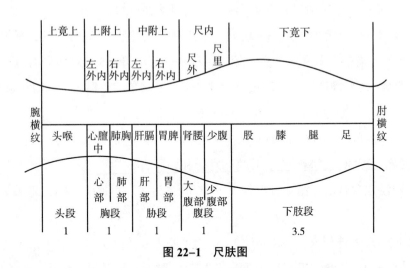

图 22-1　尺肤图

诊察的具体方法是：首先以食指尖按在尺肤中央处，则食指一侧至腕横纹的长度（以患者食指为准）就候上半身。这样，我们就能很方便地以食指尖的宽度为准，从腕横纹开始，以两食指尖的宽候头颈，依次各以一食指尖宽度候心、肺、肝、胃、大腹各部，而尺肤中央处之一食指尖宽处，正好候少腹部（少腹部位于人体上下径之中央处）。依上述次序将尺肤压向桡骨（患者仰掌），何处出现压痛，即表明该处所对应的部位或脏腑有病。

第 23 章　脉诊法

一、神门脉诊法

神门是十二经络中手少阴心经的一个穴位。在这个穴位里，有动脉应手，称为"神门脉"。神门脉实际上就是桡动脉在腕部表浅部位的显露，它的具体位置在手掌后兑骨之端的凹陷处。古代医家多在此处切诊以了解妊娠情况，故有"少阴脉动为有子"之说。

经过对多人次的观察，发现神门脉搏动在常人多不明显，但在妇女怀孕后便可扪及搏动，其搏动的形态如《胎产秘书》中所说的"如豆逼指"类似。由于个人体质的差异和妊娠月份的不同，脉搏的强弱也有较大的变化。另外，部分高热的病人也可出现神门脉动的情况。这些都是需要临证时反复体验的。

二、异位脉诊法

前臂的脉诊属于异位诊法，以手指放在前臂一定部位的动脉血管上感知其搏动而诊断疾病。经对上万人次病人的医疗实践，发现对头痛、风湿性关节炎、腰病、肝炎、胆囊炎、胁痛、胸痛、胃脘痛、肠炎、尿路感染、妇女痛经和子宫疾患等多种病症，运用本法均可准确诊断。

（一）脉诊部位和相关脏腑图

女性右上肢上、中、下节部位（女性左上肢上、中、下节部位与男性的相同）和相关脏腑，如图 23-1。

男性左上肢上、中、下节部位和相关脏腑，如图 23-2。

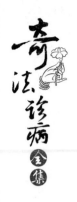

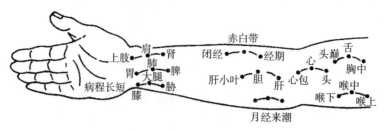

图 23-1　女上肢脉诊部位和相关脏腑

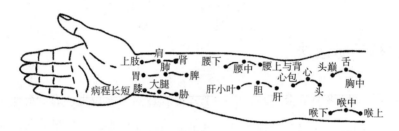

图 23-2　男上肢脉诊部位和相关脏腑

下肢腘窝部位的异位诊法见下肢诊病部分。

（二）常脉病脉的区别

手、臂、腘窝诊法可诊断一些相应的脏腑病变。正常人一般脉象细小，应指无力。相反，与任何一个脏腑相关的部位脉搏跳急，指上有力，即可判断出某一脏腑和哪一个部位有病变。

（三）三指布法

医生下指诊脉，食、中、无名指，均摆得略成三角形：相距 1 寸取脉，首先以食指端放在上部，继而中指放在食指的前部，然后无名指于下部。

（四）操作方法

诊脉时，医生与患者对坐，患者手掌向上，肩臂平放，医生用左手轻轻按病人的手掌心，用右手食、中、无名指按与待诊断的脏腑相关的部位，取准部位后，三指用同样力量，认真探索脉搏跳动，如发现某部位脉跳急（指下有力），这一部位所"管"的脏腑必然有病。如按男病人上肢中节外侧食指脉跳急，可确定腰下部疼痛；中指脉跳急，可判定腰中部疼痛；无名指脉跳急，可诊断腰上部与背疼痛。但病人掌心脉急，提示病程短，如脉细小为病程长。

三、切脉诊病法

此法是指切病人手腕部位的桡动脉。医生和病人侧向坐，用左手按诊病人的右手，用右手按诊病人的左手，将食指、中指、无名指的指端分别触放在寸、关、尺三个部位上。切脉下指时，首先用中指按在掌后高骨（桡骨茎突）内侧关脉部位，接着用食指按关前的寸脉部位，无名指按关后的尺脉部位，三指应隆起呈弓形在同一水平，指头平齐，以指腹接触脉体，因为指腹感觉比较灵敏。布指的疏密要以病人的高矮适当调整。身高臂长者，布指宜疏，身矮臂短者，布指宜密。中等身材者，布指应不疏不密。

切脉时用力要由轻渐重，采用轻取、中取、重取三种方式，先摸其脉的深度，再察其脉的速度，知其脉的强度，最后定其脉的属性。

（一）正常指诊脉象特征

1.脉搏来去从容和缓，脉力大小适中，应指柔润有神。

2.脉率不疾不徐，一息4至，成年男性为60～80次/分，女性为70～90次/分。3岁以下小儿多在100次/分以上，初生婴儿约为140次/分。

3.脉搏节律匀和而规则，部分正常人可表现吸气时脉搏较快，呼气时较慢，此非病态，而是心脏窦性心律不齐所致。

4.脉位适中，无明显浮或沉的差异。胖人皮肤至血管间距稍长，组织内容稍多，脉稍沉；瘦人皮肤至血管间距稍短，组织内容少，脉象稍显浮。

（二）缓脉

单纯缓脉即是平人的正常脉象，而主病时则必须与其他脉象共见。因此，缓脉的概念有两种：

1.生理性缓脉（正常脉）是指脉搏不浮不沉，不迟不数，恰在中部，脉来去从容和缓，一息4至。

2.病理性缓脉是指脉率不快不慢，脉象从容和缓而并见他脉。缓而滑为风湿、热中，风湿热、风湿性关节炎可见此类脉象。浮缓常为外感卫伤，病毒性外感发热常见此脉象。细缓为湿痹，可见于风寒性腰腿痛，肺阴虚咳嗽等。

（三）长脉

单纯性长脉即是健康人正常脉，只是脉的体位超过寸、尺；长脉同其他脉象共见时则属病脉。因此，长脉的概念也有两种：

1.生理性长脉（正常脉）是指脉搏的长度远心端过寸，近心端过尺，不浮不沉，不迟不数，不大不小，似有弦象，但从容和缓，一息4至。此种长脉多与个体桡动脉走行差异或与人体胖瘦有关。

2.病理性长脉是指脉体的长度过于寸、尺脉位，并见其他脉象时，多见于患病之人，多兼见洪、弦、牢、实等脉象。

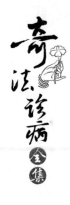

（四）数脉

脉搏来去快速，脉律基本规整，脉率在 100 ～ 139 次 / 分（一息 5 ～ 7 至）之间的脉象。

1. 正常人进行体力活动时，或进食过多，饮酒、吸烟、喝浓茶、咖啡时。

2. 惊恐、情绪激动等。

3. 应用麻黄、人参、阿托品或肾上腺素等药物，可引起一过性数脉。

4. 发热性疾病，各种贫血、缺氧。

5. 急性心肌梗死、急性心包炎、充血性心力衰竭、心肌炎。

6. 急性风湿热、休克、甲状腺功能亢进、急慢性肺部疾患。

7. 浮数脉见于上呼吸道感染、热性疾病的早期，或肺癌晚期病人明显缺氧时。

8. 洪数脉常见于细菌性感染、肺化脓性炎症、败血症、疔肿等。

9. 细数脉常见于神经衰弱、失血、肺阴虚咳嗽及休克早期等。

10. 弦数脉常见于高血压病或症状性高血压，甲状腺功能亢进，情绪激动时，冠状动脉硬化性心脏病等。

（五）疾脉

脉来急速，脉率快于数脉，140 ～ 180 次 / 分（一息 7 ～ 9 至）之间，切诊有滑脉样感觉，脉力常弱于正常脉，脉律规则。

1. 疾脉常见于风湿性心脏病（二尖瓣狭窄）、高血压性心脏病及冠状动脉硬化性心脏病。

2. 疾脉也见于甲状腺功能亢进、心肌炎、心包炎、胸部外伤等。

3. 疾弦脉多见于肝肾阴损，肝阳上亢的高血压性心脏病，冠状动脉硬化性心脏病等。

4. 疾洪脉多见于阳盛热极的甲状腺功能亢进、感染性发热疾病。

5. 疾细脉多见于心阴不足，心阳偏亢的疾病，如心肌炎、心包炎、心力衰竭等。

6. 疾滑脉常见于素患风湿性心脏病，病久虚惫，动则少气者。

（六）迟脉

脉率较慢，脉搏频率低于正常脉率，41 ～ 59 次 / 分（一息 3 至），脉形丰满，脉力常大于正常脉，脉律基本规整。

1. 迟脉可见于正常青年人（尤其是运动员）、老年人、孕妇产后。

2. 阳虚内寒证，如甲状腺功能低下，营养不良。

3. 过食肥甘，某些热性病瘥愈期，湿热黄疸，尿毒症等。

4. 服用鸦片、麻醉药品、利血平、心得安、洋地黄、奎尼丁等药物引起。

5. 神经性迟脉多见于迷走神经过度紧张，或反射性迷走神经兴奋，如各种病因所致的颅内压升高，梗阻性黄疸，神经官能症，呕吐，尿路结石绞痛，或用手压迫颈动脉窦及眼球时等。

6. 心脏病性迟脉常见于心肌性病变，如冠心病、心肌炎、心肌病、心肌肿瘤、风湿性心肌炎、急性心肌梗死等。

7. 迟滑脉常见于风湿性心脏病、病毒性心肌炎，也可见于尿毒症。

8. 迟结脉常见于风湿性心脏病、洋地黄中毒、冠心病、心肌梗死等。

9. 迟弦脉常见于缺血性心脏病，如冠心病病窦综合征、心肌梗死等。

（七）结脉

结脉是脉律失常中最常见的一类脉象。系由心脏跳动节律不齐而致脉搏发生的不规则歇止，或 3 ～ 5 至或 8 ～ 9 至或数十至一停歇。停歇有两种形态：第一种形态是在 1 次常态搏动之后，紧接有 1 次小的搏动，其后有一段时限延长的歇止，而后复动；第二种形态是在 1 次常态搏动之后，有一段时限显著延长的停歇，而后复动。停歇的时限多为病者受诊时 2 次脉搏周期的时间，偶有停歇时限更长者。

结脉在临床上见于多种疾病，可有偶发性结脉和多发性结脉。偶发性结脉为每分内结脉出现的次数在 7 次以下，多见于功能性结脉。多发性结脉可于每分内结脉发生次数超过 8 次以上。结脉多见于以下情况：

1. 情志失常，如焦虑、恐惧、精神过度紧张，或烟、酒过量等。

2. 各种器质性心脏病，常见于冠心病、风心病、高心病、肺心病和心肌病等。

3. 药物性结脉常见于洋地黄中毒和奎尼丁反应不良。

4. 吐泻和通利过度造成低血钾症。

5. 偶可见于正常人。

6. 另有结阴脉，若频繁出现，多提示严重的器质性心脏病。

7. 还有短阵性结阴脉，临床见于各种器质性心脏病、心肌中毒和低血钾症等。

8. 弦结脉常见于冠心病、高血压型心脏病等。

9. 涩结脉常见于冠心病、慢性肺心病等。

10. 滑结脉常见于风湿性心脏病、病毒性心肌炎、心肌病等。

（八）促脉

脉象数或疾而兼有歇止的脉象称为促脉。即脉率在 90 ～ 160 次 / 分，脉搏同时出现间歇的脉象。

促脉主病，多见于生气发怒、痰食壅塞心肺、高热不退、感染性或中毒性心肌

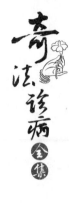

炎、狂躁型精神病、冠心病心绞痛、心力衰竭或虚弱病危的病人。

（九）代脉

代脉是心脏节律不齐的表现。脉搏节律呈现成比例的歇止或弱小搏动，可呈二联律、三联律及五联脉律等。故代脉是一种联律型脉象，实际上也是多发性结脉。可表现为：脉搏强弱交替出现，弱的 1 次搏动距前面的 1 次强搏动脉搏的时限较短，而距其后面的 1 次强搏动脉搏的时限较长，表现出一较长的歇止。或在常态脉搏之后，有一较长歇止，而后复动。或 1 次搏动 1 次歇止，表现迟脉或屋漏脉（见后）的形象。多见于以下情况：

以前认为联律性期前收缩都是器质性心脏病。近来通过临床观察发现，神经功能（情志变化）性因素，慢性病灶感染引起的代脉并不少见。各种心肌病变或药物中毒性心肌损害遗留的心肌瘢痕性病变，也可留下发作性或长期存在的联律型期前收缩。

（十）浮脉

浮脉指轻触脉搏应指清楚，脉来去流利，稍重按则觉脉搏力量减弱，无中空感觉。可见于以下情况：

1. 健康中年以上瘦人及血管表浅者。

2. 外界环境温度较高。

3. 外感发热或热性病初起时。

4. 应用异丙基肾上腺素、妥拉唑啉、毛冬青和银杏等。

5. 肺癌或恶性淋巴瘤的晚期常可出现浮而滑的脉象。

6. 急性肾小球肾炎。

7. 浮数脉见于热性疾病的初期。

8. 浮紧脉见于流行性感冒、大叶性肺炎及上呼吸道感染等寒战发热期。

（十一）濡脉

濡脉是一种浮而无力并合细象的并兼脉象。濡脉象细软无力，轻触即得，稍按脉力弱微，呈现浮细无力之象。可见于以下情况：

胃肠型感冒、急性胃肠炎，由于吐泻过度造成体内津液不足，致使脉浮细无力；或咯血日久，或患崩漏等，太阳病邪已退后，也可见到此脉。

（十二）芤脉

芤脉是失血过程中出现的一过性脉象。轻取即得，脉体大而应指无力，稍按脉管则有空虚感觉，同时脉管有一定的硬度，似有微弦之象。芤脉主要见于以下情况：

各种急性大出血，如吐血、便血、鼻衄、崩漏，以及外伤出血等。出血过程中如出现芤脉象，表明出血量已较大，一般在400毫升以上。另外偶因吐泻过多，津液大伤，导致血容量不足时，亦可出现浮大无力的芤脉象。

（十三）革脉

革脉是一种浮大中空，并合有稍弦直以长的并兼脉象。

临床常见于40岁以上的患者，主要出现于虚劳性疾病，如再生障碍性贫血出血时，肝病出血时，妇女半产漏下等；或某些老年性疾病失液较多时。一般出现革脉时的失血量，常较芤脉时小。

（十四）沉脉

沉脉切诊时轻触不应，重按始得脉形清晰。可见于以下情况：

1. 肥胖多脂，皮下脂肪组织较多的人。

2. 天气寒冷，使机体的表面血管收缩，也可出现一时性沉脉。

3. 慢性消耗性疾病及营养不良、心血管疾病所致的低血压。

4. 急性肾炎、肾病综合征、充血性心力衰竭、恶性肿瘤晚期等，因内分泌功能紊乱所致的黏液性水肿或肥胖症。

5. 因小动脉痉挛所致的高血压时，如高肾素性高血压、尿毒症等。

6. 沉细弦脉常见于高肾素性高血压、尿毒症并发高血压时。

7. 沉细无力脉常见于慢性消耗性或营养不良性疾病，如结核病、慢性肝病、慢性胰腺炎和原发性或继发性吸收不良综合征等伴有低血压时。主动脉瓣狭窄、慢性缩窄性心包炎、心肌病等。

8. 沉滑脉常见于急慢性肾炎、恶性肿瘤、再生障碍性贫血等。

9. 沉缓脉常见于少数无病健康人，以肥胖者为多。

（十五）伏脉

伏脉与沉脉类似而更深于沉脉，是一种脉搏搏动极度微弱，触诊需重按，脉象似有似无，模糊不清，甚或不能扪到脉搏跳动的脉象，一般脉象极细，且常兼数象，多见于以下情况：

1. 心源性休克。常由大面积心肌梗死、充血性心肌病、各种重型心肌炎、感染性心内膜炎、心脏病晚期、病窦综合征、急性心包填塞、缩窄性心包炎、快速型房颤、高频率阵发性心动过速及心室颤动等致心室射血障碍，或心室舒张受限，或心室充盈不足而发生心脏泵出功能障碍，血管及组织血液灌流不足。

2. 因呕吐、泻利剧烈、大面积烧伤致伤津损液过多，或失血量过大使血容量严重不足，血压下降。

3. 休克型肺炎、中毒性痢疾、暴发型流脑或输入污染细菌的血液及其他静脉液体引起的休克，血压降低。

4. 因疼痛、情绪紧张、恐惧、过度疲劳等因素所诱发的精神性伏脉，常见于年轻而体质素弱的女性。

5. 应用某些药物引起过敏性休克，如青霉素、某些动物免疫血清等所致。

（十六）无脉症

两上肢无脉，或一侧肢体发生无脉，或两上肢正常，而两下肢发生无脉。大多数病例表现为寸口脉（桡动脉）细弱无力或脉搏消失。

无脉症是一种独立性疾病，即多发性大动脉炎，病变主要侵及主动脉弓的分支，如无名动脉、锁骨下动脉、颈总动脉及颈内动脉等。癌症病人若仅尺部无脉或减弱者，多半预后不良，若患者由脉无或弱转强为病情好转的现象。

（十七）短脉

桡动脉（寸口脉）搏动的长度范围短于正常脉搏，脉来应指搏起较缓，去之也慢，有来去艰难之象。寸关尺三部脉力差异明显，关部脉搏动常较明显，寸尺二部脉搏常模糊不清，似有似无。少数病例寸脉搏动明显，关尺二部脉模糊不清，此可能与桡动脉走行差异有关。

短脉主要见于慢性风湿性心脏病中的主动脉瓣狭窄时，或出汗过多，同时进入液体过少时。

（十八）滑脉

脉搏来去流利通滑。切诊脉来时可感到有应指圆滑，速来即去的征象。可见于以下情况：

1. 平人见到稍滑脉象是健康的佳兆。妊娠滑脉是一种生理反应性变化，是代谢旺盛，营卫充实的表现。

2. 各种原因所致的贫血，如造血功能障碍慢性失血等。

3. 低蛋白血症。

4. 恶性肿瘤、风湿性疾病及结缔组织病等所致血沉加速时。

5. 凝血机制异常，主要为凝血因子的合成减少，或消耗增加，或抗凝物质的增多等。

6. 肝硬化失代偿期腹水、各型肾炎浮肿期、急慢性胃肠炎、急性白血病等。

7. 急性感染发热的病人。

8. 弦滑脉多见于肝病性腹水（如肝硬化、肝癌、重型肝炎等）、妊娠高血压及急慢性肾炎等，亦可见于正常人，但多为稍弦滑脉。

9.滑数脉常见于热性病、急性胃肠炎、食物中毒、风湿性心肌炎等，也可见于正常人。

10.滑浮脉常可见于胃肠型感冒，贫血性疾病外感时。

（十九）涩脉

脉来指下无滑润感觉，脉搏起伏较徐缓，常满寸关尺三部，脉体较宽。可见于以下情况：

1.动脉硬化和高脂血症。若涩脉脉象明显者，提示有发生血栓形成或梗塞的可能。

2.慢性肺源性心脏病。

3.涩弦脉常见于真性红细胞增多症，肺心病合并冠心病时。

4.涩结脉常见于冠心病伴有高脂血症。

5.涩细脉常见于频繁吐泻造成的严重脱水，血容量严重不足而休克时。

（二十）弦脉

脉来搏指有力，端直以长，如按琴弦。可见于以下情况：

1.正常人可以出现弦脉，随年龄的增长，发生率明显增加。健康的老年人出现弦脉是人体正常衰变的发展规律。对于青年健康者出现的轻弦脉，或健康老年人出现的弦脉，不应视为病脉。

2.生活环境过于喧闹，长期精神紧张，体力活动过少者，弦脉的发生率明显增高。

3.急慢性肝炎、肝硬化、肝癌等，常出现弦脉。

4. 40岁以上者见有弦脉，如同时伴有不同程度的心、脑、肾血管症状者，应考虑有动脉硬化。

5.高血压病人可见脉弦大有力，或沉弦细或呈阵发性弦脉。

6.弦涩脉常可见于冠心病、肺心病、真性红细胞增多症。

（二十一）牢脉

脉象沉弦有力，临床上主要见于高血压、动脉硬化同时并存的病例。

（二十二）紧脉

脉象劲急，绷紧有力，端直以长。紧脉多见于寒证。

（二十三）细脉

脉搏较正常脉象为细，脉管的形体细如线状，但指感清楚。可见于以下情况：

1.大失血病人，一般成人失血量达800毫升以上时，才能出现细脉。常见于上消化道大出血、严重鼻衄、大咯血、肠道出血、宫外孕破裂出血等。大失血时的细脉，进一步发展则成为伏脉。

2. 心力衰竭。

3. 休克早期当收缩压降至 9.13 千帕（70 毫米汞柱）以下时，临床常表现出细而稍浮的脉象。

4. 少数健康人特别是女性，可见稍细的脉象。

5. 正常人遇冷或精神紧张时，亦可出现细脉。

6. 沉细无力脉常见于失血、心阳衰弱、津液不足和休克。

7. 沉细有力脉常见于诸痛症和惊恐等。

8. 弦细脉常见于肝阴不足，肝郁气滞型慢性肝炎、神经衰弱、女性更年期综合征，或高肾素型高血压等。

9. 细数脉常见于发热性疾病、精神过度紧张、神经衰弱、癔病等。

（二十四）洪脉

脉搏轻触即得，按之来势充实有力，应指形大满指，但脉去渐次减弱，有下陷之感，亦即来盛去衰。常见于以下情况：

1. 实热性疾病，如各种急性传染病，严重化脓性细菌感染等。

2. 风湿性心脏病，二尖瓣或主动脉瓣关闭不全时。

3. 甲状腺功能亢进。

4. 饮酒后，或处高温环境中时。

5. 素体强壮者，或练武、体育运动员，或强体力劳动者，可见轻洪兼迟的脉象，此为身体健壮的表现，不作病脉。

（二十五）鬼祟脉

脉来搏指忽大忽小，强弱交替出现，脉搏节律规整，弱的 1 次脉搏之后无代偿期。1 次强大的脉搏，脉体大而长，而充盈寸关尺三部；1 次弱小的脉搏，脉体小而短，多于关部或寸部一显即逝。

常见形成鬼祟脉的疾病为冠状动脉硬化性心脏病并发肺心病、高血压性心脏病、急性心肌梗死，或心肌病以及病毒性心肌炎等。

（二十六）奇脉

奇脉又称逆脉，是脉搏随呼吸发生渐强渐弱的变化。随吸气的深度增加，脉搏逐渐减弱，甚或脉搏消失，呼气时脉搏逐渐增大。

奇脉对急性心包炎有重要的诊断意义，另外，还见于缩窄性心包炎、重度哮喘、心肌病、高度肺气肿，及喉部狭窄等。奇脉的出现，表明病症较重，已影响回心血量与心排出量。

（二十七）釜沸脉

轻取即应，有出无入，脉来极数（心率值在 181 次 / 分以上），应指滑利无力，脉律基本规整，无疏密表现，稍重按脉搏消失，计数脉次较困难。常见于以下情况：

1. 甲亢性心脏病、病毒性心肌炎等。

2. 风湿性心脏病、冠心病、先天性心脏病、心肌病等。

3. 电解质紊乱的低血钾症。

4. 洋地黄、锑剂中毒，或去甲肾上腺素、异丙基肾上腺素过量等。

5. 情绪激动、劳累过度、饮酒过量或吸烟过多等。

6. 中毒性休克后期，室性心动过速、心室率很快的心房颤动或心力衰竭。

（二十八）解索脉

脉来快慢不等，乍疏乍密，脉力强弱不等，脉律散乱无序，绝无规律。脉率在 90 ～ 130 次 / 分之间的解索脉象，其快慢与强弱交替的形象最为明显。常见于以下情况：

1. 冠心病、高血压性心脏病。

2. 风湿性心脏病，如二尖瓣狭窄及关闭不全的患者，伴有心力衰竭或缩窄性心包炎。

（二十九）雀啄脉

脉搏应指脉律不齐，连连速跳有 1 次歇止，即在 1 次强的脉搏之后（常态脉搏）接连出现 3 次以上快而稍弱的脉搏，之后有一间歇时间稍长的歇止，反复出现，每次发作时脉律不等。

1. 短阵房速所致之雀啄脉，见于以下情况：

（1）情志失调，如情绪激动、惊恐、激怒，或夜做噩梦等。

（2）劳伤太过，如过度疲劳，过多吸烟、饮茶，进食过饱，或过量饮酒等。

（3）器质性心脏病。部分风湿性心脏病、冠心病、心肌梗死后，高血压性心脏病等。

（4）低血钾。

（5）洋地黄中毒。

2. 短阵室速所致的雀啄脉，见于以下情况：

（1）严重广泛性心肌损害，如急性广泛性心肌梗死、严重心肌缺氧等。

（2）洋地黄中毒、低血钾或高血钾病。

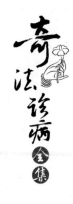

（三十）麻促脉

麻促脉是一种严重心律紊乱时的脉搏表现。脉象常居沉位，脉来细弱无力，脉律不齐，脉率疾数（150次/分以上）而见有结脉象。见于以下情况：

1. 低血钾症。

2. 濒死病人。

3. 洋地黄中毒。

4. 严重器质性心脏病所致的频发期前收缩或频速型心房颤动。

（三十一）虾游脉

虾游脉是一种严重心律紊乱，危证的脉象。脉来应指浮而无力，稍按则无，脉率极数（160次/分以上），脉搏表现时隐时现，反复出现，但持续时间较短。见于以下情况：

1. 低血钾。

2. 冠心病并发完全性房室传导阻滞，心动过缓，严重心肌病伴有高度房室传导阻滞者。

3. 甲状腺功能亢进性心脏病，病毒性心肌炎伴有完全性房室传导阻滞者。

4. 二尖瓣或主动脉瓣高度狭窄、心包填塞症、阵发或持续性心房颤动、快慢综合征。

5. 氯奎、灭虫宁、博落回、夹竹桃中毒，奎尼丁反应，双异丙吡胺反应，脑外伤及家族性 Q-T 间期延长综合征者。

（三十二）鱼翔脉

鱼翔脉是一种严重心律紊乱的脉搏表现。脉率极数（160次/分以上），脉体清晰，可明确切知脉搏的起落变化；数之脉力逐渐减弱或突然减弱；脉搏表浅，浮而无力，稍按即无，或似有似无。见于以下情况：

1. 心脏实质严重损害的疾病，如急性广泛性心肌梗死、严重心肌缺氧、重症心肌炎、克山病等患者临终之际。

2. 药物中毒，如洋地黄中毒，应用附子、奎尼丁过量等。

3. 低血钾症。

（三十三）屋漏脉

脉搏起落缓慢（21～40次/分），形似屋漏水状，应指三部脉丰满有力，浮中沉取均应，触诊脉律多数规整。见于以下情况：

1. 各种风湿性心瓣膜病，严重的冠心病，急性心肌梗死中的膈面心肌梗死。

2. 急性风湿热、白喉、病毒或细菌感染等所致的心肌病。

3. 室间隔缺损、窦房结功能衰竭、高度房室传导阻滞、交界心律、双结病变或心室自主心律。

4. 洋地黄中毒，奎尼丁过量等。

5. 高血钾。

（三十四）弹石脉

触诊脉管坚硬，或有纡曲变长，如切筋腱，弹性极差。脉来应指急数（脉率在 100 ～ 160 次 / 分）。见于以下情况：

1. 桡动脉粥样硬化合并有冠状动脉粥样硬化发生心肌硬化或引起心肌梗死时。

2. 桡动脉粥样硬化合并有肾动脉粥样硬化时。

3. 高血压患者，收缩压多在 26.6 千帕（200 毫米汞柱）以上，往往是合并脑卒中时。

（三十五）转豆脉

脉搏频率快速（100 次 / 分以上），应指速滑，流利辗转。浮取脉体清楚，稍重按则感弱而少力。见于以下情况：

1. 重度血虚，如急性再生障碍性贫血、慢性重型再生障碍性贫血。

2. 病毒性疾病，主要指病毒性心肌炎。

3. 恶性疾病，如急性白血病、恶性淋巴肉瘤或红斑狼疮性心肌病等。

（三十六）偃刀脉

切诊表现有两种征象。一种为脉来应指细弦而有坚硬感，脉力中等或稍弱，浮中沉取均可得；另一种为脉位沉，重按的脉体形象清楚，细而弦紧有力。见于以下情况：

1. 肾性高血压，如肾动脉狭窄病变，或严重性肾病，肾功能衰竭伴动脉硬化者。

2. 原发性高血压病，仅见于少数血压过高，因肾素分泌增多及活性增强的病例。

3. 明显的桡动脉硬化。

四、周氏脉诊法

周氏脉诊法是周华青老先生探索出的一种新的诊脉方法。它是在古代脉学的基础上，结合现代医学理论和医疗技术，经过反复认识实践发展起来的。主要根据脉搏中主脉或副脉部位的脉形变化来诊断疾病，这些疾病是以西医疾病命名的。周氏

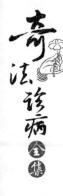

诊脉法的诊脉方法和部位与一般诊脉方法、部位相同（可参考前文"切脉诊病法"的首段内容）。

在周氏脉诊法中周先生提出了主脉和副脉的概念，脉象与神经交叉的关系等问题，这里需要首先提出予以介绍。

（一）主脉

主脉就是主宰五脏之脉，它在人手腕桡动脉寸关尺部位往返运动，反映五脏的状况。主脉的特点是长存的，有病时有，无病时也有。它相当于我们平时所诊之脉的部位。

（二）副脉

副脉出现在主脉的周围，即主脉的上方或下方，前边或后边，左边或右边。副脉的特点是暂存的，有病时有，无病时无。但是主副脉之间的关系是相互联系，相互依存，各自分工。但对脏腑疾病的反映，副脉较多，主脉较少。

（三）主副脉活动的基本规律

人的心肺二脉左右活动，心脉一般脉来5至。肺脉一般脉来4至。肝、肾、胃、命门等脉，上下垂直活动，一般脉来4至。以上是主脉活动的规律，如果哪个脏腑有了特殊病变时，则那个脏腑的主脉就派生出一种副脉。什么样的副脉就是什么样的病情，这是副脉活动的规律。如果病情发展了，副脉就增粗增长，或实大有力而急促，病情好转或痊愈了，则副脉减轻或消失。

（四）脉象与病变处的神经交叉的关系

脉象诊断病位可能与神经交叉或不交叉有关。如果疾病的脏腑支配属于交叉神经者，则脉在左而病在右，脉在右而病在左；脉在上而病在下，脉在下而病在上。如果疾病的脏腑支配属于非交叉神经者，则脉与病在同侧。以心脏为例：左心室肥大，脉象不交叉，病在左，脉也在左；冠状动脉硬化，脉是交叉的，副脉出现在心脉的下半径左右活动；心包炎，脉象不交叉，病在下，脉也在下；风心病，脉是交叉的，病在上而脉在下；二尖瓣狭窄，脉是交叉的，病在上而脉在下；主动脉硬化，脉不交叉，病在心脉的左上边，脉位与病变处相一致。

1.心脏脉象主要有以下几种表现。

（1）心脏的正常脉象为心脏主脉顺手臂方向左右活动。一息脉来5至，并无副脉出现。

（2）心脏衰弱的脉象为心脏主脉一息脉来4至。

（3）心力衰竭脉象为心脏主脉一息脉来1至、脉来2至和脉来3至。

（4）心律不齐脉象为心脏主脉跳跳停停，或强弱交替。

（5）左心房扩大脉象为副脉出现在心脏主脉的左边向右下倾斜，长约5毫米。

（6）右心房扩大脉象为副脉出现在心脏主脉的右边向左下倾斜，长约5毫米。

（7）左心室肥大脉象为副脉出现在心脏主脉的左边处，形似麦苞，上下跳动，急实顶手有力。

（8）右心室肥大脉象为副脉出现在心脏主脉的右边处，形似麦苞，上下跳动，急实顶手有力。

（9）心包炎脉象为副脉出现在心脏主脉的中心下半部，形似山状，脉来5至。

（10）二尖瓣狭窄脉象为副脉出现在心脏主脉的中心向下延伸，形似长线。

（11）风湿性心脏病脉象为副脉出现在心脏主脉中心下半径。抗"O"增高为600单位左右者，有少量的混乱脉纹。抗"O"增高为800单位左右者，有较多的混乱脉纹。抗"O"增高到1000单位左右者，有特多的混乱脉纹并顶手有力。

（12）主动脉硬化脉象为副脉出现在心脏的主脉左边，并向下窜，形似长线，较粗硬，长约5毫米。

（13）冠状动脉硬化脉象为副脉出现在心脏主脉下半径中心下边与心脏主脉平行，形似线状，左右活动，脉来4至（若此病2年左右，如丝绒线；3年左右，如棉线；5年左右，如细麻线）。

2.肝胆脉象主要有以下几种表现。

（1）肝脏的正常脉象为顺手臂方向上下活动。一息脉来4至，并无副脉出现。

（2）肝脏主体肿大脉象，若为肝脏主体（前后径）中部发炎肿大时，肝脏主脉中心处向上弹跳，顶手有力，脉来5至或脉来6至左右。

（3）肝脏右侧肿大脉象为副脉出现在肝脏主脉的左边处，形似一条弧状，脉来5至。如脉扩1毫米，则肝大1厘米（由此类推）。

（4）肝脏左侧肿大脉象为副脉出现在肝脏主脉的右边处，形似一条弧状，脉来5至。如脉扩1毫米，则肝大1厘米（由此类推）。

（5）肝脏左右侧均肿大脉象为副脉出现在肝脏主脉的左右两侧，各成一条弧形，左右活动，脉同来5至。如左右两侧各脉扩1毫米，则肝脏左右各肿大1厘米（由此类推）。

（6）肝肋下肿大脉象为副脉出现在肝脏主脉上端左边处，形似一条较粗的脉纹，左右活动，脉来5至。如脉粗1毫米，则肝肋下肿大1厘米（以此类推）。

（7）肝脏剑突下肿大脉象为副脉出现在肝脏主脉的上端右边处，形似一条较粗的脉纹，左右活动，脉来5至。如脉粗1毫米，则肝脏剑突下肿大1厘米（由此类推）。

（8）肝脏剑突下和肋下均肿大脉象为肝脏剑突下和肋下副脉同时出现，形成一条左右活动的连接副脉，两脉同来5至。

（9）肝气郁结脉象为副脉出现在心脏主脉之上，肝脏主脉之下，形似气泡状，顶手有力，脉来5～6至。

（10）肝下垂脉象为副脉出现在肝主脉上端中心处，形似点状或垂状，脉来4至。

（11）肝部疼痛脉象为肝主脉跳动急促，似切绳索，或顶手有力，并在肝主脉的左边或右边出现若干条形似细线的副脉，脉来5至以上。

（12）肝硬化脉象为初期肝硬化或肝边缘硬化，肝主脉的脉纹较粗，脉来5至以上；中期肝硬化，肝主脉的脉纹粗硬，脉来8至以上；后期肝硬化因有腹水，脉象不明。

（13）肝脓肿脉象为副脉出现在肝主脉的左边或右边。似圆形或长条形，脉洪而急，脉来5～6至。

（14）阴性肝炎（由寒邪引起的肝炎）脉象为肝主脉脉细而弦，脉来5至。

（15）阳性肝炎（由热邪引起的肝炎）脉象为肝主脉脉促而弦，脉来5至以上。

（16）急性病毒性肝炎脉象为：肝主脉脉急有力，脉来6至左右。

（17）黄疸性肝炎脉象为肝主脉脉弦而促，脉来5～6至。

（18）肝癌脉象为：肝癌初期，肝主脉脉象不明；肝癌中期，肝主脉脉象与麦芒相似；肝癌后期，肝主脉脉象与钢针相似。

（19）胆囊炎脉象为副脉出现在肝主脉右边上角处，有一种质软而圆的脉象，向上弹跳，脉来5至。

（20）胆结石脉象为副脉出现在肝主脉右边上角处，有一种质硬如石或疏松不等形状的脉象，脉来4至。

3. 胃肠脾脉象主要有以下几种表现。

（1）胃的正常脉象为胃的主脉顺手臂方向上下活动，一息脉来4至，并无副脉出现。

（2）胃炎脉象为轻者胃主脉脉来5至，重者脉来6至。

（3）胃寒脉象为胃主脉脉来3至。浮则虚寒，沉则实寒。

（4）胃受重寒脉象为胃主脉脉来3至，紧促有力。

（5）贲门正常脉象为在肺主脉上端、胃主脉下端中心处，形似圆球，左右活动，脉来4至。若贲门发炎则该处出现副脉洪大有力，向上弹跳，脉来5至或脉来6至；若贲门衰弱，则副脉细微无力，脉来4至。

（6）胃溃疡脉象为副脉出现在胃主脉的下部左边或右边处，形似三角。若该副脉出现在胃主脉的左边，则溃疡出现在胃的右边，反之亦然；若副脉形似半个三角形，胃溃疡时间1年半左右；若已形成三角形者，则为3年左右。单纯胃溃疡者，主脉仍为脉来4至，溃疡伴炎症者，主脉为脉来5至。

（7）消化道溃疡脉象，若为十二指肠溃疡，脉象可见副脉出现在胃主脉左边上部，如一条短粗的脉状，形似圆球状，脉来4至。若溃疡痊愈，则在溃疡脉位置上出现疤结形状。若为幽门溃疡脉象可见副脉出现在胃主脉中部的左边（在十二指肠球部外侧），形似葡萄状，脉来4至。

（8）中脘衰弱脉象为副脉出现在胃主脉中间，形似马鞍，即上下两头脉正常，胃脉中部呈现凹形脉状，脉来4至。

（9）胃下垂脉象为副脉出现在胃主脉上端中心处，形似一条很粗的脉状与肾主脉相接，脉来4至。若上窜1毫米，则胃下垂1厘米（由此类推）。

（10）胃植物神经紊乱脉象为在胃脉的上下左右出现长短不一和零星的副脉，脉来4至。

（11）胃胀脉象为副脉出现在胃主脉的中心，形似鼓状，向上顶手有力，脉来4至。

（12）胃扩张脉象为胃右部扩张，则在胃主脉的左侧出现一条弧形的副脉；胃左部扩张，则在胃主脉的右侧出现一条弧形的副脉。

（13）急性胃中毒脉象为副脉在胃脉的平面上，出现从右向左转动较急的大环形副脉，逆时针转动。

（14）慢性胃中毒脉象与急性胃中毒相似，但副脉的旋转是断续的，脉来4至。

（15）脾肿大脉象为副脉出现在胃主脉左边上角处，有条脉纹向左下倾斜，脉来4至，如脉纹长约1毫米，则脾肿大1厘米（由此类推）。如脾肿大明显，并伴有炎症，则脉来5至以上。

（16）结肠炎脉象，若左结肠炎则副脉出现在胃主脉上端左边，右结肠炎则在右边，形似一条左右活动的长脉，脉来5至；若结肠有寒，则脉来3至；若左右结肠同时发炎，则副脉在胃主脉上端连接成一条左右活动的长条脉，脉来5至；如有寒，则脉来3至。

（17）结肠气滞脉象，若大肠气滞，则在胃主脉上端左边副脉（即左结肠炎脉）上出现气泡形脉，脉来4至；若小肠气滞，则在胃主脉上端右边副脉（即右结肠炎脉）上出现气泡形状，脉来4至；若左右结肠同时气滞，则在胃主脉上端左右两边的副脉上同时都出现气泡形脉，脉来4至。

（18）胃肠息肉脉象为该脉在胃肠脉之中，形如谷粒，坚硬如锁，脉来4至。

（19）阑尾炎脉象为副脉出现在胃主脉上部左边处，形似一条细长的脉状，脉来5至，但胃主脉仍为脉来4至。

（20）胰腺炎脉象为副脉出现在胃主脉的下部，由右下向左上倾斜，形似一条线状，疼时更明显，脉来5至。

4.肺脏脉象主要有以下几种表现。

（1）肺脏的正常脉象为主脉顺手臂方向左右活动，一息脉来4至，并无副脉出现。

（2）右肺疾病脉象为副脉出现在肺主脉的左侧并向下窜，形似一条线状，脉来4至。

（3）左肺疾病脉象为副脉出现在肺主脉的左侧，并向右下方倾斜窜出一条线状脉，脉来4至。

（4）左右肺同时有病脉象为肺主脉左侧下窜的两条副脉同时出现，两脉均为脉来4至。

（5）浸润型肺结核脉象，若右侧肺部有结核病灶，则在肺主脉左侧下窜的细线形副脉周围出现微点状的脉象，并且跳动急促。若左侧肺部有结核病灶，则在肺主脉左侧向右下倾斜的细线形副脉周围出现微点状脉象，并且跳动急促。若双肺均有结核灶，则在肺主脉左侧向下窜出的两条细线形副脉均有微点状脉象，并且跳动急促。

（6）肺结核钙化前期脉象为从肺主脉左侧向下窜出的肺结核副脉，若微点状脉消失，并发生形态上的变化，即由细而长，逐渐转化为短而粗，并由脉来5～6至逐渐转化为脉来4至，往来稳定，则为肺结核钙化前期。

（7）肺结核钙化期脉象为肺主脉左侧下窜的肺结核副脉上，出现硬点状脉象，脉来4至；若部分钙化时，脉来时副脉出现硬点状脉象，脉去时则无。

（8）肺结核病脉象，若肺结核病灶纤维化时，在肺主脉左侧下窜的副脉上，形成乱丝一样的脉象，脉来4至；若为慢性纤维空洞型肺结核者，在肺主脉左侧下窜的副脉上出现有水泡型脉状，脉来4至；如有炎症，则脉来5至。

（9）肺不张脉象为肺主脉左侧下窜的副脉上出现平泡型脉象，脉来4至。

（10）肺气肿脉象为肺主脉左侧出现两条下窜的副脉上，左边下窜副脉下端微粗而长，右边副脉不现，则为右侧肺气肿征象，反之为左侧肺气肿征象，脉来4至。

（11）肺衰弱脉象为肺主脉出现微弱无力的脉象，脉来4至。

（12）间质性肺炎脉象，若炎症在左肺，则肺主脉左边脉来5～6至；在右肺，则肺主脉右边脉来5～6至；若双肺炎症，则两肺主脉均脉来5～6至。

（13）肺受寒邪脉象，若左肺有寒，则肺主脉左边脉来3至，反之亦然。若双肺有寒，则两肺主脉均为脉来3至。

（14）肺脓肿脉象，若左肺脓肿，在左侧肺主脉上出现急促而洪大的脉象，脉来5～6至，反之亦然；若双肺脓肿，则两肺主脉均现以上脉象。

（15）支气管炎脉象，若为左侧支气管炎，副脉在肺主脉的中心垂直向下窜出，形似细线，长约4毫米，脉来5至，右侧则向上窜出细线，形同前述。

（16）哮喘脉象，若支气管炎副脉粗而长，则近于哮喘；若副脉又粗又硬，则为轻度哮喘；若副脉不仅粗长，而且硬如石块者，则为严重哮喘。

（17）支气管扩张脉象，若副脉出现在肺主脉上部，右支气管炎副脉的右边，形似C形，脉来4至；若兼有炎症，则脉来5至。

（18）肺门炎脉象为肺主脉中心处，形似圆形，向上弹跳，脉来5～6至。

（19）肺癌脉象为左右支气管和左右肺都发炎在副脉上的表现，就是肺癌的脉象。若脉来5至，癌症刚刚形成，脉来6至则表示开始扩散，脉来7至已完全扩散。

（20）肺外伤脉象为肺脉上出现不规则的疤结脉状，一般脉来4至，兼有炎症则脉来5至。

5. 肾脏脉象主要有以下几种表现。

（1）肾脏正常脉象为肾脏主脉顺手臂方向上下活动，一息脉来4至，跳动有力，无副脉出现。

（2）急性肾炎脉象为在肾主脉的下端出现一条较粗长的副脉，向上跳动急促有力，脉来5至以上。

（3）慢性肾炎脉象为肾主脉较粗，脉来5至。

（4）急性肾盂肾炎脉象为肾主脉的下端出现较粗长的副脉，脉来急迫6至以上。

（5）慢性肾盂肾炎脉象为在肾主脉的下端出现较粗短的副脉，脉来5至较急。

（6）肾寒脉象为肾主脉脉来3至，浮为表寒，沉为里寒。

（7）肾衰弱脉象为肾主脉细微无力，脉来4至。

（8）肾下垂脉象为副脉出现在肾主脉的顶上端，有一种较粗的脉型向上窜出，若上窜1毫米，则肾下垂1厘米（由此类推）。

（9）肾肿大脉象为肾主脉数大有力，脉来6至左右。

（10）肾积水脉象为肾主脉粗涩，脉来4至。

（11）肾结石脉象为在肾主脉上出现不同形状的圆形或块形等副脉，脉来4至。

（12）肾中毒脉象为在肾脉的平面上，出现从右向左转动较急的大环形副脉。

（13）肾外伤脉象为在肾脉底下有个木片似的副脉，一般脉来4至，兼有炎症则脉来5至。

（14）膀胱炎脉象为在右肾主脉的顶上端，出现一条上窜的副脉，长4～5毫米，比肾下垂脉细长些（以此鉴别两种副脉）。

（15）膀胱结石脉象为在肾主脉顶端之外，出现一种块状或圆形的副脉，脉来4至。

（16）前列腺炎脉象，若左侧前列腺发炎，则右手肾脉的上端左边出现一条向上窜的细线形副脉，脉来5至；若右侧前列腺发炎，则右手肾脉的上端右边出现一条向上窜的细线形副脉，脉来5至；若左右两侧前列腺都发炎，则右肾脉上端的左右两侧前列腺副脉同时出现，两脉同来5至。

（17）阳痿脉象为男子左肾之脉衰弱不起，而右肾之脉微弱无力，为轻度阳痿；若两肾之脉都衰弱不起，似有似无，断断续续，证明阳痿已久，精血已枯。

6. 妇人脉象有以下几种表现。

（1）月经不调脉象，月经正常与否，依肝脉而定。若月经正常，则脉来4至；若月经有寒（月经延期），则脉来3至；若月经有热（月经先期），则脉来5至；若月经有寒又有热（月经先后无定期），则肝脉先跳5至，后跳3至。

（2）闭经脉象为肝脉上端，有个块状副脉向上弹跳，并类似初孕副脉（但怀孕副脉为圆珠形，以此鉴别）；也可表现为肝脉或有或无。

（3）子宫内膜炎脉象为肝主脉的顶上端，有个圆形副脉，轻则脉来5至，重则脉来6至以上。

（4）子宫下垂脉象为肝主脉的上端，伸出一条较粗的链形副脉（下粗上细），若副脉长约2毫米，则子宫下垂2厘米（由此类推），脉来4至。

（5）带证脉象，若女子右肾之脉衰弱不起，而左肾之脉细微无力，则为带证；若两肾之脉衰弱无力，则为带病已久，气血已亏。

（6）妊娠脉象，初孕40天左右，在肝主脉上端出现一颗毛珠形副脉，怀孕2～3个月后，则珠形脉下移2～3毫米，毛形珠变为光形珠，并左右活动，脉来4至；若怀孕6个月以后，圆形副脉就固定在肝主脉上端不滑动了。

（7）胎损脉象为肝脉中间的平面上出现一种环形副脉，其脉以顺时针方向搏动较急。

（8）产后风脉象为肝脉弦数，肺脉洪大。

（9）产后血崩脉象为心脉洪，肝脉弱；久崩则六脉皆弱，或出现浮洪现象。

（10）输卵管炎脉象为副脉在小肠炎副脉上方，形似细线，左右活动，脉来5至。

7. 常见的其他几种脉象的表现有以下几种。

（1）收缩压脉象为心主脉左边有一条副脉下窜，则为收缩压。若该副脉较细而软和者，则收缩压为 14.7 千帕（110 毫米汞柱）左右；若该副脉短而粗者，则收缩压为 21.3 ～ 24 千帕（160 ～ 180 毫米汞柱）；若该副脉粗硬如石者，则收缩压为 26.7 ～ 33.3 千帕（200 ～ 250 毫米汞柱）。

（2）舒张压脉象为副脉出现在肝主脉中心处，形似 1 毫米大小的圆点状并向上弹跳，则舒张压为 9.3 千帕（70 毫米汞柱）；若圆点状副脉从中心向下延伸 1 毫米，则舒张压为 10.6 千帕（80 毫米汞柱）左右；延伸 2 毫米，则舒张压为 12 千帕（90 毫米汞柱）左右；若延伸到桡骨上缘者，则舒张压为 13.3 千帕（100 毫米汞柱）左右；若超过桡骨上缘者，则舒张压为 14.6 千帕（110 毫米汞柱）左右；若圆点状副脉向上延伸 1 毫米，则舒张压为 8 千帕（60 毫米汞柱）左右；若向上延伸 2 毫米，则舒张压为 6.7 千帕（50 毫米汞柱）左右。

（3）红细胞脉象为副脉出现在肝主脉的右上侧，向下排列整齐，形似小圆球状，每个小圆球，约 1 立方毫米大小，并代表 100 万红细胞，没有形成的小圆球，代表 50 万～ 80 万红细胞。在切脉时，以此计算红细胞的多少。男性小圆球形副脉在 4 个半以下，女性在 3 个半以下，即为贫血。

（4）高热脉象为以肺脉为主，脉来 5 至，则体温为 38℃；脉来 6 至，则体温 39℃；肺脉每增加 1 至，则体温就升高 1℃，由此类推来判定热度。

（5）疟疾脉象为在疟疾发作时，热则肝肾之脉弦数，寒则肝肾之脉弦迟，其余之脉正常。

（6）胸膜炎脉象，若副脉出现在肺主脉左侧，形似细线，向上窜出，脉来 5 至，则为右侧胸膜发炎；若副脉出现在肺主脉右侧，形似细线，向上窜出，脉来 5 至，则为左侧胸膜发炎；若在肺主脉左右两侧都有一条形似细线的副脉向上窜出，脉来 5 至，则为左右胸膜皆发炎。

（7）腹膜炎脉象为副脉出现在胃脉的上端，形似一条细线（比大小肠脉象稍细一点），左右活动，脉来 5 至。

（8）精神病（包括癔病、癫痫、精神分裂症等）脉象为在心脉的上端与肝脉的下端交界处有个小圆形副脉，脉来 4 至。

五、指脉孕产诊法

指脉孕产诊法是指根据中指、无名指两侧指动脉搏动的情况以诊断停经妇女妊娠与否和预测孕妇分娩时间的方法，其具体的操作程序是让检查者与被检者相对而坐，或被检查者取平卧位（如临产妇），并自然地伸开手臂，掌心向上，与心脏在同一水平，然后做以下两种手法检查：①检查者用左手食指、拇指轻轻地握住被检查者的左手中指，用右手拇指在其中指两侧自下而上推 10～20 次，注意用力须适中。②检查者以拇、食二指分别检查被检者左、右手中指、无名指的两侧指脉，由第 1 指节，渐向指尖方向按压，预产时则只检查中指脉搏动情况。

诊断意义也因操作方法不同而不同。如按照第 1 种检查方法，推指后腕肘之间出现麻木或沉重感觉，即可定为怀孕。胎儿生长的月数不同，而在腕肘间的感觉轻重也不一样。一般 1～3 个月麻木感较明显，4～6 个月沉重感较明显，并且有的一侧手臂反应较大，另一侧则不够明显。不论检查哪一手指，只要腕肘间出现麻木或沉重感觉，即可确诊。

按照第 2 种检查方法，若两手中、无名指侧指脉，均呈放射状搏动的，为怀孕征象。脉动显于第 1 指节的，为怀孕 2～3 个月；脉动显于第 2 指节的，为怀孕 5～6 个月；脉动达于第 3 指节，为怀孕 8～9 个月；脉动达到指尖，为胎足 10 个月。孕妇指脉搏动已达第 3 指节，但突然消失的，为胎死之候。

按压指脉预产的手法同上第 2 种检查方法。在妊娠期间中指侧指脉随月份增加愈来愈明显，如上所述，指脉搏动可由第 1 指节渐达指尖。在宫缩开始进入产程后，指脉则显得强而有力，呈冲击感；随着产程的进展，冲击样脉动也由中指根部向指尖部移动；至临产时，达到指尖部位。为了便于观察并有个衡量的标准，可把中指的三个指节，分作七个部分；第 1 指节（指根一节）为甲部，第 2 指节（指中一节）为乙、丙两部，第 3 指节（指尖一节）为丁、戊、己、庚四部。指脉搏动以强而有力有冲击样感为准。第 1 产程初起时，阵缩较轻微，间歇时间长，脉动在甲、乙两部；当分娩继续进行，子宫颈口逐渐扩大时，指脉也向指尖方向移动；至子宫颈口开达 6～7 厘米，直至全开时，指脉达指尖戊、己、庚部，脉动明显有力。第 2 产程，胎儿排临时，产妇开始屏气加腹压，指脉搏动较原来更有力，这种状况可以持续到胎盘娩出后。指脉与子宫颈口关系如下：

指脉在丙部触及时，子宫颈口直径 1～2 厘米；在丁部触及时，2～3 厘米；戊部时，3～4 厘米；在己部时，4 厘米以上至全开；庚部时，已到 10 厘米至全开。本方法对初产妇准确率较高，但也有冲击样脉动只停留在丙部者，只是脉动明显增强。另外注意在子宫阵缩开始至终止时，脉动最为明显，间歇期不太明显。

第 24 章　手部叩按诊病法

一、叩指诊病

叩指诊病是指敲击手指，根据指头感觉恢复的情况来推测手指对应脏腑病变的方法。其具体操作程序是：被检者手掌向下，五指伸平放于桌面上，检查者用橡皮小锤在其右手五个指尖上逐一敲击，用力相同，敲击次数相等，可反复数次，然后耐心候其恢复常态。

敲击后恢复较慢的（1 个或 2 个、3 个）指即代表所属经脉有病。一般来讲，大拇指属手太阴肺经，食指属手阳明大肠经，中指属厥阴心包经，无名指属手少阳三焦经，小指属手少阴心经及手太阳小肠经。再根据各条经络在指头上的起止及其所属经络的内在衔接联系，从各指头上的不同反应即可推测出疾病所属的脏腑，再结合四诊，就能作出准确的诊断。

有麻木感觉而最后恢复正常的手指，多属阳证、热证、腑证，主表、主气；有疼痛感觉的，多属阴证、寒证、脏证，主里、主血；先痛后麻的，与单纯麻相同；先麻后痛的，与单纯痛相同。手少阳三焦经与足少阳胆经相衔接，并联络足太阳膀胱经从肾上行至肝，所以上述无直接所属指的脏、腑，可以从无名指的反应分析。如有口苦、咽干、胸胁痛等表现的，再根据无名指的痛或麻反应区别属肝或属胆；若有善恐、腰痛、小便失常等表现的，亦可据上述办法区分其属肾或膀胱。

二、指叩诊病

指叩诊病是指用手指有节律地叩击桌面，若能按照指令叩击者则属正常人。

在特殊的诵读困难病儿，纵然给出明白易懂的指导语，他们始终无法按指导语的节奏相应在桌面用指叩击，他们的叩击规律总是杂乱无章，无法与最简单的指导语节奏保持同步。为什么会出现这种问题呢？这是因为脑内处理语词语言的部位与

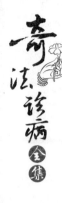

处理音乐能力的部位息息相关，两者会互相影响，因而人们可借助对病儿音乐节奏的能力检查，来判别孩子是否患诵读困难症。

另外，小儿多动症（脑功能轻微失调综合征）也可出现叩指无节奏的现象。

三、第 2 掌骨侧按压诊病

本法是指以按压第 2 掌骨侧的不同部位出现明显酸麻胀重等感觉来诊断疾病的方法。其具体操作程序是让检查者与患者相对而坐，检查者用右手托着患者右手，患者右手如松握鸡蛋状，肌肉放松，虎口朝上，食指尖与拇指尖相距 3 厘米左右，如图 24-1。检查者用左手拇指尖在患者右手第 2 掌骨桡侧与第 2 掌骨长径平行处，轻轻按压即可觉有一浅凹长槽，第 2 掌骨侧的穴位即分布在此浅凹槽内。反之，如测左手，则检查者的左手托着患者左手，用右手拇指进行按压。按照第 2 掌骨侧的穴位分布图，如图 24-2，在第 2 掌骨侧从头穴到足穴用拇指尖以大小适中且相等的压力顺序按压 1～2 次。如果在某穴按压时患者此穴有明显的酸麻胀重的感觉，或在此穴稍用力按压，患者就会因不可忍受而发生躲避反应，则此穴所对应的整个身体上的同名部位及这一部位所处的横截面必然有病（在按压穴位时，部分病人对应身体的病变部位的病痛会随之减轻）。

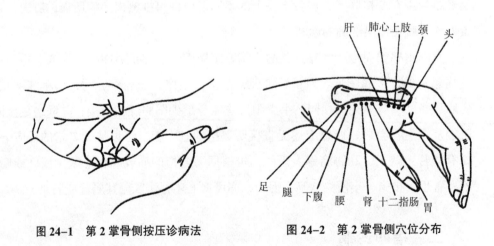

图 24-1　第 2 掌骨侧按压诊病法　　　　图 24-2　第 2 掌骨侧穴位分布

按照局部的反应点举几个例子：如头穴有压痛，说明头部有病，包括前头、后头、面部、颅内等部位出现异常；肺穴有压痛则肺有病，另外还对应皮、毛、牙齿有病；肝穴有压痛则肝有病，另外还对应眼有病；胃穴压痛除脾胃有病外，还对应肌肉有病；肾穴压痛除肾有病外，还对应耳有病、骨有病。左手第 2 掌骨侧压痛较右手重，表明在整个身体是左侧病重或病在左侧，反之亦然。

第 25 章 查手掌（指）诊病法

手掌的色泽、形态、掌纹等变化可以反映出身体其他部位的疾病。观掌时须让被检查者洗净双手，将手自然分开，掌心向上，放到光亮的地方，被检者若为男性先看其左手，再看其右手，女性顺序相反，因为男性以观察左手为主，以右手为辅，女性则以观察右手为主，以左手为辅。在观同一掌时，先观察掌部的色泽、静脉显露等情况，再观察手掌、掌纹形态和屈纹变化。

一、手掌的色泽变化

我国正常人的手掌呈淡红色或粉红色，明润光泽，气色调匀。掌色过深、过浅，甚至出现其他颜色，多为健康状况异常的征象。但是也必须排除年龄、职业、精神因素刺激等，以及掌部黑色素沉着等情况。这是望色的一个重要环节。

（一）手掌正常颜色的变色

1.一般来说，女子的手掌颜色相对比较浅淡，男子的手掌颜色相对浓深。

2.女子由于皮肤较柔嫩，又常使用化妆品，因此，在左右手对照时，要仔细分辨才能找出异点。

3.工作性质不同，手掌的颜色也常有不同。如工人、农民、司机等体力劳动者，手掌上多有老茧，色泽也不尽相同，这就不能看作是病理变化，有些人手掌上各处都有老茧，一般也不要从病理上考虑。

4.所处地理位置不同，手掌的颜色也会有差异。如在高原气候下生活的人，手掌颜色呈紫红色；在南方生活的人，手掌的颜色则较红。

5.季节气候不同，手掌的颜色也会有相应的变化。如春天掌色一般偏青；夏天一般偏红，秋天一般偏白，冬天一般偏暗黑。

6.长期抽烟的人，手部颜色发黄；手上佩戴金饰品过多的人，有时掌色也发黄。

7.个别特殊病变，如某些皮肤病患者的手掌整个呈潮红色，这虽然是病理变化，但是往往把反映其内脏健康状况的气色点给遮盖了。

（二）手掌的病理变色

1.手掌出现红色的病理变色主要见于下列疾病。

（1）浅红色一般表示低热和脏器功能较差，提示内脏阳虚，或属于患病的初期阶段，或久病将愈时。如手掌的心部反映区呈浅红色，表示心功能减弱。

（2）深红色一般表示炎症较重，如手掌气管、肺区有深红色斑点，表示可能有肺部感染甚至肺脓肿。

（3）鲜红色一般表示身体有正在出血的部位，如手掌胃区有鲜红的斑点，表示可能有胃出血。但要排除手掌上的朱砂痣。

（4）暗红色一般表示身体的伤口部位开始愈合。紫红表示血的瘀滞，血液循环不良。

（5）棕红色，如色泽偏深，表示病愈康复不久，或手术后刀口已封口；色泽偏浅，表示病已痊愈。

（6）如果红色变暗，表示这个人的心脏功能不好，以后随着病情的加重，颜色可能变成暗紫色，但呼吸困难时也可以看到这种情况。

（7）平素血压很高的人，如果手掌突然变成红茶色，可能是脑出血即将发生的征兆。

（8）手掌的大小鱼际部位（即手掌左右两侧的凸起部位，大拇指侧称大鱼际、小拇指侧称小鱼际）浮现着朵朵似云的朱红色成片斑点，或红、白交错像花岗石样斑点状，颜色鲜明，按则色减者称为"朱砂掌"，见于肝脏有病，如肝炎、肝硬化病人，这种人也易患疲劳症。

（9）手掌红色若转为暗紫色，说明可能肝病病情迁延或肝细胞损伤严重。

（10）若黄疸已退，其红色不退者，有引发鼓胀（肝腹水）的可能。

（11）系统性红斑狼疮患者，整个掌部均呈朱红色。

（12）维生素C缺乏明显者，掌现红色网状毛细血管，以手握其手腕片刻则更加显著，甚至出现小的出血点。

（13）一手上举、一手下垂，两手掌均呈桃红色者可见于麻风病（正常人手上举时掌色变淡）。

（14）另外手掌红斑点也可见于维生素缺乏、肺结核患者，少部分孕妇和正常人。

（15）中医认为，掌红主内热或瘀热，鲜红主出血或破伤；绛红色，提示心火旺盛。

2.手掌出现黄色的病理变色主要见于下列情况。

（1）手掌黄者为肝脏有病，属胆汁型体质。手掌呈现金黄色，伴有眼球发黄者提示有黄疸性肝炎，或见于瘀阻日久的患者。

（2）手掌土黄色而无光泽，可见于癌症患者。

（3）胡萝卜素血症者，手掌和面部均可呈橘红色，多见于过食胡萝卜、橘子、豆腐皮的人。

（4）若手掌不发黄，只是手指之间的分叉处变成黄色，表示体内胆固醇和中性脂肪都过高。

（5）仅食指和中指指端呈黄色或黄褐色者，多是嗜好烟者。

（6）手掌某些局部发黄，也说明对应脏器可能有长期慢性病变。

3. 手掌出现白色的病理变色主要见于下列情况。

（1）手掌有局限性的白色斑点者，提示身体可能有慢性疼痛性炎症，红白相间则炎症重，血象高，也可能有化脓性感染。

（2）整个手掌呈白色者，提示可能患有营养不良、贫血、瘀血、慢性潜在性失血、心脏病、高血压、低血压、雷诺病或痛风等病症。若掌中三大主线也呈白色，则诊断价值更高。

（3）白色有时也表示气虚或气郁，有时还提示体内寒证。

4. 手掌出现青色的病理变色主要见于下列情况。

（1）青绿色一般表示血液循环不良，或心脏传导系统不良。

（2）大鱼际局部掌色呈青绿色，多是平时活动太少的缘故，但必须排除深部组织物理性损伤所致者。

（3）手掌青可见于肾脏病或者贫血的病人，也见于生性冷漠的人。

（4）使（服）用金、银制剂过量，也可使手部出现青灰色。

（5）手掌呈青蓝色，提示可能肠道功能障碍。

（6）中医认为掌青色主寒、主痛，或主气滞血瘀。青暗伴掌心凹陷之人，主肝郁、诸郁。

5. 手掌出现黑色或深色的病理变化主要见于下列情况。

（1）手掌呈黑色多为恶性病，常见于恶性肿瘤病人经化疗后，另外恶性肿瘤后期病人可出现手掌指鳌黑，说明毒素已弥漫四肢末梢，为晚期邪毒侵淫。

（2）手掌暗褐色主肾病，手掌全黑者，提示肝脏疾病，手掌中间呈黑褐色常见于肠胃病。

（3）从手腕到小鱼际处出现黑色或暗紫色，提示为风湿性腰痛、风湿性关节炎，这时，在脚踝内侧也会出现这类颜色。

（4）全部手掌和手指上都有一层黑气，说明血脂高，也说明运动少，体内废物

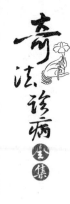

瘀积排不出来，易感疲劳。

（5）手掌呈紫色，多为紫绀症，提示循环不正常。

（6）手掌呈绿色者，提示可能患贫血或脾胃病。

（7）吸烟量大的人，一旦得了心脏病，就会在掌面上出现一些烟灰状的斑点，过食绿色蔬菜也可使手掌变灰色。

（8）暗色（青暗色，灰暗色）一般表现在浅表部位，说明身体内的浊气太多了。暗紫色一般表示阴虚，病在内。暗灰色表示血液里含氧量少，特别在皮肤区及供血不足区皮下较深的地方表现最多，说明血小板减少或毛细血管脆性减弱，皮下容易出血，或是血液中酸性较高引起的皮肤病。暗咖啡色为受风性疼痛。

（三）肿瘤病的手掌色泽变化

现将梁秀清老中医对肿瘤患者的手诊经验介绍如下：

在手掌心内用显影药水（配方见后）涂抹，等 5～20 分钟后，观察手心色泽与皮肤的变化，可以看到手掌内血管的变化，并且要从密集处来观察形色，通过这种方法，一般都可以鉴别出病情轻重、肿瘤大小、良性还是恶性、早期还是晚期。观察时首先以中指往下至总筋来分解。

手诊分为五脏部位：心以红色为正色，肝以青色为正色，脾以黄色为正色，肺以白色为正色，肾以黑色为正色。手指的五脏分属：中指为心脏，食指为肝脏，大拇指为脾脏，无名指为肺脏，小指为肾脏。各指呈现各脏色为正常，否则为异常现象，应通过观察色泽来分解。

1. 红色内有淡乳白色，属心脏虚弱；如果白色点多，为贫血之症；红色加淡紫色为心有实热；红色加褐色为肿瘤后期。

2. 青色内有淡白点属肝虚；色淡紫，有青色加褐色点，为肝实热，为肝癌中期；若褐色点多，肝肿大，为肝癌后期；若褐色点内加灰边，为肝硬化征象；褐色多又大，为肝癌的末后期。

3. 淡灰色为脾虚，淡紫色为脾脏实热；黄色内加灰色点在旁，为脾脏生瘤；灰色在上，为肺癌转移，毒素入脾；淡紫色内加粉红色为肝癌转移脾胃之间；黄色周围乳黄色为晚期肝癌。

4. 白色加灰小点为肺脏虚；灰色小点在无名指指部中心，形似瘤；白色内加紫色小点，为肺实热；若白色内加有褐色，为肺癌晚期。

5. 黑色内有灰点，为肾虚；黑色内有淡紫色为肾实热；若黑色有褐色边者，为肾病后期或肺癌转移；黑色有灰边，属肾癌膀胱转移。

附：手诊显影水的处方与制法

处方一：

无名异、白石英、紫石英各 500 克（分别煅烧，米醋淬 2 次，各研细末），真磁石（能吸铁者）1000 克（煅烧，米醋淬 3 次，研细末），另取米醋 100 克、酒精 500 克、60 度白酒 1500 克，雪水 7500 克，同上 4 味药末混合在一起，放水缸内搅匀，名为大八仙水（去渣用）。

处方二：

蜈蚣头 50 个、蝼蛄 30 条、白花蛇 5 条、大将军头 10 个，用白酒 1000 克，浸泡 40 天（去渣用）。

处方三：

红花 300 克、丹参 100 克、白蒺藜 30 克、苍耳刺 100 克、酒精 500 克、60 度白酒 500 克、冰块水 3500 克，浸泡 30 天（去渣用）。

处方二虫类 4 味与草类 4 味所制成的水为小八仙水。大八仙水与小八仙水以 2 ：1 调配，称双八仙水。

用法是将药水倒在杯、碗等容器内，患者以手指蘸药水抹于自己的掌心（包括指头），经 5 ～ 20 分钟后，医者即可通过患者手掌的色泽变化，详细观察分析病变。

二、手掌的静脉变化

1. 手掌中见到明显的青筋（即手掌浅静脉），甚至浅显到连手指节间都能见到，提示肠道有宿便，燥屎滞留，其人多患有习惯性便秘或静脉瘤、痔疮等。经治疗和改变排便习惯后，静脉会逐渐浅淡、消失。

2. 可以根据青筋浮现的部位判断出宿粪停滞的部位。其中右手掌表示盲肠部；左手掌表示乙状结肠部；沿感情线分布的部位青筋浮起，表示横结肠有大便停滞；右手指青筋浮起，又可表示升结肠部有粪便停滞，左手指表示降结肠部有粪便停滞；沿生命线分布的青筋可见于正常人。

3. 手心到处可见青紫色的血管，表示血脂不好，也表示血液酸性较高，含氧量低，血液容易凝结，易出现脑血栓、血块等物。

4. 鱼际脉络色青，为胃中有寒；青黑主痛，若青而短小者是少气，属虚证，青黑不消者，主久痹不愈。鱼际脉络色赤，为胃中有热；鱼际色红赤甚者，多见慢性肝炎、肝硬化、胆结石及胆囊炎。

三、手掌的形态变化

1. 理想的手掌应该是软硬适中，厚薄恰到好处。

2. 手掌部肌肉柔软细薄者，多精力不足，虚弱多病。

3. 手掌肌肉板硬坚实，缺乏弹性，则相对地也缺乏适应能力。

4. 手掌瘦而硬，提示消化系统功能不够健全。大多气量狭小，易患气郁症。

5. 手掌浮肿，并伴有手指麻木，可能是心脏有了毛病。

6. 手掌的大小鱼际隆起部分或掌心，甚至指面上出现点状的、呈黄色珍珠样或肉色的、半透明的表皮角化疹，高出皮肤表面，最大直径多数为 1 ~ 3 毫米，大部分为环状鳞片样，称为手掌角化病，多见于膀胱癌的病人，角化病的发生率也可随年龄增大而增加，并且多发生于男病人。

7. 手掌小鱼际丘和小指边缘肌肉下陷，皮肤没有光泽，多因体液不足，每见于慢性腹泻或慢性下利的病人。

8. 手掌上的某一区域内，有较周围皮肤凸起的点状形态，一般表示病程长久。还说明脏器增生、肿大、肥大等。

9. 病理性凸起与老茧的不同点是，病理性凸起范围很小，往往只是一个"点"，老茧范围相对较大。

10. 手掌上凸起有带尖的浅黄色斑点，中间色重，呈点状或周围边缘不清则要考虑肿瘤。若是咖啡色或暗青色发亮的则更应引起注意，应及时去医院检查，以排除恶性肿瘤的可能性。

11. 手掌上的某一区域内，有较周围皮肤凹陷的点状形态，一般表示脏腑萎缩或功能减退，或手术后的疤痕。

12. 气色斑点显现的位置在皮肤表浅处，说明病在表，即中医所述的表证。一般表示病症的初起阶段，病情轻，易治，预后好。

13. 气色斑点显现的位置在皮肤深处，说明病在里，即中医所述的里证，一般表示病症为慢性病，病情较重。

14. 若手掌上的气色斑点由浮变沉，说明其病症在加重，相反，则说明病症在减轻。

15. 气色浅淡，是身体正气虚的征象；气色深浓，是身体邪气盛的征象。

16. 气色斑点在具体区域内疏散存在，表示病症较轻或接近康复；若密集存在，表示病症较重或由轻渐重。

17.皮肤较透明，皮下像有积液一样，为水肿性炎症；皮肤显得较薄，光滑发亮，说明内脏功能太虚弱了；皮肤显得较厚，纹理较粗，说明内脏有增厚。

观察手掌的气色形态后，三者综合起来参考判断，就会对病因、症状（现在的病情）及预后等作出一个完整的判断。

如手掌胃区出现疏淡的白点，有光泽，则可作出判断：有光泽，说明"有气"（望气），表明患者正气足，精气神未伤，病不会很重；白点（望色），是痛症、炎症；疏淡（望形态），则病较轻浅。据此可诊断患者有轻微的胃部炎症，疼痛症状不重，病程不会太长，容易治疗，预后良好。又如高血压部位有凸起的黄色斑点，无光泽，则可分析如下：无光泽，即"无气"（望气），病较重，气亏虚；黄色（望色）表示病程较长；凸（望形态）也表示病程长。故据此分析可诊为：该患者高血压病病程较长，身体虚，病情重（高血压值高，头晕等症状重），比较难治，预后不良。

关于脏腑在手上的反映点分布图，目前国内流行的有以下几种，如图25-1、25-2、25-3、25-4、25-5、25-6、25-7。

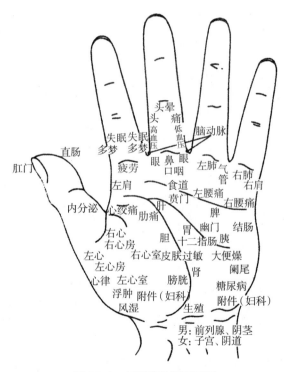

图25-1　刘剑锋的经验手图

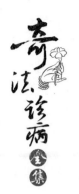

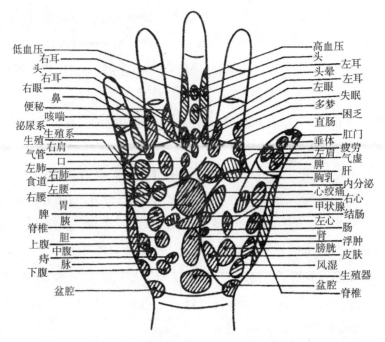

图 25-2　吴更伟、郝东方的经验手诊图

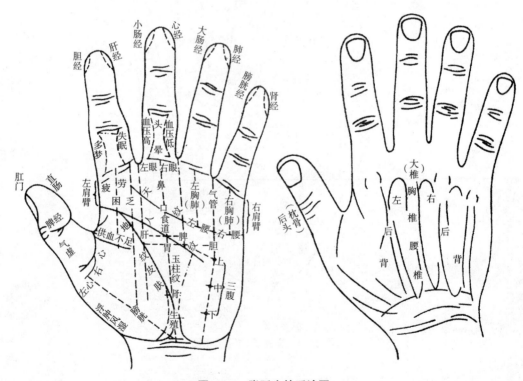

图 25-3　张延生的手诊图

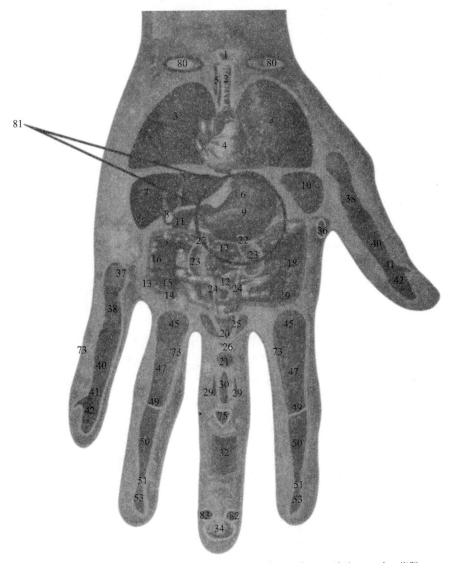

1.喉 2.气管 3.肺 4.心脏 5.食管 6.胃 7.肝 8.胆囊 9.胰 10.脾脏 11.十二指肠

12.小肠 13.盲肠 14.阑尾 15.回盲瓣 16.升结肠 17.横结肠 18.降结肠 19.乙状结肠 20.直

肠 21.肛门 22.肾上腺 23.肾 24.输尿管 25.膀胱 26.前列腺 29.睾丸 30.尿道 32.颈项

34.脑垂体 36.肋间神经点 37.肩 38.上臂 40.前臂 41.手腕 42.手掌 45.臀部 47.大腿

49.腘窝 50.小腿 51.踝关节 53.脚掌 73.坐骨神经 75.舌尖点 80.乳腺 81.腹腔神经丛

82.下丘脑 83.松果体

图 25-4 季泰安的手诊图（一）（左手掌面）

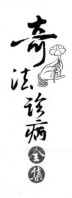

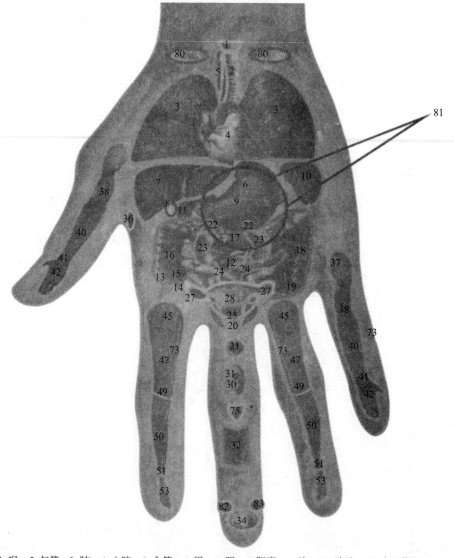

1. 喉　2. 气管　3. 肺　4. 心脏　5. 食管　6. 胃　7. 肝　8. 胆囊　9. 胰　10. 脾脏　11. 十二指肠
12. 小肠　13. 盲肠　14. 阑尾　15. 回盲瓣　16. 升结肠　17. 横结肠　18. 降结肠　19. 乙状结肠
20. 直肠　21. 肛门　22. 肾上腺　23. 肾　24. 输尿管　25. 膀胱　27. 卵巢　28. 子宫　30. 尿道　31. 阴
道　32. 颈项　34. 脑垂体　36. 肋间神经点　38. 上臂　40. 前臂　41. 手腕　42. 手掌　45. 臀部
47. 大腿　49. 腘窝　50. 小腿　51. 踝关节　53. 脚掌　73. 坐骨神经　75. 舌尖点　80. 乳腺　81. 腹腔
神经丛　82. 下丘脑　83. 松果体

图 25-5　季泰安的手诊图（二）（右手掌面）

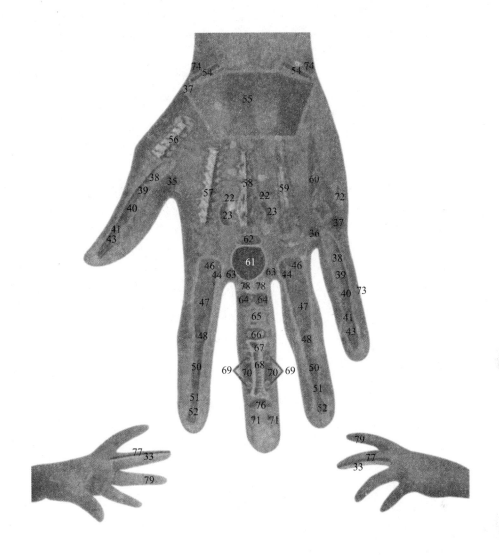

22. 肾上腺 23. 肾 33. 血压区 35. 腋下 37. 肩 38. 上臂 39. 肘 40. 前臂 41. 手腕 43. 手背
44. 腹股沟 46. 髋关节 47. 大腿 48. 膝关节 50. 小腿 51. 踝关节 52. 脚背 54. 斜方肌 55. 背
部 56. 颈椎 57. 胸椎 58. 腰椎 59. 骶骨 60. 尾骨 61. 头部 62. 小脑 63. 额窦 64. 眼 65. 鼻
66. 上下颌 67. 喉 68. 气管 69. 甲状旁腺 70. 甲状腺 71. 扁桃体 72. 耳 73. 坐骨神经 74. 上
下身淋巴 76. 舌根 77. 血脂区 78. 三叉神经 79. 血糖区

图 25-6 季泰安的手诊图（三）（手背面）

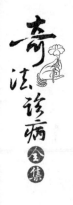

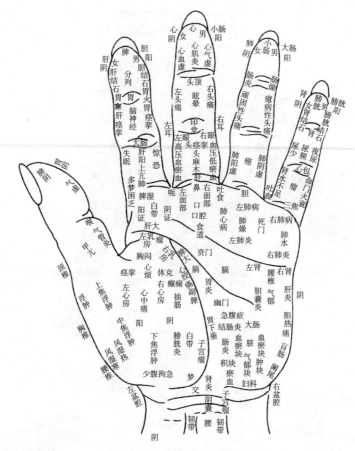

图 25-7　中西医结合手诊图

四、手掌各部位的形色结合变化

1.多梦区在食指近掌节的两侧。

（1）此区域呈花白或全白色即为多梦。

（2）若在食指根节的外侧长了色素沉着的黑痣或瘊子，提示可能睡觉容易做梦，如小时候就长了，那从小睡觉就容易做梦。

2.失眠区和多梦区部位相同。

（1）一般为白色，有时也会出现鼓起的白色或花白色的疙瘩。

（2）如白得发亮了，失眠较严重，甚至可能有患精神分裂症的倾向。

（3）如整个食指根第1节全是白色或花白色，则此人可能有失眠症。

3.疲劳困乏区在食指近掌节的掌上对应位置。

（1）此区花白色为全身乏力，睡眠过多。

（2）可参照食指根节判断，如出现多梦或失眠，那是睡眠效率不高。如是失眠症，说明神经衰弱，本区呈红色或粉红色，较周围颜色重，为肝火旺，性情急躁。

（3）假如本区呈红色，向上一直延续到食指尖均为红色，此人性格一定急躁、肝火很旺。

4.血压高区是中指近掌第1节拇指侧的带状区域。

（1）淡白而散的斑点，一般是早期高血压，血压偏高，症状不重。此区若呈白色一片，这种血压高属于气郁引起，多因情绪、睡眠不佳所致。

（2）偏红而黄是血压较高，症状较重者。

（3）整个区域呈红红的一片，甚至漫及指中间掌上对应的部位，与中指其他部分有明显的分界，这是肝阳上亢引起血压高。要注意"中风"的危险性。

（4）整个一片呈暗红色，说明肾功能不好，血中有较多的毒素引起血压高。

（5）下半区呈暗红色，则提示左边偏头痛或头晕。上半区则相反。

5.血压低区是中指近掌第1节小指侧的带状区域。整个区域白白的一片，在皮下颜色有些发亮，不鼓出皮肤表面来，即为血压低。

6.头晕区在手掌中指近掌节上端中点处。

（1）整个区由下往上全是暗色，即容易头晕、头昏，是因气虚阴盛造成的。故蹲下站起来就会头晕，甚至眼前会冒金花。

（2）如该区呈红色一片，说明为血上冲引起的头晕，同时伴有头胀痛。

（3）由中指下往上数一二指节间，第1节的上半部有黄褐色或老茧一样的凸起，为经常性的头晕。如再参照无名指同样区域也出现这种现象，为此人曾休克晕倒过，也可能做手术全身麻醉过，或煤气中毒昏迷过。

7.头痛区在手掌中指近掌节上端及两侧线状区域内。

（1）出现白色的一片或局部呈白色一片，为前额或太阳穴痛。

（2）若白色偏在左侧，为左侧偏头痛；偏在右侧，为右侧偏头痛；若整个区域都是白色的，为整个头部痛。

（3）若斑点的颜色呈浅白色、形态浮而淡，鼻部或咽部的手诊部位也有类似征象，可能为"外感性头痛"。

（4）若斑点的颜色白并且有点发青，鼻区有黄色的凸起，一般为鼻炎引起的头痛。

（5）若同时伴有眼的手诊部位发青、发暗，就可能是青光眼引起的头痛。

（6）若同时伴有高血压的手诊部位有白点或暗红点，则可能为高血压引起的头痛。

（7）若同时伴有脑动脉的手诊部位偏青色，常为脑血管受到压迫或牵拉引起的头痛。

（8）若头痛区出现青色的血管，或出现紫红色的血管，比较表浅者，为脑血管细造成的脑血流不好，血管偏在哪侧，则哪侧脑血流不好。

（9）若头痛区血管鼓出皮表层，为脑动脉硬化，若在血管上鼓起一个明显的瘀血疙瘩，呈暗咖啡色，提示脑血管可能长东西了。

（10）若头痛区出现一片暗青色或暗灰色，是脑部缺氧的表现，会引起头痛、头昏，是脑血栓、脑出血后未完全恢复的表现。

（11）若头痛区皮下出现咖啡色或鼓起黄的一块，一般是属于受过伤、磕碰过，也可能是相应部位长了个痣。

（12）若该区出现鲜红色的点，可能为脑出血（朱砂痣除外）。面积稍大点，为头部受伤正在出血。

（13）若该区出现鼓包或黄色带尖中间有散射状的咖啡色，参考大拇指后侧，有可能是长脑瘤了。

8.鼻区在头痛区向下的竖直分线上，即中指及手掌交界线中点的略下方。

（1）在此区出现浅浮的、淡白色的斑点，或红白相间的斑点，无明显的凹凸变化，大多在咽喉部手诊部位有类似手征者，为急性鼻炎。

（2）若此区有暗黄色、暗棕色凸起的斑点，为慢性鼻炎的征象；若在暗黄、暗棕色凸起的斑点上有白或红白相间的斑点，为慢性鼻炎急性发作；若见凸起的暗黄色、纹理粗乱，多为慢性肥厚性鼻炎。

（3）若此区有青色的斑点，为过敏性鼻炎；若此区在青色之上又有白或红的点，为季节性过敏性鼻炎；若此区是暗青色，为常年性过敏性鼻炎或萎缩性鼻炎。

（4）若此区为凸起的白色、棕色斑点，颜色均匀，边缘清晰，多为良性肿瘤；若此区颜色又暗又黄又鼓，或凸起发暗青或青红，呈散射状，多为恶性肿瘤。

（5）若此区出现黄色鼓起或呈浅咖啡色鼓包，为鼻炎动过手术，鼻子受过伤或穿刺过。

（6）若此区有血管通过鼻区，为鼻中血管粗，故鼻子经常容易出血。

9.眼区在头痛区下，鼻区左右分左右眼。左眼在头痛区下，向左不超过中指与食指的交缝；右眼在头痛区下，向右不超过中指与无名指的交缝。

（1）眼区出现白色或稍鼓起来的斑点，是眼有炎症，一般为慢性炎症，如沙眼等。

（2）若眼区出现红色的斑点，为眼部有急性炎症，如结膜炎、角膜炎，为心火旺或肺火旺的表现。

（3）若该区有暗黄或暗青紫色的斑点，多为青光眼；若以上色斑处有凹陷可能为视神经萎缩，可表现为视力减退、色觉障碍等症状。

（4）若该区出现灰暗色，或看上去灰蒙蒙的一片，多为眼功能不好，视力模糊，散光、花眼或近视。或近视的度数较高，则在该手诊的部位有一点点轻微的凹陷。

（5）若眼区有发亮的白色斑点及红点，为眼底视网膜出血患者；若为鲜红点，则是正在出血；若是暗红色，或黄色或淡咖啡色带尖小点，说明眼底视网膜曾出过血。

（6）若眼区皮下有血管，说明眼底供血不好。若眼区鼓起一块，皮下有些水肿，说明眼内有水肿。

以上现象，偏在哪侧，哪侧眼有病。

10.口区在鼻区下，竖直平分线与心脏线（见后文"十一、望掌屈纹诊病法"，后同）交点周围。牙齿、口腔、舌、咽部等都在这里表现，具体点为牙的位置偏上，咽的位置偏下。以正中分界线为界，左侧为左侧牙、左腮，反之，为右侧牙或右腮，紧挨口区内心脏线为下牙部分，食指与中指交线向下延伸与心脏线的交点向右平行于中指指根线部分为上牙区。

（1）牙区有形状不规则的白点，多为龋齿。若白点似有似无，较小，患者一般可无症状；若白点较大，白中偏红，或呈青白色，可能为炎症较明显，甚至伴有疼痛或牙髓炎。

（2）牙区有红白相间或白色的点，也见于牙龈炎。它和牙髓炎的区别在于牙龈炎的点色偏白，牙髓炎的点色偏红。一般来讲，白点多，是在炎症期，患者的牙龈正在痛的时候；点色偏黄，通常是慢性牙龈炎。

（3）牙区有黄色或黄棕色的凸起的点，多见于拔牙后，具体是口腔上侧或下侧哪边第几颗牙被拔掉了，要靠经验积累多了才能判断准确。

（4）咽区出现浅红色为咽炎较轻，红色为咽炎较重，此两种情况都是因热症、干燥、充血造成的。

（5）咽区出现红白相间的斑点为炎症已开始化脓了，或咽部有许多水泡。白色说明正在发炎，并伴有化脓性的疼痛。

（6）咽区出现暗黄或带有咖啡色，是长期抽烟，长期咽部疾患或咽部做过手术。有咖啡色凸起者，说明咽部长了东西，或者是咽炎时间长了，有增生的情况。

（7）口腔内的其他病变如复发性口疮、舌上的病变，以及颊黏膜的异常改变均可在口区有所反映，只要仔细观察，积累经验就能得出正确的诊断。

11. 食道区在口咽区以下，心脏线与头脑线之间沿竖直平分线的分布区。

（1）食道区有分布较疏、颜色较浅的白色斑点，可能为食道炎；若斑点在局部小范围内，说明局部食道有炎症；若此区有红白相间或以红色为主的斑点，预示炎症较重；若底色微微发白，且有黄色凸起，预示病程较长，并有自觉症状；若为黄色而干枯状，预示可能无自觉症状。

（2）食道区有白色的凸起表现，为食道水肿；从咽部到胃区内有明显的一条鼓起的白色条索状，为胃停水、胃寒出现的症状；食道区出现微微凸起的淡白色一片，肝区发暗，可能是食道神经官能症。

（3）食道区有一个白色、粉红色、黄色或暗黄色的圆轮状斑点，偏离中指竖直平分线位置者，多为食道憩室。

（4）食道区的某点有棕黄色、深咖啡色、暗红、青紫色或白色的，边缘不清楚的，呈放射状凸起的斑点，多为食管癌的病变反映。但也有少数病人食道区没有恶性征象，但手的气色发暗，枯槁而无光泽，也应该怀疑有患食道癌的可能。

12. 胃区在中指根纹到掌根纹竖直平分线的中点上，也即掌的中心部一个较大的范围。

（1）整个胃区凹陷下去，同时伴有白色而亮的颜色，是胃虚寒，说明胃的功能弱，胃口不好，吃不多，消化也不好。

（2）胃区凸出来一块或一条白色的，是胃寒积，不是胃内长东西；凸出来红白相间的是胃胀；局部白色一块，有时带点青色，一般是胃痛，白点消失了，病也就好了。

（3）胃区有局部的红色斑块或红色斑点，一般为胃的局部充血；如整个胃区为红色，那是酒后整个胃部充血，或是胃热、胃酸过高，伴有口臭，也可能辣椒吃多了造成的充血；如有浅咖啡色斑点在皮下，为过去胃曾经出过血。

（4）胃区有大片暗或咖啡色凹陷的区域，或有条状凸起的光滑疤痕者，可能是曾做过胃切除术。

（5）胃区的某个局部有个浅红色的圈，一般是胃有憩室。

（6）胃区有一个或数个白色、暗棕色或红棕色的圆形或椭圆形斑点，为胃溃疡的征象；若圆形的斑点中有鲜红的小点，则可能有溃疡病出血；若胃区有暗色的凸起，为长期的溃疡病；若以上颜色的斑点出现在胃区的下部偏右，无名指竖直平分线与头脑线的交点处，一般为十二指肠溃疡。

（7）胃区有稍凸起的，似皮肤水肿样的、发亮的白色或红白相间的斑点，多为急性胃炎；胃区局部出现疏浅的白色斑点，但白点很淡，不清晰，需要很仔细才能辨别出来。位置在中间，不是太浮，也不是太沉，浓度不是太大，无明显的凹凸变化，多为慢性浅表性胃炎。

（8）胃区呈一片暗青、暗黄色或暗紫色，且皮肤干枯，有的还有凹陷（应与生来手心就比较凹的生理性现象相鉴别）者，多为慢性萎缩性胃炎；胃区有黄色或黄白色的凸起，似老茧新起，皮肤纹理粗乱，或胃区呈白色偏红，就像人稍微有些出汗时的脸似的，为慢性肥厚性胃炎。

（9）胃区有一个或数个棕黄色的、暗青色带尖形状的，或不规则的，边缘不清楚的，凸起的斑点者，可能为胃癌征象。

13.肾区是胃区中点到掌根纹的竖直平分线的中点，即掌中线下1/4处区域，其中线两侧为左右肾分布。

（1）中医认为"肾无实证"，一般没凸起的，但局部可能因结石或多囊肾有凸起的斑块。结石表现为肾区有沙砾状的，不规则颜色发暗或发亮的凸起的斑点。

（2）肾区整个呈白色的一片，为肾气虚；浅红色的为肾阳虚；暗红或暗紫色的为肾阴虚。

（3）肾区中间局部出现白色的斑点，是肾功能不好，肾上腺素分泌不足，经常感到没精力、疲劳。

（4）初患慢性肾炎或症状较轻的人，其肾区有较淡的、白色的点（有些患有腰痛，而肾脏正常的人，也可能有此类手征）；病程较长或症状较重的人，其肾区色泽暗黄或有凸起的老茧，往往亦伴有水肿的手征。

（5）肾区红白相间，色花偏红，尿的成分往往不好；白得比较厉害，预示患者的身体素质差而且虚；色红紫时，通常是尿毒症的手诊征兆。

（6）肾区除有慢性肾炎的手征外，在高血压区有白点，一般为高血压型慢性肾炎，此类型患者一般有持久性的高血压；在高血压手诊部位有白点，头部手诊部位色泽偏暗红而黄，手掌色泽暗青，一般为肾病型慢性肾炎，此类型患者症状较重，预后不良。

（7）单侧或双侧肾区有暗青色、暗红色或暗紫色斑点，或白亮色斑点者，可能为慢性肾盂肾炎，可伴有水肿、腰痛、高血压等相应手诊区域的变化。

14.生殖区是肾区中点到掌根纹的竖直平分线的中点，掌根纹的竖直平分线的中点即生殖区的中点，男性的前列腺，女性的子宫、阴道、输卵管、卵巢等病在此反映。具体地讲卵巢和输卵管的手诊区在生殖区中点的两旁，而子宫和阴道的反映点在手掌根部中间的区域，阴道区在子宫区的上方。

（1）男性生殖区有中间鼓起的带暗色，或圆形、椭圆形暗红色或黄棕色斑点者，为前列腺肥大的征象。

（2）男性生殖区中点有颜色较淡、发亮、分布较疏的凸起白点，为前列腺炎初期的表现；若白点分布比较密集花白相间或带暗色、红色者，说明前列腺炎病变较重；若该区有黄色圆形凸起的斑点，为患慢性前列腺炎的手征。后者与前列腺肥大的手征相似，从年龄上也可加以区别，前列腺炎多见于中青年男性，前列腺肥大多见于老年男性。

（3）男性生殖区有黄棕色、青紫色或黑色，形状不规则的凸起的斑点者，可能是患了前列腺癌。

（4）女性子宫区的位置相当于男性前列腺区的位置。若此区出现白色或黄色的凸起的斑点，呈圆形，边界清楚，可能为子宫肌瘤；但对黄色凸起的斑点，或棕黄色、暗青色、青紫色的不规则的凸起的斑点，要引起警惕，因为子宫颈癌多有此手征。

（5）女性阴道区中间的区域有淡白色的斑点，提示子宫颈有轻微的炎症；若斑点较为密集而亮，说明子宫颈炎症较重；若该区出现湿疹样斑块，为典型的子宫颈糜烂手征；若出现较明显的环状斑点，色偏白，为一般的子宫颈糜烂；若斑点色为暗红、白色或黄色的圆形征象，则可能为慢性子宫颈炎。

（6）女性子宫区若出现一暗色的有规则的环形凸起，或者凸起的四周还有红白相间的点，一般为放避孕环造成的。若没放环，则为长期子宫内膜炎。

（7）女性子宫区有小米大小黄色带尖的斑点，可能为子宫息肉；红色可能为局部充血或炎症。

（8）女性阴道区有白色或红白相间、较密集的、形状比较大的斑点，可能为阴道炎。

（9）女性卵巢和输卵管的手诊区有白色的点，说明有较轻的附件炎；若该区有白色偏红、红白相间或发潮红色的斑块，可能为急性附件炎；若该区有白色或黄色的凸起，说明附件炎症较重；若该区有亮白色水肿样凸起，则为卵巢囊肿的表现；若该区有暗紫色或黑色的，不规则的凸起的斑点，应怀疑患卵巢癌的可能性。以上卵巢输卵管疾病，异常手征出现在左侧，为左侧附件有病，反之亦然。

（10）生殖区若出现凹陷下去皮肤平滑的征象，说明曾做过生殖系统器官的切除术。

15.气管区在手掌无名指和小指缝之间竖直向下到心脏线为止的区域，竖直向下的中线，是气管竖直方向的中线，在中线中下段交界处两侧为支气管区。反映气管、支气管、肺门情况。

（1）在气管、支气管区有浅白色、浮散发亮的斑点，为较轻的急性支气管炎手征；若该区有浓白、发亮、红白相间、偏红或潮红的斑点，为症状较重的急性支气管炎手征。

（2）在气管、支气管区出现白色凸起，一般说明痰较多，但为白色泡沫痰，属于寒证，是虚寒性的气管炎，也可为因过敏引起的气管炎，并且大气管有些水肿；若凸起为红色，是属于热证，干咳无痰；凸起红白相间，说明病较重，吐黄痰、块痰。

（3）在气管、支气管区出现皮肤纹理增粗、增厚、变黄，有暗棕色、凸起的斑点，为慢性支气管炎。有时该区凸起的区域相对较大，有时甚至是整个支气管区凸起。若以上手征之上，有花白或潮红的颜色，但不太重，易被黄色盖住，多为慢性支气管炎急性发作。

（4）在支气管区有暗红色、黄棕色凸起的斑点，多为支气管扩张；若该区的斑点呈鲜红色，则提示有咯血症状；若支气管区中心部位呈暗青色，凹凸不明显，可能为支气管哮喘，若感染严重时，出现与支气管炎类似的手征。

（5）支气管区出现带咖啡色、发暗、发紫带尖的，皮下又有咖啡色放射状絮状物为支气管癌瘤，无放射状者为支气管结核。

16.胸（肺）区在气管区周围，向左侧不超过无名指，向右侧不超过小指，向上不超过指根线，向下不超过心脏线的区域。胸部、胸膜、胁肋、肺部、乳腺、背部的疾病都在此区反映。

（1）该区局部凸起成暗色，一般为结核或局部受过伤，或乳腺做过手术，也可能为乳腺瘤。白色小斑点，妇女可能为乳腺增生，也可能相应部位有疼痛，在肝区有发白、发青暗的征象。

（2）在两胸（肺）区的外侧，胸膜的部位单侧或双侧有条索状的白色或红白色斑点者，可能为胸膜炎；若是凸起的黄斑是胸膜炎痊愈的痕迹，有时在局部皮下呈暗色，也属于胸膜炎、肋膜炎等炎症的后遗症。

（3）整个肺区凹下去，为肺气虚，说明肺功能弱，或肺纹理粗，也可能是肺切除了；整个肺区为红色，见于肺热干咳，变成红白相间，为病情加重、黏膜水肿，开始吐黄痰；若有鲜红色小点出现，说明吐血；若有白色的凹陷，说明肺气虚或肺萎症。

（4）支气管区有凸黄色斑点，同时两肺区见有稍凸较乱的皮肤纹理，呈暗青色者，为肺气肿；若除此之外心脏区也出现异常变化，那么很可能为肺心病。

（5）鼻、咽等区可见白色较浮的斑点，气管、支气管区的下1/2段，有按支气管"走向"分布的，散在的白色或花白色的密集斑点，肺区（常见下部）有散在的，以白色为主的，红白相间的斑点，多为小叶性肺炎。

（6）咽、鼻等区出现白色较浮的斑点，在肺区有散在的白色斑点或红白相间、棕色偏红的完整性斑点，周围界线清楚，区域轮廓鲜明，一般只在某一侧出现者，多为大叶性肺炎；病变加重后白色斑点可相继呈浓白色、红白相间色以至暗红色。病变痊愈后，大多在肺区留下黄棕色、凹凸不平的大片斑点。

（7）肺区有一个或数个白色的、边缘清楚的圆形或椭圆形斑点，一般为肺结核早期；斑点呈灰色或红白色，一般为结核活动期；气色斑点中如有一灰色的圆形区域，则提示结核已形成空洞；有陈旧的、橘黄色、老茧似的圆形或椭圆形凸起，则预示为结核钙化点。一般来讲肺结核的手部斑点较肺炎斑点颜色浓而密集，呈沙砾状。若肺区出现鲜红色似针扎过的斑点，则提示患者有咯血症状；有暗红色斑点，则提示患者有咯血史。

（8）若肺区出现凸起的白色、黄色、黄棕色、咖啡色、暗青色或紫黑色的，边缘不清楚的斑点，无光泽，应怀疑有肺癌的可能性。

（9）以上斑块，若出现在肺区无名指下则提示左肺可能有病患，若出现在肺区小指下则提示右肺有病患。

17.腰区是气管竖直平分线向下与心脏线的交点为腰眼，腰眼的左侧无名指下方为左腰区，右侧小指下方为右腰区。

（1）在心脏线的腰区段上有明显的小凹坑，为腰有伤或腰椎有变形；以上线段有白色出现为腰病，哪侧明显，哪侧痛得厉害。

（2）腰区出现老茧样的凸起，为长期腰痛，如出现红白相间区，同时伴有腰痛，说明是腰肌发炎引起的疼痛；若斑点的颜色发黄、发暗，则腰肌劳损的时间就很长了，腰痛也较重。

18.肝区在手掌大鱼际上部生命线与头脑线的夹角区域。

（1）肝区白色为肝气郁滞、肝气虚；若整个区域为暗灰色，为心情不舒畅，情绪不好。

（2）肝区皮下出现血管，可能为肝里的血管血流不畅；如出现鼓起的血管，一般为肝血管硬化，若鼓起的血管向食道区、口区延伸，为门静脉高压或曲张。

（3）肝区有分布密集的红白相间或白色的斑点者为急性肝炎，有时还有黄疸出现，比较好辨认；若肝区有分布密集的暗红色、暗紫色斑点者，多为慢性肝炎；若肝区出现暗黄色或黄褐色，则见于曾患过慢性肝炎而已痊愈的人。

（4）肝区凸起，意味着肝肿大；若凸起无明显的色泽变化，则为生理性肝大；若凸起又伴有全手掌其他部位都是红色或深古红色斑点者，可能为脂肪肝。

（5）肝区呈暗红色、暗紫色，并伴有凸起的微小血管显露，个别患者可有"肝掌"，即手掌有许多红色小血管呈星状凸起者，可能为肝硬化；若肝、脾、胃、肾、生殖区都是白白的平滑一片，同时有点发亮的话，也可能是肝硬化。

（6）肝区有白色的、边缘清楚的凸起的斑点者多为肝脏的良性肿瘤，如血管瘤、良性腺瘤、肝囊肿等；肝区有暗青色、青紫色、黑色或深咖啡色的，边缘不清楚的凸起的斑点，整个肝的手诊部位颜色发暗者，可能为肝脏的恶性肿瘤，如肉瘤、肝癌等。从肝区凸起的斑点看，良性肝肿瘤的手征看上去好像没有根似的，而恶性的好像有根似的，这是一个鉴别要点。

19.脾区在手掌心脏线与头脑线之间，对应无名指下的部分。

（1）脾区凹陷并带有白色的斑块为脾虚，说明脾的功能弱。

（2）脾区白亮色而暗色在皮下深处是脾切除或脾萎缩。

（3）脾区凸起并呈黄色或浅咖啡色者，为脾久虚和脾大的手征。

20.胆区有两个部位，以右手掌为例，一个在手掌大鱼际上生命线上 1/3 左侧处，另一个在脾区的稍低一点偏右的位置，前一个胆区称为胆区 1，后一个胆区称为胆区 2。

（1）胆区 1 部位有白色或红白相间的，边缘稍不规则的，发亮似水肿的，圆形或椭圆形的斑点，比较密集者，可能是急性胆囊炎；如果斑点是白色的，患者只是单纯的疼痛，问题一般不会太大；如果颜色偏红，通常就是处在感染期。

（2）胆区 1 部位有发暗的白色、白中有红色或黄色的斑点，有的有沙砾状斑点，可能是慢性胆囊炎。

（3）胆区 2 部位有白色或黄色的沙砾样的斑点或凸起的硬结，呈不规则的疏散状，是胆结石患者的手征。

（4）胆区 2 部位呈圆形红色并有明显边缘者，说明胆热、充血或炎症；该区凹陷说明胆囊、胆管萎缩或曾做过胆囊切除术。

21.腹区可分为上、中、下三腹。头脑线切线的延长线与气管区向下的延长线的交点，是上腹区的中点，由此点向掌根纹方向做小鱼际的平分线，从上腹中点向掌根做小鱼际平分线的三等分线，定出上、中、下三腹区的中心点。其中结肠区在腹区心脏线的下方，小鱼际的上端；阑尾区在腹区小鱼际下 1/3 中点处。腹部的疾患，如胰腺、腹膜、结肠、小肠、阑尾、胃和后背的疾患可在此处反映出来。总之，整个手掌内侧小鱼际部分的特点为"无头无尾"，从颈部以下到小腹阴部的情况都有表现。

（1）在上腹区有红白相间的凸起区域，为胃胀满，若在其他腹区也提示对应腹部的胀满。

（2）整个上腹区为白色，同时又与腰区疼痛的白色区域相联为一体，为背痛、背酸。

（3）腹区有红色、深红色斑点，为数众多者，为腹内有积热，多见于各种热性炎症、充血性炎症、大便干燥、过食酸辣刺激食物。

（4）结肠区有多个白色或红白相间的斑点，或者是整个区域俱成红色的斑点者为慢性非特异性溃疡性结肠炎的手征。

（5）结肠区有凸起的红棕色、棕黄色或暗紫色的，呈放射状的，不规则的，边缘不清或呈锯齿样的斑点者，可能为结肠癌。

（6）结肠区有暗白色或暗青色的斑点，可能为过敏性结肠炎。

（7）结肠区有边缘清楚的点状凸起，略偏红色者，为结肠息肉。若红色偏重，则说明有合并感染的现象。

（8）阑尾区有白色或红白相间的斑点者为急性阑尾炎的手征，也可以表现为局部纹理乱，白色的比较虚的斑点，一般是急性阑尾炎初期；红白相间的斑点，则表示阑尾炎已到中期了；若斑点发红，甚至有一种全是潮红的感觉，阑尾就有可能已经开始化脓了。

（9）若阑尾区有黄色的凸起者，可能为慢性阑尾炎；若在阑尾区有一凸起的暗棕色条状疤痕，说明阑尾已经被切除了。

22. 心区是大拇指根与手掌相交的地方有一块凸出的鼓包，为主动脉区；从鼓包的中点向掌根的中点连线，将大鱼际分为左右两半，靠近拇指根部的外半边为左心区，内半边为右心区；上 2/5 部分为心房，下 3/5 部分为心室，心房、心室交界处为心瓣区，外侧为二尖瓣区，内侧为三尖瓣区。

（1）大鱼际非常大而饱满，皮肤很薄，好像皮下有层水一样者，可能为心脏肥大。局部出现上述情况，可能为心脏局部肥大或肿大。

（2）大鱼际颜色发青或发紫，或有较大一片白色或红白青紫相间的点，可能为心肌缺氧，或为心肌炎。

（3）大拇指根中间凸起处，皮下有一条青血管经过，为主动脉细，俗话说为"心眼小"，这种人干事细心仔细，主次不分，对事爱计较，并多半有头痛、头晕、头胀、偏头痛等症。

（4）主动脉区有血管鼓出皮肤表面，年轻人为主动脉曲张或弯曲，老年人为主动脉硬化弯曲。

（5）大拇指根部与生命线上端之间平行线以上的三角区域内出现青色、青紫色或暗黄、暗红色，纹理较乱、凸凹不平的征象者，见于胸痛的患者；或此区域有黄白色的斑点者，见于胸闷的患者。

（6）心区大拇指平分线中段左侧有青色的斑点者，患者多有心慌的感觉；若大拇指平分线中段两侧出现红色的斑点者，患者会有心烦的症状。

（7）大鱼际处的左侧，为心脏传导系统的手诊部位。若此处有青色血管的，同时有红色斑点，或单纯局部发红者，多为心动过速或伴有期前收缩；若此处有青色小血管，底色斑点发暗青色，或单纯局部发青发暗者，多为心动过缓或伴有心搏间歇；若此处色暗得非常厉害，可能为心脏传导阻滞。

（8）大拇指根中间凸起处的血管纡曲凸起又发硬，也常提示冠状动脉硬化，但知识分子长期从事脑力劳动，伏案工作者，也可见此手征。

（9）在手诊胸痛区域内呈暗红、青色或紫色，且凹凸不平者，提示患有心绞痛；若此手诊区域内不仅呈暗紫色，而且发青，则提示正在出现心绞痛症状；若此手诊区呈现似老茧样的棕黄色凸起，则提示患者病程较长。

（10）在手诊心区的左心室区域有一个圆形或椭圆形枯黄色或暗棕色斑点者，提示有陈旧性心肌梗死；若以上区域呈灰白色，则提示为急性心肌梗死。

（11）在左心室区域有似水肿一片，但较水肿色发白而鲜亮，表面有散在的红点者，可见于心力衰竭。

（12）在手诊二尖瓣区有暗红色或暗青色凸起的斑点，在风湿区呈暗青色者，提示患风湿性心脏病。

23. 气虚区是心区向上，拇指靠近手掌的第 1 节侧面，沿皮肤黑白分明的交接线为气虚区。若白中带红相杂为气虚、气短、容易叹气。如整个区域均为白色，说明中气不足。

24. 浮肿区在心区的外侧和偏掌根的部位。体内水分循环的情况在此反映。若此区呈白色或花白色，或此区发白、肿胀，均说明有浮肿情况。

25. 膀胱区在生命线下 1/4 所形成的弧形区域内，食指与中指缝向下的延伸线与大鱼际左右分界线的交点，为膀胱区的中点。膀胱、尿道等泌尿系统疾患在此反映。

（1）膀胱区有白色或花白并凸起者，见于初患膀胱炎、小便黄且气味大，属湿热下注的患者。

（2）膀胱区白点密集，且发亮，形成圆形或椭圆形区域，为急性膀胱炎患者。

（3）膀胱区呈红色，见于膀胱发炎、充血、小便热痛等，明显的泌尿系感染患者。

（4）膀胱区有网状的，较大的凸起斑点，且色偏黄或呈暗红色，也有部分呈白色者，见于慢性膀胱炎或慢性泌尿系感染。

（5）膀胱区凹陷的，一般为曾经患过膀胱炎，膀胱功能弱，黏膜肌肉萎缩或硬化，会出现尿频或小便无力，残尿感。

（6）膀胱区皮下出现浅咖啡色斑点，为曾尿过血、膀胱有伤或做过手术。

（7）膀胱区有凸起的、不规则的、沙砾样斑点者，见于膀胱结石患者；若结石较大者，膀胱区出现圆形或呈放射状的凸起的斑点，根部清楚；若膀胱结石病程较长的人，其膀胱区斑点色泽发黄。

（8）膀胱区有边缘不清，形状不整，色呈暗青或暗紫、咖啡色，似有光泽的凸起硬结，提示膀胱内有占位性病变，如膀胱癌、膀胱息肉等。

26.皮肤区是从高血压区竖直向下与大鱼际相交的边缘处开始，临近手掌生命线中端内侧的长条状区域。象皮病、过敏性皮炎、湿疹、紫癜、皮下出血、贫血等疾患在此区反映。

（1）皮肤区呈白色或白色凸起，提示患皮肤瘙痒或麻疹病。红白色斑点为皮炎、荨麻疹或皮肤过敏，黄中带暗也为皮肤过敏。

（2）皮肤区呈黄色的斑点，为慢性皮肤病，如牛皮癣（神经性皮炎）等；浅咖啡色或暗色凸起成片，一般为湿疹皮炎等。

（3）皮肤区呈暗青色、紫色或浅暗紫色在皮下深处，为血小板计数偏少或末梢毛细血管脆弱，皮下容易出血。

（4）皮肤区的皮下白亮，表面光滑，多为贫血、老年病、糖尿病之皮肤瘙痒。

（5）皮肤区有一条一条的并列凸起的横条，为脚气。

27.风湿区在大鱼际底部，即大鱼际外侧靠掌根方向的区域。风湿病包括全身受寒、湿等均在此反映。

（1）风湿区出现青暗色斑点，累及各器官可出现相应器官手诊征象的变化。若有脊柱炎的手征表现伴生，患者就为风湿性脊柱炎；若有心脏二尖瓣处受损害的手征表现伴生，患者即为风湿性心脏病。

（2）风湿区斑点青暗明显，多为寒痹；斑点青红者，多为热痹。

28.糖尿病区在手掌小鱼际处腹区阑尾手诊部位的下方。该区有异常反应则提示患有糖尿病。该区呈暗黄色者，患者多尿；若呈白色者，患者多饮；若呈一片红色者，患者多食。

29.肛门、直肠区在拇指指腹面近指甲的区域。具体来说，肛门区在拇指指尖到指甲缝之间的整个曲面；直肠区在拇指指尖到拇指肚之间的整个曲面。

（1）肛门区有暗青色的凸起者，提示患有痔疮。若有白色发亮的凸起，说明出血不多；若为红色的或红白相间以红色为主的凸起，说明痔疮出血较多。若为枯黄色凸起，则说明痔疮已经痊愈。

（2）肛门区出现暗色条状或圆形偏凹斑点，或呈暗青色者，见于肛裂的患者。皮下暗红或暗紫色，可能肛裂做过手术。

（3）若肛门、直肠区出现凸起的咖啡色或黄棕色硬节，可能为直肠息肉或直肠癌；若硬节边缘及根部界限不清，或有发暗的紫黑的呈放射状的边缘不清楚的凸起者，患直肠癌的可能性大。

（4）拇指凹陷下去，或用手按压一下，很长时间才能恢复原状（肌肉弹性差），为直肠气虚、直肠功能弱，容易患直肠癌。

（5）直肠区凸起来带红色或红白相间的斑块，可能为炎症或直肠有热；凸起发亮并皮下像水肿一样，可能为直肠水肿性疾患。

30.肩臂区在手掌上部两侧，食指根纹下方拇指侧到生命线起点之间的整个区域为左肩臂区；小指根纹下方掌边侧到心脏线起点之间的整个区域为右肩臂区。左肩臂区与疲劳区重合，右肩臂区与右肺区重合，诊病时要注意鉴别。肩臂区主要反映肩膀和手臂的疾患，左肩臂区反映左肩臂的疾患，右肩臂区反映右侧肩臂区的疾患。

（1）肩臂区有白色、花白色斑点者，多为肩周炎，一般肩部疼痛较轻。

（2）肩臂区出现红色、暗红色斑点者，多为较重的肩周炎，疼痛较明显。

（3）肩臂区有皱纹状的黄色斑点，或黄得发暗、发紫，则提示肩周炎病程较长。

（4）肩臂区有浅黄色凸起或出现硬块者，为受过伤或长期肩痛的手征。

（5）肩臂区皮下有青血管通过，为肩部血管血流阻滞不畅，影响胳膊，容易发麻、无力、酸痛。

31.供血不足区是大鱼际内侧与手掌交接的一个凹陷区，患者贫血、心脏供血不足、心绞痛、睡眠少等都在此反映。

（1）供血不足区凹陷明显者，迟早心脏会出现供血不足。

（2）此区出现白色，老年为心绞痛，年轻为供血不足，说明疾病正在发作。

（3）此区色暗而凸起，为过去患过心绞痛，或长期心脏供血不足，容易出现胸闷痛。

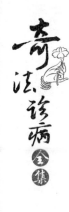

32. 后头区又称为枕骨区，位于拇指后（背）面一二指关节拐弯处，后头的整个情况在此反映。

后头区有凹陷，为后头部受过重伤，对脑颅有侵害，凹在哪里，相应后头哪里受过伤。凸起，一般为脑骨凸起不平，但要参考头痛区。如头痛区有瘤的可能，而此处相应有凸起，那一定有脑瘤，有斜的或竖的纹理，为头部浅表层外伤，但已痊愈了。

33. 脊椎区是指手背中指下对应的一条筋腱。可分为颈椎、胸椎和腰椎，颈椎区在第 1 掌指关节处；胸椎区指颈椎区下筋腱上 3/5 部分；腰椎区指中指下筋腱的下 2/5 部分。颈椎区反映颈椎、左右肩的疾患；胸椎区反映胸椎、左右后脊背的情况；腰椎区反映腰、腰肌及腰骶骨的情况。

（1）若脊椎区筋腱光顺平直为正常，哪里出现弯曲，哪里对应的脊椎部分就会弯曲，哪里出现凸起，哪里对应的脊椎部位就会骨质增生。如果凹陷下去，则脊椎相应部位凹陷。

（2）颈椎区有三个凸起（一个在筋腱位置，左右两边各有一个），局部皮肤色泽发暗，或有呈老年斑似的暗黄色、黄褐色色素沉着者，为骨质增生的征象，为暗咖啡色者，为受风颈肩背痛。

（3）胸椎或腰椎区若有凸起，局部皮肤色泽加深，或是有深黄色、黄褐色的斑点说明这些区域的对应部位有骨质增生。若是单纯有腰椎区的斑点呈褐色色素沉着，排列在筋腱两侧者，有时也应考虑腰肌劳损（可参考腰区手征）。

（4）若脊椎的手诊部位，有深色的色素沉着，整个筋腱触摸可感到凸凹不平，同时手掌风湿区呈暗青色的话，基本上可以判定为风湿或类风湿性脊柱炎。

（5）若筋腱触摸为伞状样或中间分叉者，可能有先天性脊椎裂。

（6）手背上老年斑或色素沉着愈多，腰背痛的愈厉害。色斑偏在哪侧哪侧痛，颜色愈深痛得愈重。虽然有的筋腱有凸起说明有骨质增生，但不压迫神经，没有暗咖啡色也不会疼痛。

五、手掌的温度变化

1. 手掌比正常人的手温暖一些，可见于甲状腺功能亢进症、脑桥出血、发热、高血压、糖尿病、类风湿性关节炎、红细胞增多症、肝肾阴虚证、阴虚劳热证、血虚证、消化不良等。

2. 手掌比正常人的手温凉者，可见于休克、甲状腺功能低下、动脉阻塞、主动脉炎、脊髓空洞症、硬皮病、皮肌炎、播散性红斑狼疮、雷诺病、心功能不全、手足紫绀、脾肾阳虚证、风寒感冒、阳虚衰弱证。

3. 手心热多为阴虚、肝肾阴虚、血虚、骨蒸劳热，手背热多为阳盛。

4. 手小指比其他各手指冷者，多为心脏衰弱及血液循环较差之症。

5. 健康人手掌心夏凉冬暖。

六、手掌出汗的情况

1. 手掌经常汗出伴手足心发热者，为血虚所致。

2. 手掌出冷汗，手足不温者，为气虚或阳虚所致。

3. 一侧手掌出汗，另一侧不出汗者，多为气血痹阻，经络不畅所致。

4. 手掌汗出如珠，淋漓不断，四肢厥冷者，为气阳虚脱之象。

5. 手掌汗出，发热不退者，多为内热所致。

七、手掌的类型

1. 原始型手，较一般手型肥厚，指与爪俱短，指结如树根一样厚硬粗糙，掌厚大而硬，尤其是掌的下部特别粗厚。掌纹极简单而粗犷。指背三约纹（指头伸直，指背关节处的皱纹）深而杂乱，掌背青筋浮露，皮肤色泽较深，如图25-8。

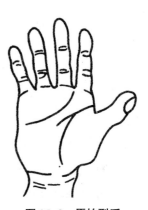

图25-8　原始型手

此型手之人，一般思想单纯，才智一般，体力较好，即使有病也很轻微。性情粗犷，易激动而发怒，精神容易紧张，易患高血压和呼吸系统方面的疾病。

2. 四方型手，手颈及掌指均很广阔，外形直而方，指甲短促也呈方形，拇指刚直长大，拇指球相当发达，掌之肌肉筋骨厚而坚实兼有弹性，手背三约纹较淡，如图25-9。

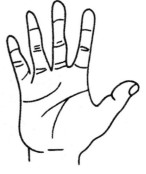

图25-9　四方型手

此型手之人，体力好，精力充沛，各方面发育良好，属健美类型。但有部分人性格偏于固执，成年以后容易患心、脑血管疾病。

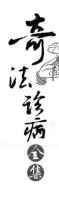

3. 汤匙型手，又称台型掌，具有这种掌型的人，手腕多粗大，指根也较粗大，指尖不像一般人由粗渐细，反而粗大如汤匙，指甲圆厚而大且硬，如图25-10。

此型手的人，健康状况良好，体型较高大，性格开朗，比较自信。若嗜烟酒不加节制，到一定年龄后容易衰老。性情急躁，掌背青筋粗浮者易患高血压、糖尿病等。

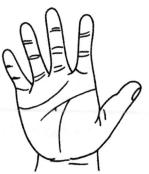

图 25-10　汤匙型手

4. 竹节型手，又称结节型手，具有这种手型的人，手掌修长而骨挺，诸指瘦削节露，骨关节较高，指端介于方尖之间，甲型长，拇指长大刚直。手背三约纹比较明显，皮肤颜色较深，手背筋肉和血管隆起，如图25-11。

此型手的人，性情较怪僻，寡言语，善于思考，往往过度用脑而致体力较差。呼吸、泌尿、生殖等系统功能多较弱。

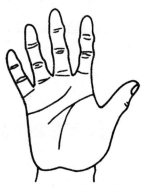

图 25-11　竹节型手

5. 圆锥型手，此手型较"尖头型"稍短而阔，手型和指型均细长，大小中庸，掌向上部渐狭，指根粗，尖端为圆锥状，指甲长，掌肉肥厚，皮肤柔润富有弹性，肤色较白，指背三约纹轻淡，青筋隐而不露，如图25-12。

此型手的人，思想敏锐但缺乏耐力，脾胃功能多较差，易患消化系统疾病。中晚年易发生风湿痹痛症。

6. 尖头型手，又称柔弱型。手细而薄，掌长柔弱而手指柔弱无力，指长滑尖细而优美，甲呈扁桃形而绯红，拇指配置匀称，皮肤白皙，青筋较明显，如图25-13。

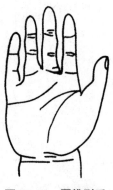

图 25-12　圆锥型手

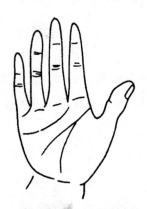

图 25-13　尖头型手

此型手的人，一般健康状况较差，神经衰弱、胆怯。易患呼吸系统疾病，泌尿、生殖系统功能较弱。

八、掌纹的类型

1. 星纹是由数条短线相互交叉于一点而构成，形同星状。
2. 十字纹是由二条短线交叉成"十"字形。
3. 三角纹是由三条短线首尾相接构成各种不同形状的三角形。
4. 正方纹是由四条短线所围成的较规矩的方形。
5. 岛纹是由两条弧线两端相连构成岛形。
6. 环纹是掌纹线圈绕如环形。
7. 井字纹是由四条短线双双相交组成如"井"字形。

九、五行各方位望掌色诊病法

仰掌，手心向上，手指向前平伸，其前为南方，掌根处为北方，左侧为东方，右侧为西方，即所谓坐北面南取向。掌心中央为脾胃，属土；东方为肝，属木；西方肺，属金；北方为肾，属水；南方为心，属火，如图 25-14。

看手时，要注意色泽呈现的部位与所对应的脏腑五行属性是否相称，并依生克乘侮的关系来考虑，还应参考各种色泽所代表的病变性质，以便得出正确的诊断。如脾位现青色，则示木乘土，为脾病、病重；肺位现红色为火刑金，为肺病、痰火互结等，依此类推。

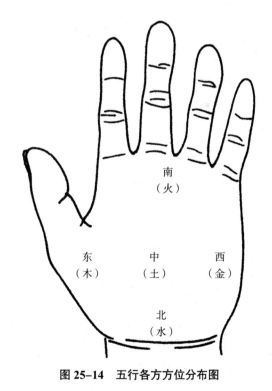

图 25-14 五行各方方位分布图

177

十、五行星丘和八卦方位掌纹形态诊病法

仰掌，手心向上，手指伸平，大鱼际靠虎口部位称第一火星丘；靠掌根侧部位称金星丘；食指根下部位称木星丘；中指根下部位称土星丘；无名指根下部位称太阳丘；小指根下部位称水星丘；小鱼际靠水星丘侧为第二火星丘，靠掌根侧为月丘；掌根部位正中为地丘；掌心部位为火星平原，图25-15。

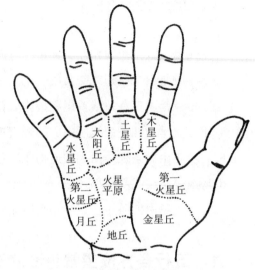

图25-15　按五行星丘方位划分手掌

震位：大鱼际曲线（生命线）范围内上方，大鱼际（掌上大拇指指球）上半部，即第一火星丘部位。

艮位：大鱼际下半部，即金星丘的一部分。

巽位：掌上食指根下的部位，即木星丘的位置。

离位：掌上中指和无名指根下的部位，即土星丘和太阳丘相接的位置。

坤位：掌上小指根下的部位，即水星丘的位置。

兑位：小鱼际靠水星丘下，即第二火星丘的位置。

乾位：小鱼际靠掌根侧，兑位之下，即月丘的位置。

坎位：手掌根部正中，即地丘的位置。

明堂：手掌正中央的部位，即火星平原的位置，如图25-16。

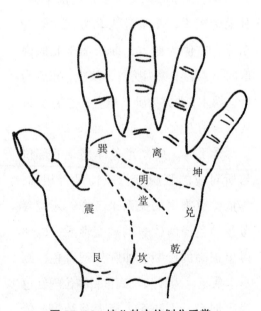

图25-16　按八卦方位划分手掌

五行星丘方位是近代国外学者，结合宇宙中太阳系的星体，根据"天人合一"的原理，划分手掌的一种方法；八卦方位则是中国古代《易经》中借助八卦推测自

然界规律，划分手掌的一种方法。两种方法在手掌上表示的意义大体是相同的，可以综合叙述之。

（一）第一火星丘（震位）

1. 该处隆起高耸，颜色红润者体格健壮，神经、精神正常，肾脏功能健全。

2. 该处纹路散乱不整，多毛状线、交叉、星纹等，表示其人易精神紧张、生活失调，容易患神经官能症。

3. 该处纹线散乱，还易患生殖、泌尿系统疾病。

4. 该处苍白无力，肉硬或薄，生命线包围的地区狭窄，易患生殖机能及内分泌机能失调疾病。

（二）金星丘（艮位）

1. 该处隆起而肉软光润者，脾胃受纳运化功能良好。

2. 该处纹理散乱、皮肤粗糙而有椭圆形的暗色呈现者，脾胃功能不佳或有胃病。

3. 该处青筋浮起、位置低陷、薄而无肉明显者，脾胃功能不足。

4. 该处出现羽毛状纹，易患神经、精神方面病变。

5. 该处下方出现如云一般青黑色，见于消化系统功能较差者。

（三）木星丘（巽位）

1. 该处隆起高耸，颜色粉红者，肝胆功能良好，反之浅灰黑色者见于天生胃肠虚弱的病人。

2. 该处纹路散乱，皮肤粗糙而颜色较暗者，肝脏机能较衰弱。

3. 该处浮肿、纹线杂乱者，易患心脏血管疾病。

4. 该处有一线自头脑线向上升，走向食中指缝中，并向上切断心脏线者，易患肠胃病。

（四）土星丘（1/2离位）

1. 该处隆起高耸、色粉红无乱纹者，心脏机能健全，视力良好。

2. 该处浮肿、纹线杂乱者，易患神经系统疾病，痔疮，耳病，齿病，麻痹等病症。

3. 该处有一线自心脏线的上方走向中指根部的指屈纹，此线又被短横线——切过，见于素体虚弱之人。

4. 该处有数条细线横过，而接近中指根部，见于胸部疾患者。

5. 该处有一颗星状纹，或同时月丘处也有一颗星状纹，到一定年龄易患高血压病，脑血管意外的发病可能性增加。

6. 该处纹路散乱，颜色发暗者，心脏功能较差。

7. 该处位置过于低陷，青筋浮起者，心力衰弱，或心火旺盛。

（五）太阳丘（1/2 离位）

1. 该处或与心脏线对应位置出现岛纹，见于视力较差者。

2. 该处纹线杂乱者，易患神经衰弱、动脉瘤、视神经衰弱等疾患。

3. 该处呈现枯叶色面积较大，伴健康线粗大者易患乳癌。

（六）水星丘（坤位）

1. 该处隆起而色红润者，说明胃肠、泌尿、生殖系统功能正常。

2. 该处纹路散乱，皮肤粗糙而颜色较暗者，大小肠及泌尿功能较弱。

3. 该处位置低陷，筋浮骨露，肤色枯白无血者，见于生殖机能弱，宫寒不孕。

（七）第二火星丘（兑位）

1. 该处隆起高耸，色红润者，身体健康。

2. 该处纹路散乱，皮肤粗糙而颜色较暗，呼吸系统功能较衰弱。

3. 该处位置低陷，筋浮骨露，皮肤色较枯白，易患呼吸系统感染、肺气肿病。

4. 该处数条直线纵切而下，见于呼吸系统功能差，易患呼吸系统疾病，如呼吸道感染。

5. 该处出现圆形的纹线，易发生视力障碍症。

6. 该处有较重的横线切过，或横线又分叉出支线，或有二条以上横切而过。呼吸系统功能大多较衰弱。

7. 该处出现井字纹路，同时月丘部位也出现井字纹路，大肠机能较弱，易患腹泻、肠炎。

（八）月丘（乾位）

1. 该处隆起，颜色新鲜者，心理健康。

2. 该处纹路散乱，皮肤粗糙而色暗者，见于七情郁滞，易患神经官能症等病。

3. 该处位置低陷，筋浮骨露，肤色枯白，易患呼吸系统衰弱症。

4. 该处纹路散乱，易患肾、膀胱病变，或结石、视力减退、痛风、贫血及妇科等疾患。

5. 长而深的纵线垂直而下，此线又被一横线切过，易患脚部痛痹疾患。

6. 该处有粗重的十字纹交叉，心脏线在食指下方形成双条并进的情形，易患痛风病。

7. 该处颜色发黑，生命线靠手腕位置呈暗黑色，提示可能正患慢性痢疾或肠炎。

8.该处有零星黑点，提示消化功能差。

9.该处中央或下方出现纵横线，且形成散乱的格子。这种人容易患肾脏病或糖尿病，若为妇女则多有子宫方面疾病。

10.该处下方出现星状纹，易发生泌尿系统病变。尤其在中年以后易发生糖尿病。

11.第二火星丘到月丘呈现一片暗红色时，易患脑中风。

（九）地丘（坎位）

1.该处隆起，肉软光泽者，泌尿生殖系统功能良好。

2.该处乱纹，皮肤粗糙而色暗，见于幼年营养较差，体力较弱，成年后易疲劳。

3.该处青筋浮起，位置低陷，薄而无肉，见于内分泌、泌尿、生殖系统较衰弱。

4.该处手颈纹散乱而不完整者，多是肾功能不足。

5.该处的缺陷过于严重时，易患不育症。

6.该处纹线散乱者，见于遗传素质较差，或有心血管方面疾患。

7.生命线下方，有斜线向地丘横断的人，一般生殖机能较衰弱，或患有不育症。

8.该处有青筋（手腕静脉）由手颈纹向上一一贯穿，也见于生殖和泌尿系统功能衰弱的人。

（十）火星平原（明堂）

1.该处深陷而四周肉堆拱起，当中纹路清晰者，身体健康，情绪稳定、心情愉快。

2.该处纹理散乱，多有七情困扰，心情忧郁，以致失眠、身体虚弱，特别是明堂气色青暗的人，提示近期可能发病。

3.掌心冰凉，且手掌颜色干枯而苍白，提示患者循环系统、消化系统功能衰弱，内分泌功能低下，或火力不足，或脾肾阳虚。

十一、望掌屈纹诊病法

人手掌上的屈纹理在一定的情况下会随着人体的健康状况和年龄而发生变化。

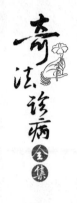

掌屈纹包括生命线、头脑线、心脏线、健康线、玉柱线、太阳线、放纵线、障碍线等，如图25-17。下面逐一进行介绍。

生命线，又称地纹线、肾脏线、本能线、鱼际横曲纹或大鱼际曲线。它可以反映人的体质、活力、能力、健康状况和疾病等。

生命线的起点在正常情况下位于食指指根线与拇指指根线中间，向下行走包绕整个大鱼际（大拇指球），终止于手腕横纹附近。

头脑线，又称人纹线、智慧线、理智线、近心横曲纹，或小鱼际抛物线。它可以反映大脑和神经系统的功能，同时还涉

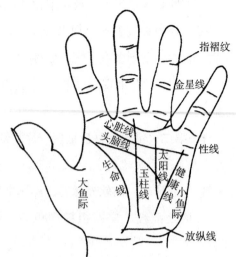

图25-17　手掌的屈纹、屈纹辅助线分布图

及眼、耳、鼻、咽喉等方面的疾病，以及智能的高低情况。

头脑线在正常情况下位于手掌中央，起于食指根附近，斜向下走，渐成弧形，终止于无名指的中线处。

心脏线，又称天纹线、感情线、直观线、远心横曲纹或小指根下横曲线。它可以反映心脏的功能与疾病，以及精神生活与体质的情况。心脏线正常情况下起于食指的尺侧，微微地向上弯曲，一直延伸向食指根部或食指与中指指根中间。

健康线，能够对反映人体的疾病提供很客观的征候，是检查身体的晴雨表。身体健康、体力劳动者手上很少出现健康线。因此，没有健康线反倒说明身体健康。即使有健康线，也应该以浅细隐隐、连续不断，且不与生命线接触者为好。

健康线的起点在生命线下段，但不应接触生命线，斜行向小指方向延伸，一直到心脏线上。

玉柱线，又称事业线、命运线、运命线、中指丘线，它的变化与健康状况有连带关系。它起于手掌的下方，通过手掌的中心位置，直达中指下方。

太阳线，是玉柱线的副线，又称成功线、无名指丘线，位于无名指根下，与玉柱线近似平行，但比玉柱线短。也能从一定程度上反映人体的健康状况。不一定每个人都有这条线。

放纵线，又称旅行线，位于月丘下方稍低处，纹条粗长易见，接触或穿过生命线。放纵线出现于生活不规律、长期熬夜、体力消耗过度、性欲不节、过嗜烟酒等

情况。

障碍线，是指所有横切各主线或某些辅助线的不正常线纹，它的位置形态不定型，它是身体某种功能发生障碍时的表现，这种线在健康人手上一般是没有的，即使见到，也不延伸过生命线。

金星线，又称金星环、金星带，起于中、食指之间而止于无名指与小指之间的弧形线，它的变化可反映神经系统的功能，并与情感方面有一定的关联。

性线，又称结婚线、婚姻线、结合线，是起于掌侧小指丘部，心脏线与小指根之间的一条或数条短横线，它可以反映生殖系统的功能。

掌纹的正常纹色是明晰粉红而润泽，提示循环良好，充满活力。如果三大线纹色呈灰白色者，提示体力不足，缺乏精力与活力，缺乏生机。

掌纹呈红色，提示有肝胆疾病，如果排除了黄疸病症，表示其人性格不稳，身体可能有隐疾。

掌纹呈蓝色，提示循环系统不佳，性格沉郁，如果连甲床均呈蓝色或紫暗色，提示肾功能衰竭、尿毒症、心力衰竭等症。

掌纹颜色暗涩，多因瘀血、血液循环障碍，慢性酒精中毒、缺氧引起。

下面就掌屈线与健康的关系分别予以介绍。

（一）生命线与健康

1.生命线围绕着拇指，显示体内储备碱的情况。若生命线浅，说明体液偏酸性。生命线深者，拇指握力强，这种人副交感神经功能完善，体内储备碱充分，能有效地预防各种疾病，消除精神方面的压抑。

2.生命线深长、清晰不断，包围区宽大、气色红润而无斑点，圆弧形曲线中央延伸到以中指中央为直线的中心线上。提示身体健康，充满活力，为高寿之征。

3.生命线浅淡，包绕的圆弧面积很小，提示体质虚弱，易患不育症。

4.生命线起点位置正常，起于食指指根线与拇指指根线中间，如图25-18-（1）。提示人体阴阳平衡，心理健康。

5.生命线起点位置偏高，如图25-18-（1）。提示胆气偏刚，富于决断。

6.生命线起点位置偏低，如图25-18-（1）。提示欠缺活力，缺乏坚韧不拔的意志。

7.生命线中途走向月丘，如图25-18-（2）。见于体质虚弱，精力、活力不足，妇女易患妇科病、子宫发育不全、不孕症。

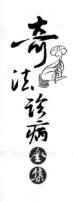

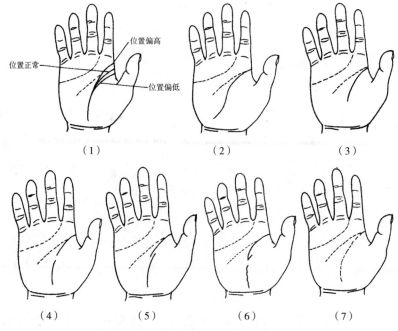

図中注記：
位置偏高
位置正常
位置偏低

（1）　　　　　　（2）　　　　　　（3）

（4）　　　　（5）　　　　（6）　　　　（7）

图 25-18　生命线的正常、异常表现（一）

8. 生命线粗大深刻，末端突然断截，消失不见，如图 25-18-（3）。随着年龄增长，其人易患中风症。

9. 生命线中断，特别是双手同一对应位置中断，如图 25-18-（4）。人体健康随时可能受到疾病的威胁。

10. 生命线中断的地方，有另一线接续，且与原线有部分重叠，如图 25-18-（5）。若有病也较轻微，即使患重病，也不会因此丧命。

11. 生命线朝内侧上翘而中断，如图 25-18-（6）。表示有患绝症的可能性。

12. 生命线整体连续中断，如图 25-18-（7），是体弱多病的象征。

13. 生命线中断处，被一条横纹挡住且切断，双手均出现这种情况，如图 25-19-（8）。提示将发生急性病。

14. 生命线中断处出现星纹，如图 25-19-（9），是突发疾病的危险信号。

15. 生命线有许多支线，如图 25-19-（10），可能有便秘的毛病。

16. 生命线的中途分出数条向下的支线，如图 25-19-（11），提示将出现不利于健康的病理变化。

17. 生命线末端周围有多道支线重叠交错者，属于神经异常敏感的性格，若浅细而分支复杂的生命线末端变为浓黑灰色，如图 25-19-（12），表示由于神经过度兴奋，而患失眠症。

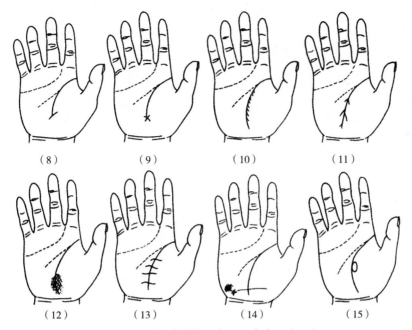

（8）　　　　（9）　　　　　（10）　　　　　（11）

（12）　　　　（13）　　　　（14）　　　　　（15）

图 25-19　生命线的正常、异常表现（二）

18. 生命线有多道障碍线，如图 25-19-（13）。表示有巨大的精神压力。

19. 生命线有障碍线且月丘上有格子纹，如图 25-19-（14）。是肾脏虚弱和呼吸系统病的征兆。

20. 生命线上有岛纹，如图 25-19-（15），易发生出血性疾病，多见于痔疮，各种潜出血，外伤、手术后等，也见于恶性肿瘤。

21. 生命线上部或中部有许多岛纹，如图 25-20-（16）。提示消化系统方面的疾病。若岛纹呈淡灰色，表示胃的情况不好，岛纹变成浓褐色（黑褐色），可能患胃癌。

22. 生命线上有连续岛纹，如图 25-20-（17）。多患有慢性病。

23. 生命线形成岛纹，而健康线呈弯曲的蛇行状，如图 25-20-（18）。见于胆汁分泌不正常，胆腑功能差。

24. 生命线上有岛纹，月丘位置气色青暗，如图 25-20-（19）。肾功能较差，易患泌尿生殖系统疾病。

25. 生命线呈绳状变化，如图 25-20-（20）。见于患心身症者，有神经质，体力不足，常在人多场合易出现紧张、胆怯。

26. 生命线上端呈链状变化，如图 25-20-（21）。提示可能有呼吸器官疾病，并且可见于部分肺癌病人。

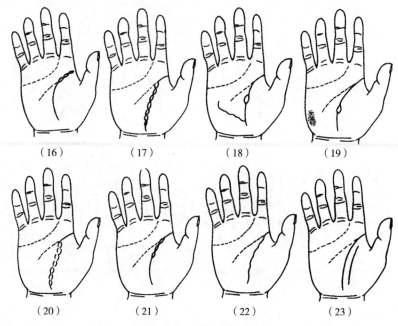

图 25-20　生命线的正常、异常表现（三）

27. 生命线呈蛇行状，如图 25-20-（22）。见于心血管虚弱，易患动脉硬化、脑出血或心肌梗死症，若同时心脏线上有岛纹则患上述疾病的可能性更大。

28. 生命线内侧有一条与之平行走向的线，称为辅助线或护线，如图 25-20-（23）。见于正气充足，体能较强者，对病痛有惊人的忍耐力。

29. 生命线的内侧或外侧出现明显的十字纹或星状纹，如图 25-21-（24）。见于健康状况较差，或有消化道溃疡的患者。

30. 生命线呈链状，线中又出现星纹，如图 25-21-（25）。见于小儿禀赋不足，且易患皮肤疾患。

31. 生命线下方分出另一条线向斜上方走行，并延伸至头脑线与之相交，形成一个星纹，如图 25-21-（26）。提示生殖机能衰弱。如已怀孕，要常查胎位、血压等，以避免发生难产。

32. 生命线和健康线相连，如图 25-21-（27）。中年以后易患心、脑血管病。

33. 生命线上出现星纹，同时心脏线上也出现星纹，如图 25-21-（28）。易患肺部与气管病。

34. 生命线上的任何一段，出现十字形纹附着，如图 25-21-（29）。提示机体抵抗力差，其人随时可发生疾病。

35. 生命线下端近手掌位置，被散乱的三角纹包绕，如图 25-21-（30）。晚年易得心血管病。

36.生命线的中断处有三角纹或方形纹,如图25-21-(31)。虽患重病也能抵抗过去。

37.生命线的下端出现如同箭尾一样的羽毛状线,或单边毛状线,如图25-22-(32)。提示七情郁结,思虑烦恼太过,体质虚弱易疲劳。

38.生命线两侧出现许多小斑点,如图25-22-(33)。提示精力减退,体力活力相应减弱,身体将出现不正常的反应。如斑点明显,呈红色,为患热性病;呈绿色是患急性肺炎;呈黑色是寄生虫病致营养不良的征象。

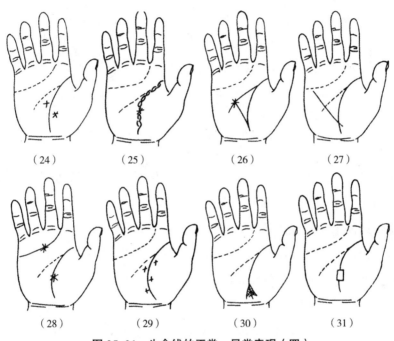

（24）　　　（25）　　　（26）　　　（27）

（28）　　　（29）　　　（30）　　　（31）

图25-21　生命线的正常、异常表现（四）

39.生命线呈现出过分艳丽的绛红色,提示肝火旺盛,机能亢进。

40.生命线呈现出紫色,提示病邪侵犯到血液,或感染梅毒疾患。

41.生命线起点呈浅黑色,提示可能患有胃病(胃炎、胃溃疡)。

42.生命线呈现青色或白色,提示体力较差,有贫血或瘀血现象,青色还说明消化、吸收、营养很不正常。

43.生命线下半段呈暗黑色,提示体内有寄生虫病。

44.生命线的纹线变浅和颜色变淡,纹线变宽而比较松弛者,多为脑动脉硬化、脑痉挛、脑血栓形成以及脑出血病等。

45.生命线变宽者,多为慢性腹泻、慢性痢疾、营养不良、脾虚证、气血不足证等。

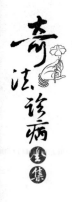

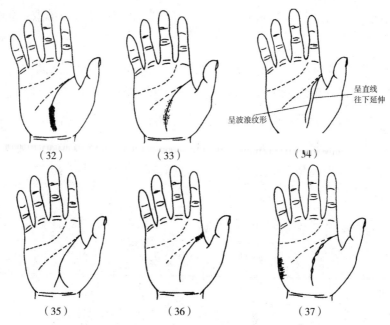

图 25-22　生命线的正常、异常表现（五）

46.生命线不成弧形，而是以直线往下延伸，或呈波浪纹形，如图25-22-（34）。提示脾虚胃弱、糖尿病、内分泌紊乱。

47.生命线的末端分成两条纹线，开口较宽，如图25-22-（35）。多为风湿病重症、风湿性关节炎、风寒湿痹、关节屈伸不灵活、行走较困难等。

48.生命线的起点被一些纵线切断，如图25-22-（36）。多为肺虚、慢性支气管炎、体虚易患感冒、肺结核病等。

49.生命线上有若干小岛，同时小鱼际处有许多横向纹线，如图25-22-（37）。妇女见于子宫功能不良、月经不调、不孕症；男子见于生殖器官机能障碍，如阳痿、遗精。

50.双手上的生命线都较浅短，提示此人身体素质较差，抵抗疾病能力弱，因此易患伤风、感冒、肠炎、腹泻、风寒咳嗽等病，或提示此人久病缠身；若双手的生命线长短不一，断断续续，表明患病很久，健康状况时好时坏。

（二）心脏线与健康

1.心脏线是中指、无名指、小指弯曲的折痕。如果这些手指麻痹，心脏线就会变浅，这些手指无力是手指和全身血液循环不良的显示。

2.心脏线深长明晰，颜色红润，向下的支线少，向上的支线或辅助线多。

3. 心脏线的长度要适当，其标准是从中指根部中心朝下设一直线，心脏线恰好止于与此线的交点处，如图 25-23-（1）。过长过短各有其不同的意义。

4. 心脏线过长，延伸到食指和中指之间，如图 25-23-（1）。一般表示心脏强健，但心脏线本身必须没有瑕疵或黑点等，同时曲线要漂亮。若心脏线长达食指下方，就要当心患高血压。

5. 心脏线过短，如图 25-23-（1）。提示循环系统有问题。

6. 心脏线寸断、纹线零乱，或呈链状，或呈波浪状，如图 25-24-（2）、25-24-（3）、25-24-（4）。提示易患心脑血管疾病。

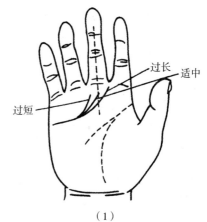

（1）

图 25-23 心脏线的正常、异常表现（一）

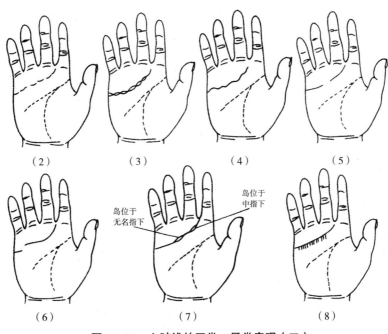

（2）　　　　（3）　　　　（4）　　　　（5）

（6）　　　　（7）　　　　（8）

图 25-24 心脏线的正常、异常表现（二）

7. 心脏线在中指或无名指的下方发生断裂现象，而且断口较大，如图 25-24-（5）。较易患循环系统或呼吸系统疾患。

8. 心脏线在小指的下方发生断裂现象，断口距离较远，如图 25-24-（6）。较易患肝病。

9. 心脏线上有岛纹，见于视神经病变、静脉瘤，也见于神经衰弱症、失眠、烦躁、头晕、健忘等。

10. 心脏线上有岛位于中指下方，如图 25-24-（7）。易患心肌梗死。

11. 心脏线上有岛位于无名指下方，如图 25-24-（7）。是眼疾的征兆。

12. 心脏线上出现许多小纵线，如图 25-24-（8）。提示心气虚、心血虚、失眠、惊悸、心律不齐。

13. 心脏线和生命线之间夹着几条斜线，如图 25-25-（9）。提示心脏病、心气虚、心血瘀阻、胸闷等。

14. 心脏线开始处，有另一条纹线并行，如图 25-25-（10）。多为风湿病、风湿性关节炎、痛风、风寒痹痛等。

15. 心脏线上出现短纵线，如图 25-25-（11）。提示呼吸系统功能减退、肺脏气阴两虚，易患支气管炎、咽喉炎；年老者易患喉头癌、梅核气等。

16. 心脏线上被多条短直线一一切过，如图 25-25-（12）。提示身体状况较差，尤其要防患肝脏与心脏方面的疾患。

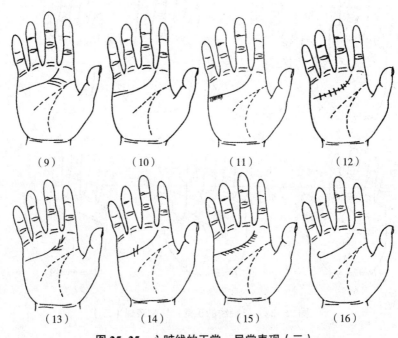

（9）　　　　　（10）　　　　　（11）　　　　　（12）

（13）　　　　　（14）　　　　　（15）　　　　　（16）

图 25-25　心脏线的正常、异常表现（三）

17. 心脏线末端呈树枝状，如图 25-25-（13）。提示肺气虚、慢性支气管炎、肺结核等。

18. 心脏线在无名指下方位置被两条短直而粗重的线直切，如图 25-25-（14）。

提示患高血压病，左心室肥大。

19. 心脏线的下端，出现很多毛状虚线，如图25-25-（15）。见于心脑血管系统病变，如心气虚、心血虚、失眠、惊悸、心律不齐、心神经官能症。

20. 心脏线在小指或无名指的下方，向上倒钩弯曲，如图25-25-（16）。易患心脏病。

21. 心脏线上出现鱼形小眼，如图25-26-（17）。易患神经衰弱、失眠、烦躁、头晕、健忘等病症。

22. 心脏线上出现黑点，如图25-26-（18）。见于心脏比较衰弱，心律不齐者。

23. 心脏线紊乱，且手掌隐现晦色，见于吸烟过多或一氧化碳中毒引起的心脏病。

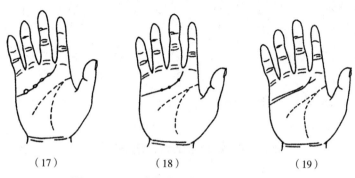

（17）　　　　　（18）　　　　　（19）

图25-26　心脏线的正常、异常表现（四）

24. 心脏线呈赤红色，皮肤较干燥者，易患高血压或脑血管疾患。

25. 心脏线呈淡白色，见于心血不足、心气虚、贫血、神经衰弱。

26. 心脏线呈紫青色，见于心血瘀阻，或冠心病、肺心病。

27. 心脏线呈灰色而干枯，提示肝脏已发生病变。

28. 心脏线中部皮肤变黑，并时常感到疼痛，可见于冠心病、心包炎、心脉瘀阻、心肌炎等。

29. 心脏线有二条且出现晦暗色者，如图25-26-（19）。须注意耳病和肾脏病。

（三）头脑线与健康

1. 头脑线粗深而长，明晰不断，颜色红润，略微下垂，弯曲成优美的弧形，弧线末端止于无名指下对应的垂线处，如图25-27-（1）。说明身体健康、充满活力，心情愉悦。

2. 头脑线末端过于下垂者，如图25-27-（2）。多见于思想家。

3. 头脑线末端过于平直者，如图25-27-（2）。多见于头脑固执者。

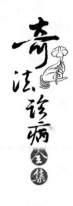

4. 头脑线低垂到月丘位置，如图25-27-（2）。见于生理机能较差，中气不足者。

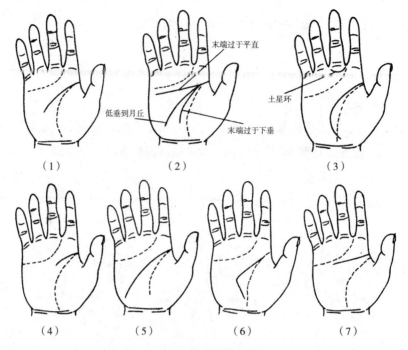

（1）　　　　　　（2）　　　　　　（3）

（4）　　　　（5）　　　　（6）　　　　（7）

图 25-27　头脑线的正常、异常表现（一）

5. 头脑线过度弯曲，末端接触生命线者，如图25-27-（3）。容易患抑郁症，若同时有土星环，则可能患有严重的抑郁症。

6. 头脑线过短，易患五官疾病，如中耳炎、鼻炎、结膜炎、假性近视、白内障；若头脑线短而浅淡，见于消化系统衰弱。头脑线短，在中指下方消失者，如图25-27-（4）。可能会患脑瘤。

7. 头脑线过长，如图25-27-（5）。表示精神不安，常有超出常规的行为。

8. 头脑线过于微弱，并附着生命线而下行，如图25-27-（6）。说明机体活力不足，容易患头痛、头晕病。

9. 头脑线平直，与生命线起点有一定距离，如图25-27-（7）。常见于性情过于耿直，缺乏幽默感之人。

10. 头脑线下垂到月丘或地丘位置，而与生命线合流太长，且纹线较细小无力，如图25-28-（8）。提示神经、精神状况较差，常因多疑而出现幻听、幻视等病症。

11. 头脑线呈明显的波浪状纹，如图25-28-（9）。易患神经系统疾患，思想混乱，精力不集中，甚至出现精神症状。吸烟过度，生活不规律也可见此手掌纹。

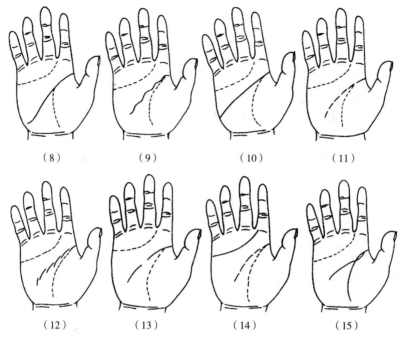

（8）　　　　　　（9）　　　　　　（10）　　　　　　（11）

（12）　　　　　　（13）　　　　　　（14）　　　　　　（15）

图 25-28　头脑线的正常、异常表现（二）

12. 头脑线从起端一直延伸到掌边，名为"悉尼线"，如图 25-28-（10）。见于先天性风疹、白血病、先天性愚型，儿童发育迟缓，学习不好，行为有异常。并与患癌症关系密切。

13. 头脑线由断续的线段所组成，如图 25-28-（11）。提示心理紧张而致神经衰弱，易患失眠头痛；或为脑震荡后遗症。

14. 头脑线中断且明显交错者，如图 25-28-（12）。易患神经官能症。

15. 头脑线中断且中断间隔大者，如图 25-28-（13）。可能在中断处所代表的时期陷入严重的神经质或被害妄想症，或经受不起外界较大的刺激，头部及四肢神经易发生麻痹等障碍。易头痛、头晕、健忘、倦怠、乏力等。

16. 头脑线多处中断，且心脏线长者，如图 25-28-（14）。其个性暴躁、激动，易患癔病。

17. 头脑线连续中断且出现浅灰黑色者，表示有患妄想症的可能。

18. 头脑线与生命线相交的地方出现一个较明显的岛纹，如图 25-28-（15）。提示少年发育期因某种原因所致的营养不良。

19. 头脑线上有岛纹出现在食指根下方，如图 25-29-（16）。表示这种人先天性脑神经障碍。

20. 头脑线有岛纹出现在中指下方，并未接触到玉柱线，如图 25-29-（17）。多为心力交瘁引起的神经衰弱，或用脑过度，极度疲劳，引起脑神经疾病。

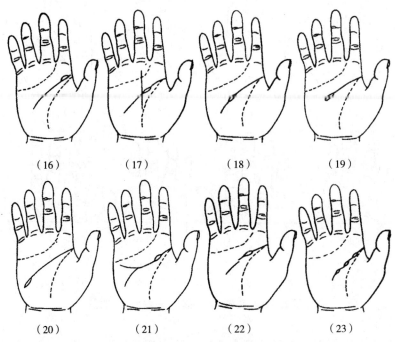

（16）　　　　（17）　　　　（18）　　　　（19）

（20）　　　　（21）　　　　（22）　　　　（23）

图 25-29　头脑线的正常、异常表现（三）

21.头脑线有岛纹出现在无名指下方，如图 25-29-（18）。见于劳心过度，视神经比较衰弱，眼睛有过度疲劳现象、青光眼、老年性白内障。

22.头脑线终止于无名指的下方，并在此处出现一个大岛纹，如图 25-29-（19）。见于大脑神经病变。

23.头脑线细小，并下垂到地丘，且末端呈一岛纹，如图 25-29-（20）。见于性格孤僻，有精神病变。

24.头脑线上有岛纹，并且分出一条支线向心脏线伸去，如图 25-29-（21）。易患重度神经衰弱，或严重脑病，身心易疲劳，缺乏耐性，注意力难于集中，有丧失记忆力的危险。

25.头脑线在岛纹出现后断裂，如图 25-29-（22）。神经系统比较薄弱，易患中风，或因脑出血引起的神经麻痹，同时会因脑病而带来生命危险。

26.头脑线上有白色或红色的斑点以及岛纹，提示精神脆弱，容易受到创伤。

27.头脑线上有 2～3 个岛的人，如图 25-29-（23）。多有精神紧张、精神疲劳，易患消化道溃疡。区别溃疡的部位，还得看生命线，若此线下部有岛及异色，则是十二指肠溃疡；若上部有岛及异色，多是患有胃溃疡的患者。

28. 头脑线形成一连串的链状纹，如图 25-30-（24）。见于大脑神经不健全。

29. 头脑线形成链状纹，并上升横贯手掌左右两端，如图 25-30-（25）。易患头痛的毛病。若有反抗线上延而横切过头脑线，这种人神经质的倾向更加强烈，会患严重的偏头痛。

30. 头脑线全体形成链状、波状，表示精神活动力薄弱，注意力不易集中。

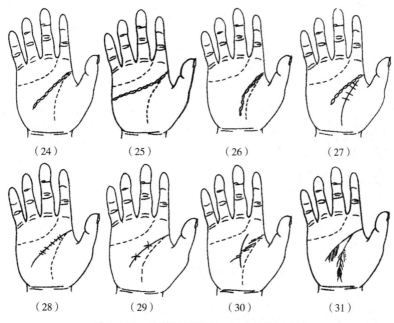

图 25-30　头脑线的正常、异常表现（四）

31. 头脑线呈链状而且极端下垂的人，如图 25-30-（26）。意志力薄弱，易患神经官能症。

32. 头脑线呈链纹状，同时伴有生命线的前端有数条障碍横线切过，如图 25-30-（27）。见于呼吸系统功能较差，肺活量小。

33. 有许多短而细的线纵斜切断头脑线，如图 25-30-（28）。提示神经系统很脆弱，大脑常出于紧张状态，并且因失眠等原因，大脑得不到休息，引起头痛等脑部疾病。

34. 头脑线上有明显的十字纹，如图 25-30-（29）。不论其纹大小，都提示心理不稳定，正气不足，胆气怯弱，易见恐惧不安，妇女易患妇科病。

35. 头脑线断裂，纹路交错地叠在一起，同时一条长而且粗的线切断头脑线，如图 25-30-（30）。提示用脑不宜过度，否则会导致智力下降，记忆力衰退，并易患神经官能症。

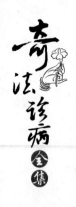

36.头脑线与生命线上均同样分出如羽毛状的纹线,如图25-30-(31)。提示体能较差,韧性不足,容易疲劳。

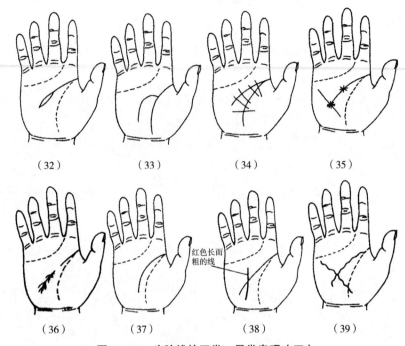

图25-31　头脑线的正常、异常表现(五)

37.年纪较大者的头脑线于末端出现大岛,如图25-31-(32)。是发秃的预兆。

38.头脑线的起点发于生命线的中间,纹线由掌心向下延伸,如图25-31-(33)。提示此人性格内向、多愁善感、抑郁、孤僻、胆小谨慎、神经质。

39.掌中纹线复杂错乱,出现多条障碍线跨过头脑线和生命线,如图25-31-(34)。多有神经质,儿童多有夜间遗尿症。

40.头脑线上有星形纹,如图25-31-(35)。多提示妇女难怀身孕,即使有孕,也容易发生难产。如果此人有健康线,而且在头脑线和健康线的交叉处出现星纹,如图25-31-(35)。容易因妊娠中毒而丧失生命。

41.头脑线沿着小鱼际中间往下延伸,中途断裂,并生出许多纤细的线条,如图25-31-(36)。多为膀胱炎、尿路感染、肾虚腰酸、淋浊等病。

42.头脑线粗细不一,或纹线细,或纹线断断续续,多为脑神经发生病变、脑动脉硬化、头痛、智力低下、脑血管痉挛及脑出血病等。

43.头脑线隐隐约约、模糊不清,纹线不明显,多提示智力发育不良,脑功能轻微障碍,智力低下或大脑神经功能障碍。

44. 头脑线往生命线方向弯曲明显者，如图 25-31-（37）。多为神经官能症、精神分裂症、烦躁不安、惊悸、失眠、头痛、头晕等。

45. 头脑线上显示赤红干燥的颜色，见于高血压病，有脑出血倾向。

46. 头脑线被一条红色的长而粗的线切断，而且整个手掌呈红色，如图 25-31-（38）。易患心肌梗死等病。

47. 头脑线显示青白的颜色，提示气虚体弱，易患脑缺血。

48. 头脑线上出现黑点或污点，或为暗红斑，多为脑神经衰弱、脑动脉痉挛、脑供血不足，头痛、头晕及脑部肿瘤等。

49. 头脑线色苍白，且有黑点，生命线起点又有叉纹向上，易患头痛、脑血管病变。

50. 头脑线与健康线同时呈现波浪状，如图 25-31-（39）。易得脑部疾患，精神活动衰弱，缺乏耐性。

51. 头脑线与心脏线合而为单一的线，名为"猿猴纹"，又称断掌，如图 25-32-（40）。多为先天性发育缺陷或遗传病，也见于部分长寿者。若其手纹断续不相连，则健康状况较差，或情绪易激动。

52. 头脑线在中途分叉，如图 25-32-（41）。大多具有父母双方的优点和性格，而且比较聪明伶俐。

53. 头脑线、心脏线与生命线三大主线同源于一点，而头脑线短缩，其末端止于一颗星纹，如图 25-32-（42）。是暴病的信号，其人体内随时都有可能发生病理突变。

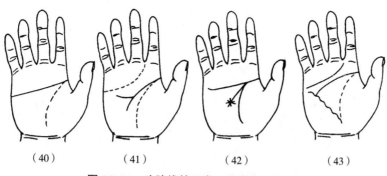

（40）　　　　　（41）　　　　　（42）　　　　　（43）

图 25-32　头脑线的正常、异常表现（六）

54. 心脏线和头脑线之间狭窄而健康线呈波浪状，如图 25-32-（43）。提示正气不足，易患感染性疾病。

（四）健康线与健康

1. 健康线接触生命线，如图 25-33-（1）。提示心血管疾病已经发生。

2. 健康线穿过生命线，与生命线相交叉，如图 25-33-（2）。说明脏腑衰弱，特别是心脏衰弱。

3. 若与生命线交叉的健康线粗而明显，或颜色发黑，则可能患有危及生命的疾病。

4. 健康线上出现红色或黑色斑点，如图 25-33-（3）。这是预示不久将会患有发烧症状的疾病。尤其须留心的是红色斑点或红色浮胀，提示内脏随时可暴发急性病症。

5. 健康线的下端有岛纹，或岛纹附近有杂乱的纹线，如图 25-33-（4）。提示患有呼吸系统的疾病。

6. 健康线上的岛由褐色转黑色时，可能会患消化器官癌，特别是岛出现在头脑线下方，接近生命线的那一段健康线，如图 25-33-（5），则患消化系统癌的可能性更大。若生命线的中央也出现暗褐色的岛，手掌的颜色变为土色，则患癌的可能性愈加增高。

7. 健康线与头脑线的交叉处有岛，如图 25-33-（6）。是患神经官能症的征兆。

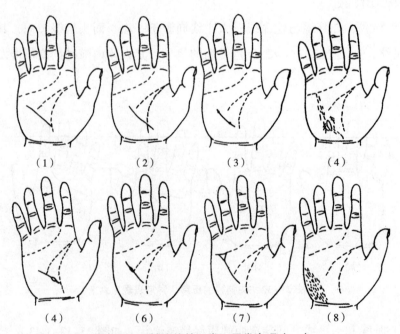

（1）　　　　（2）　　　　（3）　　　　（4）

（4）　　　　（6）　　　　（7）　　　　（8）

图 25-33　健康线的正常、异常表现（一）

8. 健康线的上部分叉，与心脏线围成一个大岛，如图 25-33-（7）。通常也易患呼吸系统方面的疾病，如肺、气管（包括支气管）、喉咙及鼻子等的炎症。

9. 健康线在手掌边形成许多乱纹，如图25-33-（8）。提示生活不规律，体力损伤及精力不足。

10. 健康线呈链状，且其上部接近心脏线的部分出现岛，如图25-34-（9）。也表示呼吸系统有问题，甚至可能为肺结核病。

11. 健康线柔弱而连续中断，如图25-34-（10）。提示消化系统功能薄弱。

12. 如上条的健康线表现，又出现生命线的起始部呈晦暗色，有岛或连续的岛（如链状）时，如图25-34-（11）。就须特别注意胃肠功能。

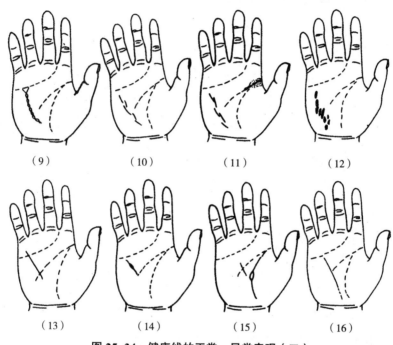

（9）　　　　　（10）　　　　　（11）　　　　　（12）

（13）　　　　　（14）　　　　　（15）　　　　　（16）

图25-34　健康线的正常、异常表现（二）

13. 健康线是由一些小碎片状裂纹构成，如图25-34-（12）。提示此人可能患有慢性胃肠病。

14. 原有健康线，变得模糊不清或出现中断，多是肝炎早期患者，或抗病能力降低。

15. 原有健康线，逐渐变得模糊不清或断断续续，多提示为慢性消耗性疾病。健康线若从断续不连，变为纹路清晰，表明身体已恢复健康。

16. 健康线短而深，切过心脏线与头脑线，如图25-34-（13）。常出现大脑方面的疾患，过度脑力劳动也会见此现象。

17. 一条相当深的健康线把心脏线与头脑线几乎要连接起来，是大脑有病的象征，若同时健康线上出现岛纹，如图25-34-（14），大脑患病的诊断意义就更大了。

18. 手掌中央出现短的健康线，且线本身或附近颜色不好，如浅黑灰色（晦暗色）、暗红色、褐色、红色等，暗示消化器官有问题，若除这种健康线外，在生命线中央部分亦有晦暗色的岛，如图25-34-（15），则可能病症已加重，且转为慢性化。

19. 健康线相当长，对着月丘下部或金星丘下部延伸，而于该处变细中断，如图25-34-（16）。为妇女阳气虚衰、子宫寒冷、性欲淡漠的征兆。

20. 健康线和头脑线的交叉点附近出现方形纹，如图25-35-（17）。提示曾动过外科手术。

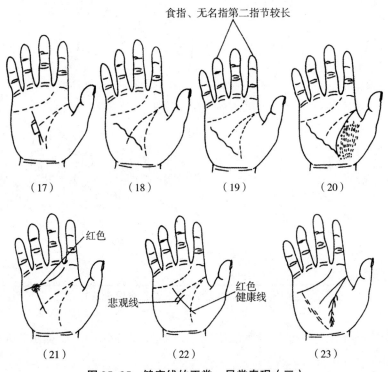

图 25-35　健康线的正常、异常表现（三）

21. 健康线弯弯曲曲呈蛇行状，提示饮酒过度而伤及肝脏；若蛇行状线又带有黄色时，是肝脏已有严重病变的信号；若蛇行状健康线同时伴有头脑线柔弱碎断，如图25-35-（18），则提示消化系统范围内患有疾病。

22. 健康线呈蛇行状，同时食指与无名指第二指节较长，如图25-35-（19）。提示体内钙质吸收的功能不健全、骨骼和牙齿有早坏倾向。

23. 健康线呈蛇行状，并且下端与生命线同源，同时生命线上见红斑点者，如图 25-35-（20）。常见于心脏病。

24. 健康线与心脏线的接触点呈红色，如图 25-35-（21）。提示极有可能患心脏病。

25. 健康线全线呈红色者，大多是神经质，无论男女易出现歇斯底里的行为，性情刚愎执拗，不知变通。这种健康线在头脑线尾部下侧有短线平行，称悲观线，如图 25-35-（22）。其神经质会更加强烈，动辄嗔怒，情绪激昂，心神不定，易患身心症等病。

26. 健康线寸断柔弱，三大主线浅表微弱，生命线下方有毛状线下垂，如图 25-35-（23）。说明体能相当不足，易患慢性消耗性疾病。

27. 健康线柔弱寸断，除消化系统功能薄弱外，且往往影响到体力的盛衰。如果健康线柔弱，而心脏线与头脑线相距狭窄，称为"方庭"狭窄，如图 25-36-（24）。提示气管或支气管易受感染而频发气喘证候。

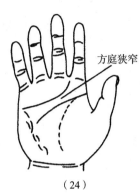

（24）

图 25-36　健康线的正常、异常表现（四）

28. 健康线细而呈蓝黑色，预示会患有心脏等循环器官的疾病。

（五）玉柱线与健康

1. 玉柱线从掌下的月丘位置起，斜向食指，终止于心脏线的末端，如图 25-37-（1）。提示由于生活不规律而损伤身体。

2. 玉柱线起点靠近生命线，并依附着生命线而上行，如图 25-37-（2）。多提示青少年时期心理与身体的发育比较迟缓，心理上倾向于保守与依赖。

3. 玉柱线呈波浪的形状，如图 25-37-（3）。提示心理状态不佳，情志不舒，精神受到刺激。

4. 玉柱线起自地丘附近，上升至近掌心处即中途消失，如图 25-37-（4）。提示青年时期体力尚好，中年以后会减弱。

5. 玉柱线起自掌心而直上土星丘，如图 25-37-（5）。提示中年以前体质较差，中年以后体力逐渐有所恢复。

6. 玉柱线仅有掌中一段，上下均无，如图 25-37-（6）。提示中年及壮年时健康状况较好，青年及老年体力较差。

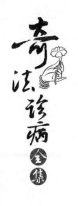

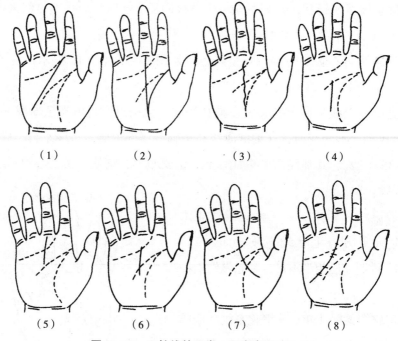

（1）　　　　（2）　　　　（3）　　　　（4）

（5）　　　　（6）　　　　（7）　　　　（8）

图 25-37　玉柱线的正常、异常表现（一）

7. 玉柱线起自金星丘，斜向上升至土星丘，如图 25-37-（7）。提示心理上为七情所困扰，使得精神体力消耗而影响健康。

8. 玉柱线起自月丘，斜向上升至土星丘，见于神经脆弱的人，特别是玉柱线上有多条障碍线，如图 25-37-（8）。容易患神经官能症。

9. 玉柱线起自金星丘，另一端起自月丘，两线斜升至掌中汇合，成为一条线而直上土星丘，如图 25-38-（9）。提示心理异常，而导致七情内伤之病。

10. 玉柱线起自地丘附近，一直上升到土星丘，并在土星丘处由玉柱线向两侧各分出一条支线，状如三叉，如图 25-38-（10）。说明体质良好，心理平衡，脏腑阴阳气血调和。

11. 玉柱线所分的三叉，不在土星丘，而是在地丘处，如图 25-38-（11）。也说明身体好，精力充沛。

12. 玉柱线起自第二火星丘，在头脑线和心脏线之间弧形上升，如图 25-38-（12）。若第二火星丘饱满的话，提示体力良好，精力得健，第二火星丘薄削就显得精力不足。

13. 玉柱线和头脑线同被障碍线横切，同时健康线为寸断状纹，如图 25-38-（13）。常见于胃、十二指肠溃疡。

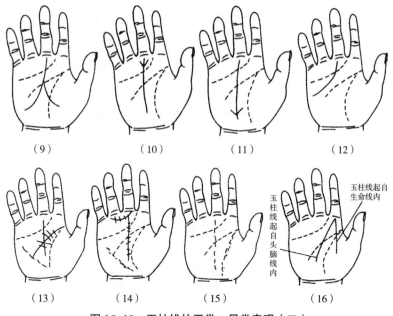

图 25-38　玉柱线的正常、异常表现（二）

14. 玉柱线上有多条障碍线；健康线呈细弱断续状线，又有掌庭狭窄；中指及无名指间有弧线，并被 2～3 条深重的障碍线纵切，如图 25-38-（14）。见于慢性胃炎病人。

15. 玉柱线上被短横线断断续续切过，也说明此人有神经质倾向，性格急躁，体力较差，多患有慢性病。

16. 玉柱线与生命线同样呈现出断续的现象，如图 25-38-（15）。提示长期受慢性病折磨，短时间内不易康复。

17. 玉柱线起自头脑线内，或生命线内，直上土星丘，如图 25-38-（16）。提示中年以前的体质欠佳，而至年老时体力反而较好。

18. 玉柱线起自第一火星丘，斜向上升至土星丘，如图 25-39-（17）。提示体力与精力不足，易暴怒而动肝火。

19. 玉柱线的分支线下方出现岛纹，如图 25-39-（18）。有神经衰弱的倾向。

20. 玉柱线上出现两个连续呈 "8" 字形的岛纹，如图 25-39-（19）。说明此人易患精神失调或梦游症。

21. 玉柱线由地丘附近上升至太阳丘下，并在玉柱线上出现岛纹，如图 25-39-（20）。多因先天不足，或后天心理上的创伤而影响体力。

22. 玉柱线上出现十字纹，如图 25-39-（21）。多提示精神或神经衰弱。如在纹的末端即土星丘处出现十字纹，则易患脑血管意外。

23. 双手玉柱线终端都有一颗星纹，同时月丘部也有一颗星纹，如图25-39-（22）。提示缺乏耐受力，情感不稳，易萌生悲观失望情绪。

24. 玉柱线的起端呈流苏状，如图25-39-（23）。多提示先天不足，妇女易患不孕症。

25. 玉柱线上出现三角形或四方形的手纹，如图25-39-（24），对健康有利，即使以往患各种慢性病，尚有抗病能力与修补能力，预后较好。

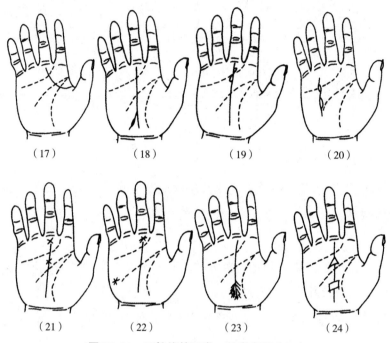

（17）　　　　　（18）　　　　　（19）　　　　　（20）

（21）　　　　　（22）　　　　　（23）　　　　　（24）

图25-39　玉柱线的正常、异常表现（三）

（六）太阳线与健康

1. 太阳线端细明了，起自地丘旁而至于太阳丘，如图25-40-（1）。表示其人思想丰富，身体健康。

2. 太阳线由生命线上斜入土星丘，如图25-40-（2）。提示其人感情理智，或继承了祖上优良的遗传因素。

3. 太阳线上升至太阳丘处，其末端分出三叉，如图25-40-（3）。提示中老年体力较好，衰老迟缓。

4. 太阳线旁边有两条短纵线，出现在小指与无名指中间，如图25-40-（4）。提示晚年衰老延缓。

5. 太阳线上有岛纹，如图25-40-（5）。多提示眼睛方面的疾患，或对健康不利，每多七情内伤，岛纹越大越有诊断价值。

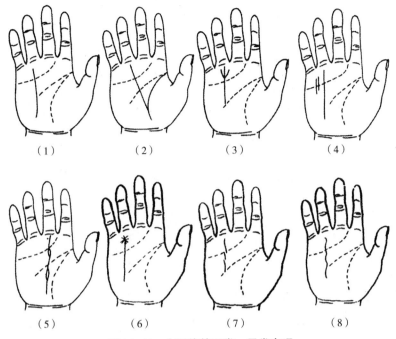

图 25-40 太阳线的正常、异常表现

6. 太阳线上端出现一个星状纹，如图 25-40-（6）。多见神经质病人，且易患脑血管方面的疾病。若两手均出现星状纹，则诊断意义更大。

7. 太阳线呈衔接性中断，或截然性中断，如图 25-40-（7）。说明身体出了毛病，但具体什么毛病，要进一步结合其他掌纹诊断。

8. 太阳线弯曲如波浪状，如图 25-40-（8）。易患七情郁症、神经衰弱和失眠症。

（七）放纵线与健康

1. 正常人的手掌上一般看不到放纵线。放纵线多出现于生活不正常，长期熬夜，身心劳瘁，体力过度消耗；或行为放荡不羁，性欲不节；或嗜烟、酗酒，长期服用安眠药、麻醉药的人掌上。

2. 放纵线上出现岛纹时，如图 25-41-（1）。表示其人因酒色过度，严重伤害到身体健康而致精神萎靡。

3. 放纵线上出现方块纹时，如图 25-41-（2）。表示其人因吸烟、酗酒、过服安眠药而伤害身体，并已达到上瘾程度。

4. 放纵线上出现星纹或十字时，如图 25-41-（3）。说明其人因吸烟、酗酒、过服安眠药等，而致毒素侵犯并损害神经系统。

5.放纵线从月丘下部开始，呈弧形一直伸向生命线的末端，如图25-41-（4）。见于性欲亢进、饮酒无度、吸毒，以及长期受各种慢性消耗性疾病煎熬。

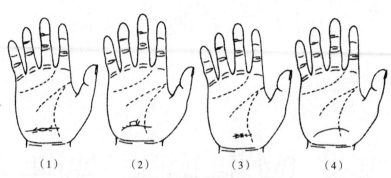

| （1） | （2） | （3） | （4） |

图25-41　放纵线的异常表现

（八）障碍线与健康

1.切断生命线的障碍线，位于无名指下方，或延伸到心脏线，提示其人患有心脏病，若同时心脏线正对障碍线的末端有岛纹或斑点，如图25-42-（1），则对心脏病的诊断意义会更大。

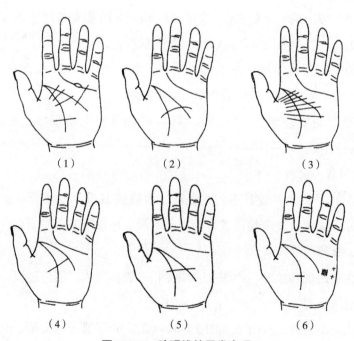

| （1） | （2） | （3） |
| （4） | （5） | （6） |

图25-42　障碍线的异常表现

2.障碍线呈弓形，横跨头脑线和生命线，如图25-42-（2）。提示因饮食不节引起肠胃病，或转为慢性，使消化吸收功能障碍。

3. 从拇指根部向手掌中心呈放射状延伸的障碍线，如图 25-42-（3）。提示有七情内伤，常常因操劳与烦恼带来体内的病理变化，该障碍线愈多愈有诊断意义。

4. 心脏线和头脑线相距较近，造成方庭狭窄，同时有障碍线止于头脑线，如图 25-42-（4）。提示易患肺、气管病变，方庭狭小常说明肺活量不足。

5. 障碍线在头脑线处呈深重横线一直延伸到生命线，如图 25-42-（5）。提示肠胃病有加重的趋势。

6. 月丘下方出现格子纹或十字纹，同时生命线上有与其纹相对的障碍线，如图 25-42-（6）。提示患有肾脏病或妇科病。

（九）金星线与健康

1. 金星线完整，且弧形优美，很少断裂，如图 25-43-（1）。有此带的出现表示感觉敏锐，情感丰富，富有艺术性。也说明大脑中枢神经系统功能健全，为人乐观随和。

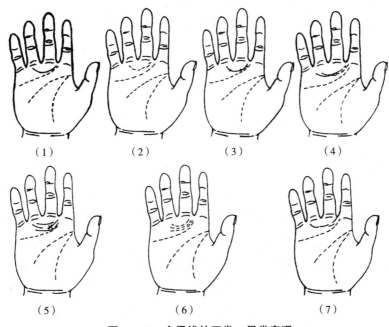

（1）　　　　（2）　　　　（3）　　　　（4）

（5）　　　　　　（6）　　　　　　（7）

图 25-43　金星线的正常、异常表现

2. 金星线寸断，如图 25-43-（2）。提示生殖泌尿系统功能比较衰弱。此外提示其人具有过敏体质。

3. 金星线上出现斑点，如图 25-43-（3）。易患泌尿系统疾病。

4. 金星线过长，并产生裂缝，或者双重零散，如图 25-43-（4）。在情感上过分敏锐，使情感失去平衡，易患精神分裂症，亦可见于麻药中毒或酒精中毒者。

5. 同时有二三条金星线，而且中间夹有星状符号，如图25-43-（5）。这是性病已发展到严重程度的危险信号。

6. 金星线为三条，形成三层，且均断裂者，如图25-43-（6）。表示其人患神经衰弱症。

7. 金星线断而复续者，如图25-43-（7）。表示其人若为外物触动感情时，易患歇斯底里症。

（十）性线与健康

1. 性线呈粗浅灰白，或微弱无力，是肾气不足，生殖功能低下的表现。

2. 性线为平行的二条，清楚而不紊乱的线者，如图25-44-（1）。表示性情稳定，夫妻生活协调。

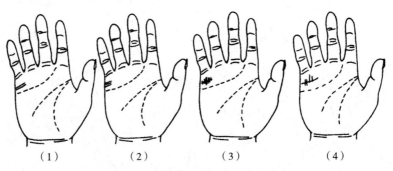

（1）　　　　　（2）　　　　　（3）　　　　　（4）

图25-44　性线的正常、异常表现（一）

3. 性线为三条短、直、细而清楚的线，如图25-44-（2）。表示感情丰富，体格健壮，精力充沛。

4. 性线有数条，每条距离相等，是肾气良好的表现，说明生殖功能正常。

5. 性线被多条短细直纹切过，如图25-44-（3）。表示其人性欲冷淡。

6. 性线明朗长直，在该线上下又有一条或两三条向上升起的支线，升向小指根部，如图25-44-（4）。提示老年肾气不衰，性生活正常。

7. 性线出现岛纹，如图25-45-（5）。提示肾气强健、性格热情、富于魅力，但有时性格不稳。

8. 性线如波浪、弯曲断续，或如绳状，如图25-45-（6）。提示其人肾气偏旺，每多性欲亢进。

9. 性线在起点分叉，然后合二为一，如图25-45-（7）。表示其人性格内向，情感不稳，不善于表达自己的感情，并且孤僻而易冲动。

10.性线紊乱，或发生分叉，或小指短小而弯曲，如图 25-45-（8）。提示其人可能患阳痿、不育症。

11.性线向上方弯曲，如图 25-45-（9）。提示其人可能不喜欢过家庭生活，有个性，讲究小节。

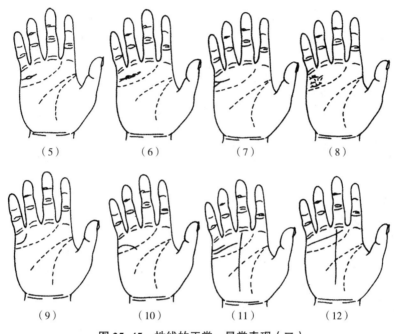

（5） （6） （7） （8）

（9） （10） （11） （12）

图 25-45 性线的正常、异常表现（二）

12.性线之尾端向下方斜弯，反入心脏线，如图 25-45-（10）。提示其人心理每多复杂、时而任性、时而柔弱，语言中枢不发达，易导致七情忧郁、性情孤僻、器量狭小。若性线略微下弯，程度不大，也属于正常范围。

13.性线表浅，模糊不清，形短色淡，甚至隐而不显或无性线，表示肾气偏虚，性功能减退，或患不育症，妇女多无性感，甚至厌恶性行为。

14.性线明朗长直，长者甚至将要接触玉柱线而上，但不断续散乱，如图 25-45-（11），是肾气平衡之候。

15.性线穿过玉柱线，如图 25-45-（12）。多数表现性欲过盛或减退两种极端。

十二、手的动态变化

1.手颤是指两手颤动，不能握物写字，常与头摇并见，皆由筋脉不能约束，属于风象。若老年人患此者，为阴血不足，不能制止风火所致。若生气后突然两手颤抖者，多为气滞所致，易治。常饮酒人患手抖者，较难治疗。

2.撒手是指两手撒开，连臂不能动弹，皆不知人，为中风病脱证表现之一。

3.握拳是指两手握固成拳，手指不能伸展，昏不识人，为中风病闭证表现之一。若无昏迷者，为中风病后遗症。

4.撮空是指两手向空提物，为神昏症状之一。多见温病邪入心包，神识不明，目视昏糊所致。

5.引线是指两手相引如手指捻丝线状，为昏迷的症状之一。

6.循衣是指手抚衣被如有所见，为昏迷的症状之一。以肝热者为多见。

7.摸床是指手常摸床，似欲取物，为神昏的症状之一。多为热结阳明所致。

十三、望手指诊病法

手指是人体上肢的末端，气血循环至此而复回，故望指可体察脏腑的盛衰。

（一）手指的形态变化

健康人五指都丰满、圆润、有力，长短搭配比例适当。五指当中任何一指指形比例不当，都可说明相关的脏腑变化。五指的健康标准应是：大拇指圆长、强壮；食指、无名指长短等齐；中指应比食指、无名指长出半个指节；小指长度应达到无名指第1指节横纹线上，各指均应修长、丰满、圆润。反之，则是病态。

1.大拇指应圆长强壮，指节长度达食指第3指节中间为好。大拇指特别瘦弱反映幼年时期身体欠佳；大拇指过分粗壮，说明肝火过盛；大拇指指节短且过于坚硬、不易弯曲，说明患有高血压、心脏病；大拇指过于扁平薄弱，说明患有神经质。

2.食指以圆秀强壮外形直，三个指节由下往上逐节缩短为好。食指过分瘦弱说明青年时期身体状况不佳，并提示目前肝胆功能较差，其人易疲倦，精神常萎靡不振；食指第1指节过长者，健康状况较差；食指第2指节过粗者，提示钙质吸收不平衡，骨骼、牙齿多较早损坏；食指第3指节过短者，提示易患神经方面疾病；食指指头偏曲、指节缝隙大者，提示脾胃功能失常。

3.中指以圆长健壮、三个指节长短平均，指形直无偏曲为好。中指苍白、细小而瘦弱，说明壮年时期身体状况不佳，提示心血管功能不良；中指指头偏曲、指节漏缝，说明小肠功能较弱；中指第2指节特别长者，提示钙质的代谢功能不正常，易患骨与牙齿疾病；中指偏短，提示易患肺、肾疾病；中指偏长，提示易患心脑血管疾病。

4.无名指在日本称为"药指"，因无名指与泌尿生殖系统及筋骨强弱关系密切。

正常的无名指应以指形圆秀健壮、指节长短平均，指形直而不偏曲，长度达中指第1指节一半略多为好。无名指苍白瘦弱，说明中年时期身体状况不佳，提示肾脏与生殖系统功能较差；无名指头偏曲、指节漏缝，提示易患泌尿系统疾病或神经衰弱；无名指第2指节过长，说明骨骼、牙齿均较脆弱。

5. 小指以细长明直、指节长短平均，长度与无名指第1指节横纹线等齐或略超过一点为好。小指苍白瘦弱，反映老年时期身体状况不佳，提示患有消化系统疾病；小指偏曲、指节漏缝太大，提示肺活量小。

（二）指形与疾病

1. 方形指是指尖及指甲呈四方形，指背指纹较淡。一般身体健康，易患神经衰弱、结石症。

2. 汤匙形指是指尖呈汤匙状，指厚而方。一般身体健康，多为酸性体质，易患高血压、心脑血管疾病和糖尿病等。

3. 竹节形指是指细长，指骨节大，形如竹节。一般体质较弱，易患呼吸系统和消化系统疾病（与类风湿病人指关节增大不同）。

4. 圆锥形指是指圆长、尖细，形似圆锥。健康状况尚可，有的人易患胸肋部及胸腔内的疾病，有的易患消化系统疾病，瘿瘤患者多见拇指、食指和中指呈锥形。

5. 混合形指是五个手指形态各不相同。对疾病的抵抗能力强，一般不易生病。

6. 杵状指又称鼓槌状指，指根相对较细，掌肌瘦弱，与汤匙形指的最大区别在于后者指色发暗，指根较粗。多患有先天性心脏病、血液循环系统和呼吸系统慢性疾病以及肿瘤等。约80%的患者起因于呼吸系统疾病，如支气管扩张、慢性肺气肿、重症肺结核、肺肿瘤及脓胸等；约15%是其他疾病所致，如家族性、原发性因素及溃疡性肠炎、慢性疾病、胆汁性肝硬化、慢性肾炎、甲亢、脑垂体病变所致肢端肥大症等。朱子青老大夫认为不同的疾病，杵状指发生的指头多有不同。如痛风病人独见于两拇指；肠癌、肠结核多见于拇指、食指；心脏病多见于拇指和中指；胃病、子宫病、肝癌多见于中指。

（三）手指的局部形色变化

1. 拇指出现硬块、紫色瘀血状，提示呼吸系统出了毛病。

2. 食指出现硬块、紫色瘀血状，提示消化系统出了毛病。

3. 中指出现疼痛、硬块、紫色瘀血状，提示神经系统出了毛病。

4. 无名指出现僵硬不顺，动作迟缓，提示肝胆功能失调。

5. 小指出现硬块、紫色瘀血状，提示心脏和泌尿、生殖系统出了毛病。

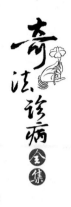

（四）手指经络定位

脾经：拇指上下两节交接处。

胆经：食指尖的左侧（拇指侧）。

肝经：食指尖的右侧（小指侧）。

小肠经：中指尖的左侧。

心经：中指尖的右侧。

大肠经：无名指尖的左侧。

肺经：无名指尖的右侧。

膀胱经：小指尖的左侧。

肾经：小指尖的右侧。

胃经：因手心胃区最大，直接在胃区就可反映。

手指尖经络诊法主要是为治疗做参考，如饱满为经络气足；凹陷说明经络气虚；出现花白相间者为经络不通畅。

十四、小儿指纹的特殊诊法

看小儿指纹是中医诊断儿科疾病时常采用的一种诊断方法，古代医家总结出了丰富的经验。如"紫热红伤寒，青惊白是疳，黑是阴中恶，黄即困脾端，淡红淡黄色，其是无病看"。除看颜色外还有"淡滞定虚实""三关测轻重"的诊视尺度，在临床上很有实用的价值。这里介绍的是老中医陆紫笈所传的经验，他总结出的"小儿分经察纹断病法"，主要内容如下：

1. 大拇指横纹中央有明显纹形显露者，主肺经病，必咳嗽，纹色淡者咳较轻，色深者咳甚。

2. 大拇指本节后大鱼际部有散纹，色青者为寒食积滞，色黄者为脾虚伤食。

3. 食指第 1 节横纹上有淡色纹形者为泻痢，脉纹紫色者为便秘。若第 2 节横纹有淡红色脉纹者为脾虚。

4. 中指第 1～2 两节均主候热病。凡第 2 节横纹有赤纹显露者，为热入心包；若第 1 节横纹有赤纹者，则已热甚，而属热邪弥漫三焦。

5. 无名指第 1 节横纹主肝经病。若见青纹为惊风，青紫色纹者为疟疾痞块。

6. 无名指第 2 节横纹见紫色脉纹者，为肺中痰热较盛。

7. 小指第 1 节横纹见青纹者，为肾元虚冷，小便每清长而频。

8. 小指第 2 节横纹见紫纹者，为膀胱热，小便必短赤。

9.小指后小鱼际感情线以上有赤纹显著者，为小肠有热，小便必短少，甚至癃闭。

10.小鱼际部若见青色散纹者，主惊厥。

11.如掌心见散乱之赤色脉纹者，为心火，或见鼻衄、齿衄。

12.如十指横纹均见脉纹者，为疳积。

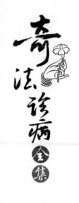

第 26 章　望指（趾）甲诊病法

指（趾）甲像人体其他部位一样，有各种不同的表现，通过对指（趾）甲异常表现的观察分析，可以推测出人体所患的多种疾病。

诊察甲的方法是，将被检查者的指（趾）甲暴露在自然光线下，医者距手指0.33 米（1 尺）左右远，用目直观，仔细观察甲的轮廓、形状、大小，甲板表面的光泽、纹理、色素沉着，甲床的颜色，甲半月等情况，必要时还可借助放大镜。并可按压甲板以了解甲床血管充盈情况和甲板的软硬厚薄变化，一般应诊视两手各指指甲，并互相对比，必要时可再诊视两足趾甲，以资比较，综合分析。

先简要介绍一下甲的生理变化和解剖部位名称。

甲是从指（趾）端的皮肤外层的沟槽中长出来的，这些沟槽部分叫甲沟；甲沟的外侧包绕在甲身周围的皮肤叫甲襞；甲的本身叫甲身或甲板，甲板表面凸起呈弧形。甲板的游离前缘叫甲前极，后缘叫甲后极；甲板在月牙形的白色根部里形成并长出，这个根部紧连着甲后极，叫甲半月，又叫甲月痕或健康圈。甲板下面的组织叫甲床或甲托。

一、正常甲的表现

正常人的指甲大都和指头的长短宽窄相称，一般是长方形，长：宽为 4:3，也可略呈方形或梯形。呈粉红色，这是由于甲床血管的颜色透过甲板形成的。甲中部略隆起饱满，平整而有光泽，在强光下上下移动有闪耀的反射。无斑纹瘀点，以手按压甲板前沿放开后，甲色由苍白很快恢复为粉红色。正常指甲不易折断，但也不过分柔软，甲板厚薄均匀。仔细观察甲板表面，可以看到有极细的平行纵纹，是由于甲不断向外生长留下的痕迹。

指甲生长的速度是很缓慢的，比较起来儿童稍快一些，最慢的是老年人。一般来讲，正常人需 3～6 个月的时间才能长出一个完整甲面的长度。

甲半月正常情况下的大小因人而异，但也因指而异。其中拇指最大，食指、中指、无名指、小指依次减小，它的正常比例大约占指甲的 1/5 长度。

在认清了正常甲的表现以后，就很容易分辨出异常甲了。异常甲有许多种类型，每一种不同的类型，就反映体内的不同病变。

二、甲的纹理变化

正常的甲是没有明显纹理改变的，如果发现了各种颜色的条纹，多半是不正常的情况。

（一）深色条纹

1. 甲上出现深褐色紊乱的条纹，常是脱水或初期肾虚的反映。

2. 略带棕色的线纹，如横过甲尖部位，往往是肾脏有病的信号，当然这要同时显现在每个指甲上才有诊断意义。

3. 棕色或灰黑色的纵纹，由指尖向甲根部位垂落，显示可能患上发炎性的消化系统疾病：如胃及十二指肠溃疡、胃炎、肠炎和肝炎等，有时甚至还要考虑是否患有消化道肿瘤。具体是消化系统什么病，最好结合其他体征、症状和临床检查综合判断，以提高诊断准确性。这种情况在中医常辨证为肝、肾阴虚证。

4. 开始时指甲的条纹为极淡的青灰色，经 1～3 年的时间逐渐变成灰黑色，这样的病人随条纹颜色的加深，部分会出现黄疸。

5. 若黑色的纵线，每甲仅有一条，居甲正中，用刀刮后，仍为黑色，猛然一看像根粗黑线，多为血虚浮肿的病人，见于阴虚肝旺者，或者脾肾两虚、大便溏泄者，一般情况发展很缓慢。

6. 纵向出血条纹是细菌性心内膜炎的反映。

（二）白色条纹

1. 甲板表面出现白色横纹是肝脏有病的征兆，但也可见于常人，特别是妇女，以未婚者为多，也有呈洁白点状的，多在 1～2 个月后自行消失。

2. 甲上出现粗大白点或横纹，边缘不整齐，内映血色绯红者，可能为初期肺结核的体征之一，大概半年后肺部症状即可出现，这种现象常见 1～2 个指甲，特别是食指和小指多见。

3. 指甲上有横纹也是肠道有寄生虫的特征。趾甲有纵行条纹，则表示处于极度疲劳状态，身体机能低下，容易患病。

三、甲的形态变化

（一）横沟甲

在甲的表面出现一条或数条横行凹陷的沟纹，无光泽，可见于多种疾病。

1. 在心肌梗死病人发病前 1 个月左右常出现横沟甲。

2. 如果十个指甲上都有一条横沟的话，可推断在不久以前，患过一次严重的急性病，如麻疹、肺炎、猩红热等。或者体内代谢功能失调；或遭受精神打击，引起营养失调；或者运用了一些对身体有较大损害的药物，诸如治疗癌症的化疗药物。这是因为人在患病或用药时，指甲生长受到抑制，长得慢而薄，待病愈或停药后指甲的生长又恢复了正常，因此就留下了一条横沟纹。

3. 若甲上有多条横沟如波浪状者，多见于肠寄生虫病或肠功能衰弱。

4. 若凹沟发生在拇指，多为精神不振。

5. 若发生在食指上，其人易患皮肤病。

6. 若发生在中指上，多为肌肉无力症。

7. 若发生在无名指上，可能会患眼疾、支气管炎等疾患。

8. 发生在小指上，易患咽喉炎、神经痛或胆汁性疾病。

9. 另外患湿疹、银屑病、甲癣、咬甲癣等疾病亦可伴有此症，应予以鉴别。

10. 中医认为，横沟甲是因气虚血瘀、邪热肺燥、肝气郁结等证引起。

（二）匙状甲

匙状甲又称反甲、勺状甲。甲的表面平坦或中部向内凹陷。甲板无光泽、发软、脆弱、中间变薄，边缘肥厚翘起，形同一个茶匙状，严重者甲体前端与甲床分离发生疼痛出血。测试甲是否内陷，可将指甲放平，滴一滴水在其表面，水滴不流走者即为匙状甲。

1. 常见于多种原因引起的贫血、冠心病、糖尿病、脊髓疾病、风湿病、钩虫病、营养不良症、甲状腺功能亢进或低下、梅毒、酒精中毒和慢性缺氧性疾病。

2. 匙状甲也可见于长期高原、高山工作人员，经常接触强碱肥皂、石油产品、烈性染料等物质的人。

3. 匙状甲也可能因从事指尖用力的工作，由于受挤压造成甲床供血不足引起。

4. 另外患有银屑病、干燥综合征、硬皮病、肢端肥大症、真菌感染、掌跖角化病、扁平苔藓、雷诺病等，也可出现匙状甲，可结合周身皮损及症状变化进行鉴别。

5. 五个趾甲都翘起，提示可能是承受着相当大的精神压力的征兆。

6. 中医认为匙状甲多因身体瘦弱、气血亏虚；饮食不调，肝气横越，克伐脾胃；或腹中痞气，疟癖伏梁等所致。

（三）葱管甲

指甲凸起并向指肉中卷伸如筒状，甲根枯槁，甲面粗糙失去光泽，质地不透明，间杂青灰色，甲床暗淡无华，甲半月萎缩淡白枯涩，甲襞相对隆起，与甲体衔接处显出凹槽。

1. 葱管甲常是一些胸部疾病和呼吸道疾病的征兆。

2. 中医认为，葱管甲多因久病体质虚损所致。以指压甲板，甲床苍白明显者为血虚，松指后仍显苍白，久久不能恢复者，兼示气弱。可涉及心、肺、脾诸经病变。

3. 平时贪图安逸不事劳作者，也可见葱管甲。

4. 如果甲凸起特别显著，两侧边缘指肉收缩，十指均如此者，应考虑痞痃瘀血凝滞和某些肿瘤。

（四）纵嵴甲

纵嵴甲又称嵴棱甲，表现为甲板中央出现显著的纵形嵴状凸起，甲板远端可伴有裂隙或分层，甲板不透明，甲床夹杂斑纹瘀点，不同层次交错，甲半月粗涩，甲襞边缘不规整，也有如锯齿状者，毛细血管弥散略显迟缓。

1. 纵嵴甲见于维生素 A 缺乏症、甲中线营养不良症或冻疮指（趾）末端循环障碍引起甲营养不良、甲状腺功能异常以及外界化学物质刺激。

2. 肺结核病人的早期也可见到纵嵴甲，严重者同时可引起甲面凹陷，全身症状常不明显。

3. 中医认为，纵嵴甲多由肝虚血燥、瘀血阻络而成，也可因气虚血虚、肾阴不足、肝阳上亢等所致。常见胸胁胀疼、痞塞不舒、胃肠壅滞、胸中烦满、腰脊酸软、四肢顽麻、关节肿痛、风痉拘挛、百节胀疼等症状。

（五）钩状甲

钩状甲又称鹰爪甲、鹰爪风或爪状甲。甲板逐渐增厚，呈山尖状隆起，可增至蚕豆大小，甲柱面粗糙不平，向指端屈曲。甲板不透明，甲体灰褐失光泽，污秽黑色、黑灰或黑绿色，随甲板增长，向前或向旁弯曲成钩状，形成鹰爪状，甲床有时见斑纹瘀点，甲半月浅淡、色涩枯槁，皖白无华，甲襞挛缩，边缘不整。

1. 常见于周围神经病变，如麻风、梅毒、脊髓痨等。

2. 钩状甲还见于心管和周围血管病、肺病的末期。

3. 钩状甲还可因外伤、鞋靴紧小、天疱疮、银屑病等引起。

4. 中医认为，钩状甲属气郁血瘀、风痹、筋挛，涉及肝、心、肺、脾诸脏。

5. 钩状甲或因年事已高、宿有旧疾，因循失治，使经脉不能畅达，瘀血阻滞、甲失所养而成。

6. 若钩状甲并映绯红带紫色者，多为心、肝病已重，常出现喘息、浮肿。

7. 若钩状甲并映苍白色者多见于肝、肺实质损害已甚时。

8. 若钩状甲映灰白如死骨者，多为肺病末期的危重征兆。

9. 若钩状甲映灰白色，仅见于大拇指者，多见于心脏病变，心气虚弱者。

（六）粗厚甲

甲板粗厚、质地粗糙、色灰枯槁、失去光泽、混浊不透明，甲柱面呈灰白色，枯槁干脆，有时见点状凹凸或嵴突，甲床枯涩见稀疏瘀斑，甲半月灰白苍枯，甲襞边缘不整，略见缺损，深层毛细血管循行迟滞，且苍白难复。

1. 粗厚甲见于部分胃溃疡病人和呼吸器官疾病。

2. 粗厚甲也见于先天性厚甲症、先天性外胚叶缺陷、毛周角化病、掌跖角皮病、鹅掌风。

3. 粗厚甲若甲板枯厚，有点状凹陷，或兼有纵嵴、横沟、混浊畸形，甚则缺损者，可见于寻常型或脓疱型银屑病。

4. 甲癣也可造成粗厚甲，其特征为甲缘、侧缘处发痒、日久高低不平，甲下有污黄斑点，失去光泽呈灰白、枯厚、松脆，甚则蛀空，向后蔓延。

5. 其他如慢性湿疹、麻风等，亦可出现厚甲，应参考病史及周身皮损变化做出诊断。

6. 粗厚甲多属中医的气虚血燥，皮肤风燥，血枯失于濡养之证，或风热偏胜、血燥生风之证，或因脾胃蕴热，血燥风炽，不能濡养皮部，以致爪甲枯槁，甲板粗厚。可涉及心、肝、脾、肾诸经病变。

（七）萎缩甲

甲体萎缩形如枯叶，甲根处如初生虫翅，甲板先是变薄变小，逐渐萎缩，乃至消失，甲床干枯，显露部粗涩，甲半月退缩，㿠白无华，甲襞不整，边缘常缺损，深部毛细血管运行迟缓，显现苍白带，不易复原，但全身症状多不明显。

1. 可见于神经感觉过敏之人。

2. 也可见于营养障碍，先天性甲发育不良症。

3. 中医认为多因先天禀赋不足，精血亏损，而致甲失润养而成。

4. 也可见于心阴虚、心血亏、血行障碍；也有因疬风大毒引起者。

（八）软薄甲

甲体萎缩变薄，质地柔软，多呈畸形，甲板长出指头部分可以反折而不断裂，甲床色淡白无华，有时现瘀点或带状斑，甲半月苍白失去光泽，弧影缩小，基质枯涩，甲襞苍白，皮屑剥落，毛细血管运行迟滞。

1. 软薄甲见于维生素 B_2、维生素 C 和微量元素锌缺乏症。

2. 也见于脊髓空洞症、末梢循环障碍、扁平苔藓、硬皮病、大疱性表皮松解症、营养不良等。

3. 体弱的青年女子可见到甲薄如蛋壳者，称为"蛋壳甲"。

4. 中医认为软薄甲多因气弱血虚，血行障碍，精华不布所致，涉及脾、肝、心诸经。

5. 中医中的痹症、疠风、虫积、疳积以及阴虚、血虚、气虚等证均可见软薄甲。

（九）小甲或无甲

甲板短小，逐渐萎缩，乃至缺如脱落，或者出生时即指、趾甲全无。

1. 出生时即无甲者，见于先天性外胚叶缺损。

2. 有的婴儿，指（趾）甲虽然还有，但因某种先天或后天疾患，指（趾）甲渐见枯萎，甲变小变薄，常见于大疱性表皮松解症、扁平苔藓。

3. 小甲或无甲也可见于鱼鳞病、雷诺病、严重感染等。

4. 中医认为本病多因先天禀赋不足，肾肝精血亏虚，或后天脾胃失养，可涉及肝、肾、脾诸经。

（十）竹笋甲

甲体各层次疏松分离，甲柱面灰白，质地疏脆，混浊而不透明，甲板自游离缘翘起，逐渐与甲床分离，如剥竹笋状，甲床有瘀滞斑点，甲半月苍白，界限不清，甲襞边缘小整，重者如锯齿状，同时甲面灰白如雪花。深层位毛细血管弥散延迟，色泽淡涩，失去光华。

竹笋甲活动时有疼痛感觉，甲板剥离一般不会超过全甲的一半，故不会脱落，一般无其他症状。

竹笋甲可由外伤和甲癣等所致。

也可见于甲剥离症，多由肝气不调，气机不畅，血虚失养；或久病元气不足，脏腑机能衰退；或风寒壅闭，血虚化燥等。多涉及心、肝、脾、肾诸经。

（十一）脆裂甲

甲体不坚，甲板菲薄，失去韧度，常易发生纵裂，指尖断面可见层状分离，或

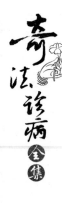

甲板自游离缘起，向甲根部发出裂隙。甲床枯涩有斑点，甲半月苍白干枯混浊、甲襞不整，边缘有剥离，深层毛细血管运行迟缓，阻滞不畅。甲板脆裂，以秋冬渐重，春夏趋于缓和。

脆裂甲可见于甲分裂、脆甲病钙质缺乏等。中医认为脆裂甲常由于血运障碍，血虚风燥，或肝气横逆、肝虚血燥、肾水不足、热病伤阴等，使甲失所养所致。可涉及心、肝、脾诸经。常伴有胸闷胁痛，苔薄脉弦，或眩晕耳鸣、舌红少津等阴虚肝郁的症状。

如果在指甲两侧的甲沟中有很细的裂缝，触之疼痛，可能患有蛔虫病和消化不良。

（十二）脱离甲

指甲前端和甲床脱离，而呈现混浊的灰黄色，甲脱离会逐渐扩散到甲根部位发病时。变异的指甲和正常指甲间，会有一道明显的分界。

1.脱离甲可见于全身性疾病，如甲状腺功能亢进症、末梢循环障碍（脊椎空洞症，进行性硬皮症，贫血等）、慢性肾炎。

2.脱离甲若仅发生于少数手指中，多是由局部感染引起的，其中以念珠菌和其他致病菌感染者居多。

3.多汗症，特别是局部性多汗症，即手掌和脚掌的汗腺分泌过多，多见于神经质的年轻女性，可出现脱离甲。

4.长期大量服用有关抗生素类药物、化学合成药物，或紫外线照射而导致指甲变色而脱落。

5.另外脱离甲还见于长期反复接触碱性物质、甲醛、砂糖液、汽油、去漆剂等化学液体的职业人员。

（十三）暴脱甲

爪甲自行脱落，甲体萎缩，甲床光秃干燥，甲根苍白枯涩，甲襞残缺，甲板剥落后，甲沟显露凹陷，残损不整，深层毛细血管运行障碍，瘀滞枯涩。

1.暴脱甲中医认为由于肾经火虚，肾阴津涸，水不涵木，肝气横越，肝肾俱虚。

2.瘰疬、蛇疔、脱疽、疠风等也可导致爪甲暴脱。

（十四）凹点甲

凹点甲又称顶针状甲，或罗森诺症。甲板上有针尖大小的点状凹陷，数目多少不定，互不融合。

1.凹点甲经常发生在风湿热病人的指甲上。但也可见于少数正常人，但其凹点为数不多。

2.凹点甲也可见于圆形脱毛症，其凹点一般排列较规则，其中尤以横向排列较多见。

3.凹点甲还可见于多种皮肤病患者，如银屑病、扁平苔藓、手癣、甲癣、放射性皮炎等，可结合周身皮损变化做出诊断。

（十五）鱼鳞甲

甲板粗糙失去光泽，质地干涩似枯鱼之鳞，甲柱面不平滑，散在纵横凹点，甲体各层次斑驳不透明，甲床深层晦暗，有瘀斑，甲半月萎缩，深层枯涩，甲襞边缘不整，周缘皮部可有不规则脱屑散落，毛细血管运行不畅，时见阻滞。

鱼鳞甲常因肾气虚损或脾胃不振，气化不行，精华不布，水液滞留，脾失运化所致。可涉及心、脾、肾诸经。多见于水肿证和寒湿证。

（十六）宽短甲

甲板宽阔而短。

1.宽短甲可见于心脏较弱，或知觉麻痹症，且易患腹部到腰部以及下半身疾病。

2.如果指甲尖端平整而嵌到肉中，其人易患神经痛、风湿病。

3.宽短甲见于妇女，则易患子宫卵巢病变。如缺乏光泽，易患不孕症。

（十七）短方甲

指甲生得短而呈方形。

短方甲多见于性情急躁而引起的心脏疾病，尤其是伴有甲半月很小，甚至完全没有。

（十八）三角甲

指甲尖部宽大，而根部面积反小，呈现一类似三角形状的甲。

三角甲多见于脑脊髓及麻痹性疾病。若同时甲色呈惨白或暗黄色时，表示疾病正在发作或进展中。

（十九）长形甲

甲板呈长形，即甲宽正常，但长度超出正常。

1.长形甲常见于身体欠佳、呼吸系统功能较差的人。少部分人尚有一定适应能力。

2.若长形甲伴有甲色暗淡，甲板表面纵纹明显者，呼吸系统疾病即有加重的可能性。

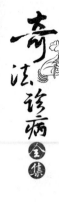

（二十）窄长甲

甲板长而狭小，只占指端的较少部分，甲色呈淡白或暗色。

窄长甲多见于骨骼有病之人，尤以脊髓病变为多见，另外可见于抑郁症、歇斯底里症。

（二十一）平板甲

甲板平坦，毫无弯曲，如一块平板样贴在指端上。可见于疾病抵抗力低下、体弱多病者。

（二十二）橄榄甲

甲板前后极小，中间宽大，状如橄榄形。橄榄甲可见于心血管系统不健全，或脊髓疾病。

（二十三）贝壳甲

甲板前极较阔，而后极相对较窄，如同贝壳。

贝壳甲多见于患神经质的病人或体力不足者。此甲象也易患中风病、脊髓疾病。

（二十四）薄纹甲

甲板上有线纹，且甲板中部非常薄弱。可见于钩虫病，或缺钙、贫血等引起的甲营养缺乏。

（二十五）纵沟甲

甲板表面有深而直的纵行沟槽。

纵沟甲常因甲基质受损所致，可见于营养不良，或操劳过度。亦可见于神经衰弱或呼吸系统功能衰弱的人，还有可能见于扁平苔藓等疾病的患者。

（二十六）纵纹甲

甲板表面呈现很浅的纵行沟纹（与纵沟甲不同），且容易断裂。

纵纹甲可见于心力衰弱，又因皮肤机能减弱而易患皮肤病。拇指甲板上纵纹较其他指多者，提示饮食有偏嗜，易诱发疾病。

（二十七）瘪螺甲

甲体瘪缩如螺厣，甲板干涩无光泽，甲床萎缩苍白，以指按甲体，毛细血管苍白，血流充盈缓慢，甲半月皖白如铅粉，深层位基质干涩无光泽，甲襞皱缩灰枯。

瘪螺甲见于胃肠功能紊乱，上吐下泻，或暴病脱水，甚至出现四肢厥冷，脉微欲绝，为重笃证候，涉及心、脾、肾、肝诸经。瘪螺甲民间又称瘪螺痧。

（二十八）扭曲甲

甲板凹凸不平，甲柱面纵线与横弧呈多向不规则反曲线，有的为折线，整个指甲畸形扭曲，甲面色泽失荣，甲床有斑暗点，甲半月灰白不鲜明。基质粗糙斑驳，甲襞皱纹边缘不规整，深层位毛细血管瘀滞。

扭曲甲可见于肝气郁滞，瘀血积聚日久，或肝气虚，血不荣筋，或脏腑虚衰，气血耗损，以及各种杂症。扭曲甲，可涉及肝、脾诸经。

（二十九）胬肉甲

甲体浊滞不透明，胬肉盘根，层次交错，甲板缺损，甲床潮红，甲襞臃肿增厚，皱襞侵入甲床，胬肉遮蔽甲半月，甲襞凸起，有时甲襞为伪膜所取代，深层毛细血管运行较速，随着胬肉增生，毛细血管也有所扩展。

胬肉甲为血不循经，赘生胬肉所致，可见四肢臃肿，周身肿胀，积聚癥瘕，渐至气血失荣，神情衰惫，常涉及心、脾诸经。

四、甲的色泽变化

（一）红紫甲

表现为甲色呈红紫色，以指压甲板，甲床现红色以至深紫色，甲半月红紫色略淡而涩，基质较厚，显半透明原色，甲襞有深红至紫色暗纹，各层次毛细血管自然弥散，血流运行稍速，层位不同，可见到红紫相间。

红紫甲大体可分为绯（鲜）红色和紫暗红色。

1. 甲映色绯红，压其指尖端，急放开后，红色迅速恢复者，多为虚劳初期，特别是有初期潮热时常见，以肺结核和肠结核初期见者最多。

2. 甲映色绯红，若压指尖放开后，红色恢复较慢者，说明虚劳病较重较久，并多伴见腹痛。

3. 如果甲尖和根部绯红，中间较淡者，多见于虚劳而有脾虚的病人，或慢性胃病而有初期内出血时，以及钩虫病不太严重时。

4. 如果甲尖和中部绯红，根部色淡白者，提示有肾脏病，很可能肾功能不良，也多属中医的肾虚证。女子可见月经不调，特别是在经闭期中；男子多有口燥咽干、头晕目眩等症。

5. 如果甲根部绯红，其他部位色淡者，可有咳痰、咯血的症状，多属中医肺脾两虚，相火独旺。

6. 胃窦炎也可表现为红紫甲，主要表现在右手中指指甲桡侧远端，多呈棱形，病情稳定时显淡红色，发作时显鲜红色，重症时为紫红色乃至暗紫色。

7. 甲呈胭脂红色火焰状，常见于系统性红斑狼疮病人。

8. 如果十个指头的甲床都出现潮红色，对于肝癌和肠癌的诊断就具有参考价值。

9. 中医认为，病人热在气分时，指甲和头面皮肤都会发红。

10. 若甲红发生在饮酒、洗澡之后不为病态，女同志染了红指甲就更无诊断意义了。

11. 若甲呈现紫红色以及绛色，多为风热毒盛，邪犯心经，或痹症（关节炎）、历节风等所致，可涉及心、肝、脾诸经。

12. 甲下有瘀点或瘀斑，也可呈紫红或紫黑色，但压之不褪色，可为甲下出血引起，多因外伤、鞋靴紧小或血液病，凝血机能减退造成甲下渗血。一般出血时间不久者甲色红，陈旧性出血甲色紫，甚至为紫黑色。

13. 如果甲下间歇性地出现一些出血点，就要警惕是否患有亚急性细菌性心内膜炎。

（二）黑色甲

甲色发黑，甲根部黑如焦炭，甲床有斑带暗黑，甲半月现棕灰色，甲襞结合不整齐，边缘现乌黑色，各层位毛细山管弥散现灰黑晦暗纹带。甲黑可表现为甲板出现带状黑色或全甲变黑色、灰色或黑褐色、灰黑色、青黑色等，往往压之不褪色。

1. 黑色甲常见的有阿狄森病，多属中医的命门火衰或肾水不足。

2. 缺乏维生素 B_{12} 也可出现甲色发黑。

3. 长期服用金剂能使甲变为黑褐色，汞剂使甲变为灰黑色，氯喹使甲变为青黑色，银剂使甲变为灰青色，砷、铊和氟中毒使甲产生黑纵纹（部分可有白色横纹）。

4. 甲下色素痣、交界痣、甲黑色素瘤、黑褐色甲下出血和接触煤焦油、照射长波紫外线者，均可出现黑甲。

5. 甲远端明显发黑，或呈褐色，近端呈白色是慢性肾功能衰竭的特异性体征。约 10% 的肾衰患者可见此征。

6. 由手足癣日久蔓延引起的灰指甲，可见甲色发灰或灰黑色，甲体变形或残缺不全。

7. 久病见黑色甲者，中医认为是肾气绝，多涉及肾、肝诸经，预后多不好。

（三）白色甲

甲体苍白，质地疏松，指甲枯萎，甲床苍白无华，甲半月枯涩如白粉状，甲襞边缘皱缩，部分剥离，各层次毛细血管弥散迟缓，延迟复原，有时呈现淡白纹带。白色甲可表现为甲板部分或全部变白、压之不褪色，或者甲下内映白色、压之褪色两种情况。

1. 若白色甲压之不褪色，甲板白如死骨，全无光泽者，多见于伤寒等热病末期肾液耗尽所致，病情危重。

2. 若指甲洁白，略有光泽，从根部起见部分或全部白者，可推测为久病不起的重病患者，因不接触水液等污物，病后新长之指甲部分，则洁白无垢。见 1/3 白甲者为卧床 2 个月左右，1/2 者为 3 个月左右，全白者大概有半年时间。

3. 也有全白甲病患者，如白化病等，是由于某些先天性疾病所致，根据病史可以进行鉴别。

4. 如果两手对称指的甲色逐渐变成乳白，以至完全不能见到内映血色，而其他指甲都正常，最后十指都渐变白，多为复杂的慢性病变，如脊骨病变、高血压、慢性风湿痛等，多属于中医的肾虚水肿。这种指甲变化，多于发病前 3 年就从两手大拇指甲开始，逐渐蔓延到其他指，严重时足趾甲也可变白。

5. 若甲板出现点状、线状、片状白斑者，称为甲白斑病，中医认为多因气虚所致。斑常发生于甲半月部，随甲板生长，逐渐前移至甲缘，可见于营养不良、肝硬化、肾病、伤寒等，应引起重视。当然也有原发性白斑症，常无全身症状，一般无须治疗。

6. 甲内出现絮状的白云和白点，是因缺钙、缺硅、尼古丁中毒、肠道蛔虫病所致。见于中医的脾胃不和、虫积伤脾、肝脾失和等证，这些人较神经质、易疲劳，或有慢性习惯性便秘。

7. 有一些肝炎、肝硬化病人，其指甲变白像毛玻璃似的不那么透明，像健康人甲半月颜色一样。

8. 指甲部分或全部脱色，表明新陈代谢紊乱。

9. 若甲部分或全部变白又称白甲，常见于外伤、甲剥离症、甲板层状分离症、霉菌感染、扁平苔藓、服用砷剂、心内膜炎、某些内分泌或神经系统障碍，以及全身疾患如麻风、霍奇金病等。

10. 若甲下内映白色，甲似白蜡色无光华，以手压之更苍白，多为消化道溃疡出血或有钩虫病等慢性失血的表现，也可见于部分慢性肾炎病人。中医认为多因元气亏损，荣养障碍的虚寒证，可涉及脾、肺、心、肾诸经。

11. 若甲㿠白无华，但不似上述白蜡色，以手压之，可见血液隐然流通者，说明病得时间不太长，虽然多种病均可致此情况，可总的来说多为脾虚证。

12. 若甲以手压之，不见血液流通者，说明病得时间较长，是阳气衰微的血枯症。

13. 若甲映色灰白，压之微见隐然有血行者，多见于慢性哮喘病及浮肿症。

14. 若甲白压之隐然见不均匀的极淡紫色斑者，多为晚期肺结核、肺源性心脏病心力衰竭时，是肺气将绝的征兆。

15. 若平素心气虚，胆子小，又受巨大惊吓，面色铁青者，指甲也见灰白色，但过后可渐恢复。

16. 小儿呈灰白甲，隐见淡紫色斑者，多为脾肺衰竭所致，疳积末期多见之，预后不良。

17. 如上现象，但指头皮色黧暗，为脾肺两虚已极，是虚寒之证，应抓紧治疗或许可挽救过来。

18. 还有一些病人甲映色苍白，而指肉消瘦者，多为脾虚寒证，可出现慢性泄泻、痢疾、下利频甚。

（四）黄色甲

指甲呈现黄色，可有浅黄或暗黄，甲床瘀滞黄褐，干涩无华，甲半月苍枯失去光泽，甲襞边缘不整，皮屑微黄，毛细血管弥散略呈棕黄纹带，或见黄色褐斑。黄色甲可表现为甲板本身发黄和指甲内映黄色而本身不黄两种情况。

1. 甲板本身发黄，可以逐渐变化而来，除老年人因气血不能濡养、发生退行性变外，也可见于多种皮肤病。

2. 银屑病患者，甲板出现枯厚棕黄。

3. 湿疹患者可呈污黄色甲。

4. 甲癣、念珠菌性甲沟炎，可使甲板周围呈棕黄色。

5. 梅毒病、皮炎、长期服用四环素等也可使甲板发黄。

6. 有的人指甲发育迟缓，每周长甲小于 0.2 毫米，甲侧面弯曲度增大，边缘为黑色，其他地方肥厚而黄，同时伴有胸腔积液和原发性的淋巴水肿，称为黄甲综合征，可有腹胀便溏、乏力气短、饮食无味、面目及肢体浮肿、舌淡脉细等症状和体征。

7. 如果甲板呈鲜黄色，指头部也发黄，但无其他黄疸症者，多为中医所谓的湿热郁蒸。

8. 猛然一看恰如被黄色染料所染，但拭之不褪，往往为湿热生虫的征兆。

9. 若甲板枯黄肥厚，特别是拇指内侧出现此现象者，可见于胃和十二指肠溃疡。

10. 若甲板呈晦黄色，而无黄疸症者，多见于久病脾肾两虚或寒湿类型的患者，主要有呕血和慢性失血的表现，临床上所见有肝癌、胃癌、子宫癌等。

11. 甲板不黄而内映出甲床为黄色者，一般为黄疸病，常说明肝脏或者胆囊有问题，如急慢性黄疸性肝炎，但也可见于甲状腺功能减退等内分泌疾病、肾病综合征、胡萝卜血症和慢性出血疾患，后者若甲由黄转白说明病情加重。

12. 中医认为鲜黄者属热，黄暗而涩者属寒湿，多为病情较重的表现。

（五）青紫甲

指甲呈现青紫，以指压甲根，甲床泛现青紫颜色，甲半月干涩失泽，甲襞褐赤瘀滞，边缘斑驳不整，毛细血管浅层位青紫，深层位紫暗，运转不畅，各层次多见青紫纹带，晦涩无华。

1. 青紫甲可为邪热重，气血郁滞引起，常见口干渴、喜冷饮、高烧、热汗淋漓等，相当于西医学的急性传染病，如伤寒、乙型脑炎等。

2. 青紫甲也可由于虚寒证所致，常见肢端发冷、肤色紫红，遇冷加重、手足冷汗、舌淡青紫、脉沉细弱等。相当于西医学的雷诺病、系统性红斑狼疮、冻疮样多形红斑、冻疮、肢端紫绀症、硬皮病、网状青斑等。

3. 突然发生甲青紫者，多为即将抽搐或正在抽搐瘛疭中，如小儿高烧引起的抽搐，属于热病动风者多见。

4. 在一阶段内，逐渐出现青紫甲象，多因瘀血凝滞、经脉阻塞所致。症见心悸、怔忡、头晕、目眩、气促、烦躁、呼吸困难等。

无论是哪种原因引起的青紫甲，一般都是较重的，都需要积极治疗。

（六）蓝色甲

指甲呈现蓝色，以指压甲板，甲床显乌蓝色，甲半月滞浊干涩无光泽，甲襞不整，边缘常有带蓝色斑纹，深层位毛细血管阻滞，现紫绀至蓝色带状纹，用指压亦难于褪色，故瘀滞颇深。

1. 肝豆状核变性时，酮代谢紊乱，有时可出现蓝甲。

2. 常服含硫等药物，以及指甲压伤均可出现蓝甲。

3. 中医认为，蓝甲多因血瘀、心血损害，或肝经受邪所致，可涉及心、肝、脾、肾诸经。

4. 若甲呈青蓝色，则多为急性病症，如霍乱津竭，白喉、喉头水肿等所致的呼吸道狭窄，大叶性肺炎，急性肠道传染病，以及服用阿的平等药物。

（七）紫绀甲

指甲发绀，以指压甲板，甲床出现紫绛色以至发绀，甲半月紫绛晦暗，甲襞深紫干涩，边缘瘀滞，深层位毛细血管弥散稍缓，常见紫绀纹带，不易消散。

1. 先天性心脏病，以及窒息缺氧等可见紫绀甲。

2.甲根色素加深呈古铜色或紫黑色，可见于内分泌代谢障碍如慢性肾上腺皮质功能减退症。

3.中医认为，紫绀甲多为气窒血阻，或死血瘀滞，或外邪毒盛，火自内生。火毒熏灼脏腑，耗气损血。

五、甲的特殊变化

（一）验指甲判断骨折愈合

1.体内发生骨折时，尤其是较大的游离肢骨，如肱骨、前臂骨、股骨和胫腓骨骨折，有比较明显的肿胀和瘀血存在者，患肢的指（趾）甲自骨折时起就停止生长，有的变为粗厚不光滑，色黄而脆，有的变薄，有的出现匙状甲等。

2.在甲再度生长时，即在甲根处长出新鲜、红润而光滑的甲板时，骨折处的周围就有骨痂出现；反之，如甲一直不生长，说明无骨痂出现，骨是不会愈合的。

3.长骨骨折未连接上，指甲就出现萎缩，生长速度极慢，甲薄而颜色苍白。

4.掌跖骨或指（趾）骨骨折后，仅其末梢的指（趾）甲生长停止，其他指（趾）甲变化不大。

5.若是锁骨、肩胛骨、躯干诸骨、骨盆和髋骨以及腓骨骨折，肿胀不明显，瘀血不重者，一般甲的改变不大。

（二）验指甲诊伤法

指甲诊伤又称为报伤指征。它是在排除患者手指或指甲疾患的情况下，手指甲下出现点状、条状、片状或块状按而不散的瘀血斑点，其颜色可呈暗红色、青紫色、黑色或黄色。如果手指甲下斑点按之即散，则为假性指征，没有诊断意义。

1.这种指征不但可以确定身体有无受伤，并且可以指示受伤的部位。

（1）报伤指征若出现在拇指，说明伤在头部。

（2）报伤指征在食指，表示伤在心脏部（锁骨以下，膈肌以上）。

（3）报伤指征在中指，伤在心肝部（膈肌以下，脐以上）。

（4）报伤指征在无名指，伤在肠肚部（脐以下，耻骨联合以上）。

（5）报伤指征在小指，伤在命门部（耻骨联合以下）。

2.每一指甲又分为上下左右中五个方位，以辖相应的部位。

报伤指征的形状，还可鉴别受伤的性质：

（1）块状多为跌伤、扭伤。

（2）点状多为指头、旱烟头等形状的东西点伤所致。

（3）条状多为木棍形状的东西打伤或用力过度引起的屏伤。

（4）片状多为压伤或面积较大的东西挤伤。

3. 报伤指征的颜色，还可辨别受伤的时间长短、严重程度，受伤的性质和判断预后：

（1）色暗红的受伤在 3～5 个月以内，说明伤势较轻，伤在气分，预后良好，部分病人，受伤时间虽然较久，但伤未转变严重，可仍为红色。

（2）色青紫的受伤在半年至 2 年，受伤较重，伤在营分，但预后仍较好，部分病人受伤时间虽短，但伤重可呈青紫色。

（3）若指征为黑色，受伤多在 2～5 年，属于重伤，伤在血分，预后较差，部分病人受伤时间短，但伤势严重，也可呈黑色。

（4）指征为黄色，为最重伤，时间多在 5 年以上，说明气血俱伤，预后不良。部分病人受伤时间短，伤势极重，也可呈黄色。

（三）验指甲辨孕法

妇女停经后，可让其伸手露出拇指甲，在光亮处按压，一按一放进行观察，若拇指甲按放后很快恢复呈红活鲜润的为孕征，若呈暗滞无华的为月经病所致停经。

（四）验甲半月诊断疾病

甲半月又称健康圈、甲印，它是指甲根部白色半月形没有充分角化的甲。它的形状、大小及有甲半月指数的多少，在诊断疾病中有一定的临床实用价值。

健康人的指甲半月的手指数目是 8～10 个。甲半月正常，显示人的身体健康，尤其是循环系统功能健全，生命力旺盛，肠道吸收功能良好，中医称之为气血调和、脏腑阴阳平衡。但是我们还是应该全面衡量，不能单凭有甲半月这一点就认为身体一切正常了。因为虽然每指都有甲半月，若大小超过或不足整个指甲的 1/5 的话，也可能是异常现象。

1. 寒型指甲半月者，指显示指甲半月的手指数少于 8 个，甲半月小于甲床长度的 1/5，多属于寒型体质。此类患者一出生身体就较弱，若后天失于调养则身体状况更差，虽无大病，但小病不断，不耐疲劳，饮食量少，睡眠常惊。如果仅 1～2 指有甲半月甚至 10 个手指都没有甲半月，身体状况则更差，这种人平时萎靡不振，面色苍白，心悸失眠易惊，冬日特别怕冷。肠胃消化吸收功能差，常患腹泻且不易痊愈。或者肠内有宿滞，中医称为冷结便秘，老人则见尿频或淋沥不断，妇女表现为经前腹痛、腰酸痛、带下清稀等。10 个手指都没有甲半月是危险的信号，其心脏循环系统功能低下，有病也不容易治疗。

2.热型指甲半月者，指显示指甲半月的手指数为 9 ～ 10 个，而且甲半月超过甲床长度的 1/5，多属于热型体质。一般情况下，这种甲半月说明身体素质好，脏腑功能强健，在病理情况下多显示阳气亢盛，表现为精神兴奋，脾气急躁易怒，面红，耳赤，易上火，夏日怕热明显，大便燥结。甲半月超过甲床长度的 1/3 者，肠道消化吸收功能过强，血压偏高，有引起脑出血的危险。

3.过渡型指甲半月是指寒型、热型指甲半月之间的过渡类型。因甲半月型不是一成不变的，可以互相转化，但主要是热型向寒型的转化。热型的大甲半月边界逐渐模糊，半月的颜色逐渐接近甲床的颜色，就是过渡型指甲半月。过渡型指甲半月最终发展为 10 个指头都无甲半月。通过服用温阳化瘀的中药，无甲半月可以长为甲半月，甲半月小也可以长大，说明身体服药后在好转。

出现过渡型指甲半月者，多由于不注意保护身体，饮食失当，起居不时，劳伤过度，使原先壮实之体逐渐亏乏，阴阳失调，终于由实变虚。具有这种甲半月者，既表现出寒象，又表现出热象，如虽食欲好，但又不喜冷物；上焦有火（五心烦热、午后低热、口干唇红），下焦却有寒（腰膝酸冷、遗精带下、腹胀泄泻）。

六、甲的全息诊法

从指（趾）甲上观察体内疾病的变化，前边已经介绍了许多。人体五脏六腑的证候很多，其与双手十指甲的对应关系和规律性，也是值得探讨的一个问题。

据中医《外科证治全书》记载：拇指属肺，食指属大肠，中指属心包络脉，无名指属三焦，小指内侧属心，外侧属小肠。但从实践来看，各指的指甲所反映的疾病范围，与上述各有关经脉的主要病变证候比较却有同有异。根据现有实践资料，将各种疾病反映在指甲或指甲中的区域，出现的频率加以归纳、综合和简化后，发现不同的脏腑器官疾病在十个指甲上的分布有相对集中的趋势，一些疾病反映在指甲上的区域位置基本固定不变。因此，可以得出结论，脏腑的病变在指甲上的反映是有明显的规律的，是具有普遍意义的。下面分别予以介绍。

（一）拇指指甲

拇指指端主要为手太阴肺经所循行，手阳明大肠经由偏历穴别出与之联络。

手太阴肺经体内属于肺，络于大肠；体表循行始于锁骨外侧端下方的中府穴，沿上肢屈侧面的桡侧下行，止于拇指桡侧指甲角后的少商穴。

拇指指甲主要反映头颈部疾病，其中包括颅脑、眼、耳、鼻、咽喉、口腔及颈部，如图 26-1。两手的拇指甲相同，但左右方向相反，呈镜像样对称。常见病症有上呼吸道感染、头痛（偏头痛）、鼻炎、副鼻窦炎、鼻息肉、咽喉炎、扁桃体炎、口腔炎、牙周炎、龋齿、中耳炎、视力减退、颈淋巴结肿大、脑肿瘤等。

（二）食指指甲

食指指端主要为手阳明大肠经所循行。该经体内属于大肠，络于肺。体表循行始于食指桡侧指甲角后的商阳穴，沿上肢伸侧面的桡侧上行。而手太阴肺经之支脉，从列缺分出后，则沿食指桡侧行至食指末端，与上述手阳明大肠经相接。

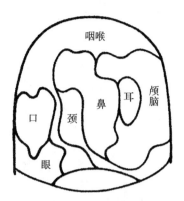

图 26-1　右拇指甲

食指指甲主要反映上焦、上肢及部分咽喉部和中焦疾病。右食指指甲，主要反映肺、气管、食道、乳房、胸背、手、肘、肩及咽喉、颈部的病症，如图 26-2。常见病症有急、慢性支气管炎，支气管哮喘，肺炎，肺结核，肺气肿，胸膜炎，食道炎，食道癌，咽喉炎，乳腺瘤，颈椎及胸椎肥大，以及手、肩等疾患。左食指指甲，与右食指指甲基本相同，但左右方向相反，且其中包括"心"的病症，如图 26-3。常见病症除与右食指指甲基本相同外，还可见高血压、低血压，其位置与"心"区域大致一样。

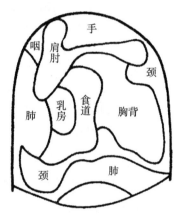

图 26-2　右食指

（三）中指指甲

中指指端主要为手厥阴心包经所循行，手少阳三焦经由外关穴与之联络。手厥阴心包经体内属于心包，络于上、中、下三焦，经脉通过横膈；体表循行其支脉起于天池，沿胸部上行到腋窝后，再沿上臂、前臂下行进入手掌，止于中指末端的中冲穴。

中指指甲主要反映中焦及部分上、下焦疾病。右中指指甲，主要反映胃、十二指肠、横膈膜、肝、胰、肾、肺及胸、腰、大肠等病变，如图 26-4。常见病症有胃痛、慢性胃炎、胃及

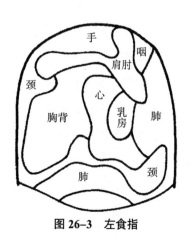

图 26-3　左食指

十二指肠球部溃疡、幽门和贲门疾患、横膈膜炎、肋膜炎、肝肿大、肾疾患等。左中指指甲，除还包括"心"外，其余基本与右中指指甲相同，但左右方向相反，如图 26-5。常见病症有冠心病、风湿性心脏病、心肌炎、心动过速、早搏、主动脉硬化、左心室扩大等心血管疾患，以及胃炎、胰腺炎、糖尿病等。

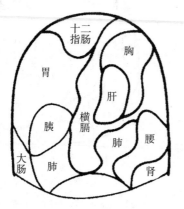 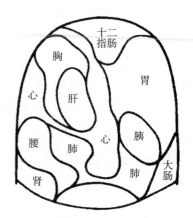

图 26-4　右中指甲　　　　　　图 26-5　左中指甲

（四）无名指指甲

无名指指端主要为手少阳三焦经所循行。该经体内属于三焦，络于心包；体表循行始于无名指桡侧指甲角旁的关冲穴，沿上肢伸侧面的正中上行。而手厥阴心包经之支脉，在掌中别出后，亦至无名指桡侧，与上述手少阳三焦经相接。

无名指指甲主要反映下焦及部分中焦的疾病。右无名指指甲，主要反映肝、胆、胰、肾、大小肠、膀胱、生殖器官及膝、腰部等病变，如图26-6。常见病症有肝炎、肝硬化、转氨酶升高、胆囊炎、胰腺炎、结肠炎、肾炎、风湿性关节炎、腰椎肥大，以及子宫、肛门等疾患。

左无名指指甲，主要反映脾、胰、子宫、尿道、输卵管、外阴、肛门等部位的病变，如图26-7。常见病症有脾肿大、胰腺炎、肾炎、输卵管炎、直肠炎等，以及子宫、尿道、前列腺、外阴、肛门等疾患。

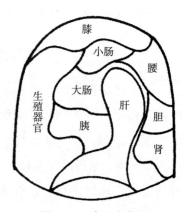

图 26-6　右无名指甲

（五）小指指甲

小指指端为手少阴心经与手太阳小肠经循行所过。前者体内属于心，络于小肠；体表循行起于极泉穴，沿上臂、前臂下行，进入手掌，止于小指端桡侧的少冲穴。后者体内属于小肠，络于心；体表循行起于小指端尺侧的少泽穴，沿手臂伸侧面的尺侧上行，由支正穴别走少阴。

　　小指指甲多数只反映膝以下的疾病，如跟骨、跖骨等部位的病症，如图 26-8。这与上述经络所主证治明显不一致。有时也见前列腺等疾患在小指甲上的反映。

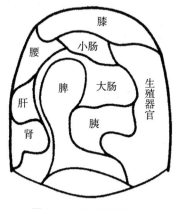

图 26-7　左无名指甲

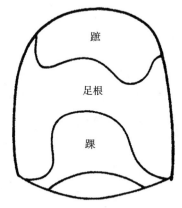

图 26-8　右小指甲

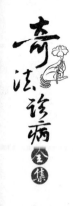

第 27 章　查胸胁诊病法

胸胁是人体外壳的一部分，胸与胁是相连续的两个部位，其间并没有截然的界线，胸部指的是从颈下到腹上的一段，而胁部指的是两臂下垂时所夹的部位，身躯两侧，自腋下至肋骨尽处。胸部左右各有十二根肋骨，前有胸骨，后有椎骨共同组成一个中空的骨架。胸内的主要脏器是心、肺，还有腹腔内的肝、胆、脾脏的一部分（它们只是凸向胸腔内，而横膈膜将它们与心肺隔开），其中肝居于右胁下，脾居于左胁下，胆囊依附于肝下。此外，胸上还有两乳，分别居于胸廓的两侧。

一、胸胁的形态变化

正常人的胸胁左右对称，像略呈扁平的圆柱，左右径比前后径稍大。坚满均匀，不凹不偏，无桶状（小儿可略呈桶状），肋骨微露，间隙不膨出。健壮者胸围大而肉坚厚，丰腴而富有弹性；脏腑较虚而血不足者，则胸围狭小，肉软或削薄。

（一）胸骨突出

胸骨位于胸部正中，呈上下走向，略比两侧凹入，如果胸骨突出，形如小山，胸胁狭小，像鸡的胸骨一样凸起，称为"鸡胸"，又叫"佝偻病胸"。多见于先天不足、发育不良、维生素 D 缺乏的小儿，以及长期哮喘的病人。

（二）胸廓扁平

胸廓比正常人扁平得太过，前后径还不及左右径的一半，以致锁骨突出，肋骨斜向于下方，肋间隙增大，于剑突之季肋角成锐角，胸肌干瘪，胸骨上下两窝深陷，两肩向前，甚至胸骨凹陷，称为"扁平胸"，西医又称"麻痹胸"。多由于气虚体弱、营养不良，以及严重的肺痨（肺结核）疾病所致。

（三）胸胁膨隆

胸胁膨隆者，若胸部两侧对称，前后径增大，有时可与左右径相等，肋骨弓的前下斜度上抬，肋间隙加宽，以致颈短肩高，胸胁浑圆，如圆桶状。多由于肺胀（肺气肿）、积年咳喘所致，常见于年龄较大的病人。若胸部两侧不对称，膨隆仅见于一侧，主要表现为胸胁饱满，患病侧呼吸运动减弱。多由于痰饮充盈于胸胁之间，多为气胸、胸膜炎、胸腔积液、渗出性心包炎、肿瘤等疾病，常见有咳嗽、气喘、胸痛、胸闷等症状，严重者气管会歪向对侧。

（四）胸胁凹陷

若胸廓一侧缩小，提示可能是患了肺结核、肺炎、肺萎缩等，致使一侧肺不张。胸廓不对称，除了病理状态外，也可由于先天畸形所致，在临证时可以根据病史和检查加以区分。

（五）漏斗胸

剑突下方有漏斗状凹陷，肋骨与肋骨相接处，有如念珠状隆起，多由于先天精气不足、后天失养、慢性沉疴痼疾所致。

（六）肋骨下缘隆起

右肋骨下缘或右腹壁上见有高起，且在吸气时此肿块有明显下降的现象，为肝胆肿大之征，多见于肝硬化、肝脓肿、胆囊炎、肝胆癌症。左肋骨下或左腹壁上部隆起，为脾脏肿大之征，多见于脾功能亢进，久患疟疾的病人。

二、胸胁的动态变化

胸胁的动态变化主要指人体的动静姿态、呼吸时的胸廓运动和心尖搏动（虚里搏动）。

（一）动静

阳主动、阴主静。

1. 阳证、热证、实证患者一般喜袒胸露怀；阴证、寒证、虚证患者一般喜厚衣向暖，双手抱肩。

2. 肝郁胸闷，气机不畅的患者，喜自捶敲胸部，仰首挺胸长出气。

3. 若双手扪胸，多为肺热咳喘、胸痛或胸痹、惊悸、心绞痛。

4. 自己用手按于胁下或局部，多为内有不适，在右侧常见肝胆之患，在左侧多为脾胰之患。

5. 大体来讲，寒则多屈，热则多伸；阴则多俯，阳则多仰，可以此作为辨证的参考。

（二）呼吸

呼吸运动有三种形式：胸式呼吸、腹式呼吸和胸腹式（混合式）呼吸。女子常为胸式呼吸，儿童及成年男子常为腹式呼吸。正常成年女子呼吸每分18～20次，成年男子每分 16 ～ 18 次。新生儿平均每分 40 次，5 岁以上小儿每分 26 次。

呼吸时可看到胸廓在运动，呼吸异常可见于多种疾病：

1. 呼吸频率增大，多为心肺热性病变。

2. 呼吸增快（每分超过 24 次），胸廓起伏动度大，呼吸音粗为热病，属阳、属实，反之为寒证，属阴、属虚。

3. 呼吸次数减少，多系喉头、气管局部病变，或昏迷病人垂危者。

4. 呼吸过慢（每分少于 10 次），多见于麻痹、安眠药中毒、中风、气厥之气血并脑。

5. 间歇呼吸，多为心气虚脱，心功能失常。

6. 因腹水、肝脾极度肿大、腹腔巨大肿瘤、急性腹膜炎、胃肠肿疡、妊娠晚期，腹部功能失常，膈肌下降，运动受限，腹式呼吸可减弱，而以胸式呼吸为主。

7. 因咳喘、肺炎、肺气肿、严重肺结核、胸膜炎、胸部外伤、胸壁疾病如肋间神经痛等，而抑制了胸式呼吸，使胸式呼吸减弱而腹式呼吸增强。

8. 呼吸时快时慢，时深时浅，快慢深浅相间而作，如潮水之往复或不时中止，是病情危笃的征象。

（三）咳喘

多为肺、气管、心脏有病变的反映。

1. 咳嗽喘促，呼吸气粗，仰首敞怀，不能平卧。一般为热病，肺气上逆之实证。

2. 喘促气急，坐而俯首，动则喘甚，汗出，或双手捣胸，多为肺虚或肾不纳气。

3. 咳喘痰鸣，气短，心悸，身肿，面色㿠白，多是肾虚水泛，水气凌心射肺。

4. 干咳无痰，或痰少黏稠难咯，口干咽痛，喜饮寒凉，多是肺阴虚证。

（四）虚里搏动

虚里搏动实际是心跳动的反映。常人心跳时在胸壁上常可看到，尤其是坐位时心尖较近胸壁，心跳明显。但特别肥胖、乳房过大及心肺病引起胸廓变形的人，心跳不易明视。

正常的情况下，虚里搏动在胸左侧第 4 ～ 5 肋间，乳头垂线内 0.5 厘米处，小儿及胸廓狭长者，在第 4 肋间。可用镜子照自己的胸廓进行观察或触摸，跳动最明显的地方为心尖部。

1. 若心跳位置在乳垂线外侧或偏上，说明心脏较大，就是没有自我感觉，也应尽快去接受医生的检查，如心脏扩大或肥大，可能为梅毒性、风湿性、高血压性心脏病导致左心室肥大。

2.若心尖搏动向左上移位者，多数为心脏本身有病，也可能由于妊娠、腹水、腹内肿物等腹腔内压力增高等原因把心尖位置向上推移所致。

3.若心跳位置偏于内侧（右移）者，可能为纵隔移位，或为先天性右位心，或左胸积水气者，或为肺源性心脏病者，或右侧肺萎缩、纤维化，将心脏牵拉向右移。

4.如果用手指放在心尖处，觉得有振动感，可能为二尖瓣狭窄或主动脉瓣狭窄引起。

5.如果用手指放在胸骨左缘第1、第2肋间处，感觉到连续性震颤的话，很可能是先天性动脉导管未闭。

6.中医认为，虚里搏动应是动而不紧，缓而不急，这说明宗气充足；动之过为宗气外泄，动之不及是宗气内虚。

7.虚里跳动过疾则中虚有热；结滞则中州有积；若洪大急疾，弹手，病多痰饮、食郁；若虚里动速为心气虚之征兆，而虚里动甚为心阳不敛之恶候；若绝而不动者，皆为心胃气绝，病难治愈。

三、胸胁指压诊病

胸部有许多穴位可以用来诊断疾病，其主要方法就是寻找压痛敏感点，或自觉疼痛的部位，胸部常见的压痛点取穴法有两种，一种是经络循行取穴法，另一种是神经走向取穴法，现分别介绍如下。

（一）经络循行取穴法

1.膻中穴（胸部正中线，平第4肋间隙，两乳头连线中点处），是胸部的一个重要穴位，可以反映多种疾病。

（1）此处有压痛者，说明气海有余，可见气满胸中，悗息面赤，性情急躁易怒。

（2）心肺有疾或胃痛的患者，按此穴都可出现反应，病变部位症状也会立即减轻。

（3）膻中有细条索状结节或有轻微压痛者，大多有胸闷、气短、哮喘、乳痛等病症。

（4）膻中有结节并伴有明显压痛者，多胁肋疼痛或胸部有蚁走感。

（5）黄疸病人可用二指重按膻中穴，并将二指左右分开，其间有血色者好治，

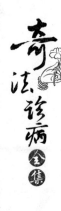

无血色者难治。

2. 乳根穴（乳头直下，第 5 肋间隙中），有压痛者，除可能有咳喘、胸痛外，多见于多愁善感的患者。

3. 库房穴（任脉旁 4 寸，乳头直上，第 1 肋间隙中），若此处和肺俞两穴有压痛，可诊断为支气管炎。

4. 气户穴（任脉旁 4 寸，乳头直上，锁骨下缘凹陷中），此穴和肺俞穴有压痛，可诊断为支气管哮喘。

5. 膺窗穴（库房直下第 3 肋间隙中）与肺俞穴有压痛，可诊断为支气管扩张。

6. 痰喘穴（膺窗穴外斜上 1.8 寸处）与肺俞穴有压痛，可诊断为肺气肿。

7. 渊腋穴（举臂取穴，在腋下 3 寸，第 4 肋间隙中）与肺俞穴有压痛，可诊断为干性胸膜炎；若另有水分穴（脐上 1 寸处）也有压痛，则可诊断为渗出性胸膜炎；若渊腋、肺俞和足临泣穴（足背四、五跖骨间隙之后端处）三穴有压痛，可见于矽肺患者。

8. 玉堂穴（膻中穴上 1.6 寸凹陷中）与肺俞、结核穴（第 7 颈椎棘突下的大椎穴旁开 3.5 寸）三穴有压痛，可诊断为肺门淋巴结核。

（二）神经走向取穴法

神经走向取穴法是从"胸穴指压疗法"转化而来的。胸穴的分布与节段性的神经支配有关，其穴位的命名以主治病脏腑名称或穴位所处位置为原则，现将穴位定位和诊断病症对应关系列出，见表 27-1，表 27-2。

表 27-1　胸部侧面穴位

穴位		初步定位及取穴方法	主诊疾病
胃穴	胃₁	第 5 肋下缘，锁骨中线外一横指（以病人食指中间那个指关节，即第 1 指关节的宽度为准。后同）处。抵压肋骨下缘（全部胃穴和腹穴取穴均同胃）	胃痛、恶心、呕吐、膈肌痉挛、心悸
	胃₂	第 5 肋下缘与腋前线交点	
	胃₃	第 6 肋下缘，锁骨中线外一横指处	胃痉挛、上腹痛、肝区痛、膈肌痉挛
	胃₄	第 6 肋下缘与腋前线交点	
	胃₅	第 6 肋下缘与腋中线交点	

238

穴位		初步定位及取穴方法	主诊疾病
腹穴	腹₁	第 7 肋下缘与腋前线交点	上腹及脐周痛、肝胆疾患、腹胀、膈肌痉挛
	腹₂	第 7 肋下缘与腋中线交点	
	腹₃	第 8 肋下缘与腋前线交点	
	腹₄	第 8 肋下缘与腋中线交点	
	腹₅	第 9 肋下缘与腋前线交点	腹痛（以中、下腹痛为主）、腹胀、肠麻痹、肝胆疾患、痛经
	腹₆	第 9 肋下缘与腋中线交点	
	腹₇	第 10 肋下缘与腋中线交点	
腋肋部	腋肋₁	第 3 肋下缘与锁骨中线交点。抵紧肋下缘向外上方压	胸上及腋窝部痛
	腋肋₂	第 4 肋下缘与腋前线交点。抵肋骨下缘	腋窝及腋下部疼痛
	腋肋₃	第 4 肋下缘与腋中线交点。取穴同腋肋₂	腋窝及腋下部疼痛
	腋肋₄	第 5 肋下缘与腋中线交点。取穴同腋肋₂	
背腹穴		肩胛冈中点下两横指处。或将病人的手掌按在枕部，同侧肩胛区的凹陷处即是本穴。垂直按压	胆道蛔虫症引起的疼痛、腹痛、肩背痛、肘臂痛、落枕
腰肢穴		从第 12 肋端向脊柱引一水平线，此线与骶棘肌外缘的交点 取穴：①手指深入骶棘肌外缘，向脊柱方向挤压，酸胀感传至骶部 ②垂直按压，麻胀感传至下肢外侧	腰骶部扭伤、下肢麻木疼痛、腹痛
背胛部	背胛₁	第 5 肋下缘与腋后线交点。抵紧肋下缘向上直压	肩胛内及背部痛
	背胛₂	第 6 肋下缘与腋后线交点。取穴同背胛₁	背中、下部疼痛及软组织损伤
	背胛₃	第 7 肋下缘与腋后线交点。取穴同背胛₁	
	背胛₄	第 8 肋下缘与腋后线交点。取穴同背胛₁	
腰腹部	腰腹₁	第 9 肋下缘与腋后线交点。抵压肋骨下缘	腰部软组织损伤、腰骶区疼痛、腹痛、腹胀、痛经
	腰腹₂	第 10 肋下缘与腋后线交点。取穴同腰腹₁	
	腰腹₃	第 11 肋下缘与腋后线交点。取穴同腰腹₁	
	腰腹₄	第 11 肋下缘与肩胛内线交点。先抵压肋下缘，后垂直压	

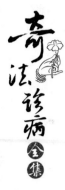

表 27-2　胸部正面穴位

穴位		初步定位及取穴方法	主诊疾病
锁骨上部	锁上₁	胸锁关节处，锁骨内端的上缘。将手指按入胸骨上窝，压向锁骨端	心悸、偏头痛、耳部疾患
	锁上₂	锁骨上缘中点向内一横指，于锁骨的内侧面 取穴：①将手指深入锁骨上窝，抵在锁骨内面。滑动手指时有细条索状物滚动，并有颞侧胀痛感 ②手指从锁骨上窝压向后下方再向内挤压，有麻胀感传至肩胛及上肢尺侧（小指侧）	偏头痛、心悸、膈肌痉挛（取穴按①法） 肩胛及上肢痛、落枕（取穴按②法）
肩臂部	肩臂₁	锁骨下凹陷处，于锁骨中线外一扁指，皮下可触到一粗大的斜形肌束 取穴：①斜行肌束的上缘垂直压，有麻胀感传到上肢桡侧（大拇指侧） ②斜行肌束的下缘垂直压，有麻胀感传至上肢尺侧（小指侧）	上肢麻木、疼痛、震颤、肩痛、落枕
	肩臂₂	锁骨下方，于锁骨中点内一横指。向第1肋骨压	肩臂痛（臂后区尺侧）
	肩臂₃	锁骨与第1肋骨间，在胸骨旁线上。垂直按压	肩臂痛（臂后区下方桡侧）
	肩臂₄	第2肋下缘，锁骨中线稍外方。抵紧肋骨下缘向外上方按压	肩臂痛（臂前区）
胸部	胸₁	第4肋下缘，锁骨中线内侧一扁指处。抵压肋骨下缘	胁肋及上胸部疼痛、肋间神经痛、心悸
	胸₂	第4肋下缘，锁骨中线外侧一扁指处。取穴同胸₁	
	胸₃	第6胸肋关节外一横指处，于肋软骨上垂直压	下胸部痛、肋间神经痛
	胸₄	肋弓与胸骨旁线的交点。垂直压	肋弓区和下胸部痛
	胸₅	肋弓与锁骨中线交点。垂直压	季肋区疼痛、肝区痛
胸肋8穴		第2至第5胸肋关节的下角各一穴，双侧共8穴。手指按入肋间，向内上方抵压	肋间神经痛、胸闷、支气管炎
剑突部	剑上	胸骨剑突与胸骨体结合处。向上推压	头晕、前额痛
	剑旁	剑突与肋弓交界处。向肋弓边缘挤压	上腹痛、呕吐

四、乳房的望触法

乳房的望诊要注意颜色、大小、位置，以及有无对称，乳头有无分泌物。触诊时要注意乳房内有无肿块或隆起，肿块的大小、形状、软硬、光滑与否，有无压痛和粘连、乳头形状等。触诊的方法，病人可取坐位，但最好取卧位，医者用手掌和手指的掌面，轻柔地进行按扪，不可用手指抓捏乳房，以免将正常的乳房腺体误认为是乳房肿块。

乳房位于胸部两侧，左右各一，男女俱有。常人乳头位置约在胸部第4肋间隙正中。男子乳房一般较小，终生不发育。女子乳房在青春期逐渐长大，成半球状，乳头渐大呈圆柱形，两侧乳房一般是对称的，大小也相差无几。乳房的颜色、大小、形态与每个人的年龄、发育、胖瘦、高矮、怀孕、哺乳，甚至遗传因素有关。中医有人认为，男子乳头属肝，乳房属肾；女子乳头属肝，乳房属胃。也有人提出乳房之部位属脾胃，乳房之经络属肝胆。女子乳房发育的时间，热带人较早，多在9～12岁；中国人发育稍迟，多在13～18岁，女孩到15岁，乳腺的发育已比较明显。但是近年来由于食物中激素含量的增加，乳房发育的年龄有提前的趋势。

（一）乳房表面形色的变化

1.有的女子左右两侧乳房不等大，一般是由于左右乳房对雌激素的反应不同，或是受劳动习惯、姿势、哺乳等因素的影响，只要差别不大，都属正常现象，不必担心。

2.在发育中有时会出现乳房胀痛，一般不会影响学习和生活，不久便可自行缓解，也属生理变化。

3.除正常的乳房外，少数人在腋窝、胸部，甚至腹部也可看到有单个或多个乳头隆起，称为副乳，为先天性异常现象。

4.妇女乳房宜阔大色黑，下垂而坠，不宜狭小色白，曲折细小，或白中带黄。因后者往往患不孕症，或生育而不能哺养。

5.女子短期内乳头鬃黑是早孕表现，一般左乳头先黑者多怀男孩，右乳头先黑者多怀女孩。乳头甚黑者，肯定已做过多次中止妊娠手术（如人工流产等）。

6.乳白小低偏者，子息难（不易怀孕生育），以形色亏也；黑大坚硬者，子息好，形色全也。

7.乳头凹陷多属气虚下陷，也可见于少数哺乳期妇女；乳头红肿、皲裂，多为肝火内扰；乳头皲裂伴乳色赤，多为肝火炽盛、热灼血络所致。

8.女子乳房增大，且乳头周围变为深红色，范围增宽，呈对称性改变，是妊娠的一个迹象。

9.乳房瘪小，为气血虚损。

10.乳房大小不一十分明显，则为肝火亢盛，痰湿阻络。

11.男子乳大称"乳疬"，西医称"男性乳房发育症"，多为体内雌激素分泌过多所致。中医认为可由胃火炽盛壅于乳房或胃气不充肝失所养所致。

12. 女子乳房松弛下垂，多为肝木克土、胃虚血燥、乳房失于摄养所致。

13. 古人认为：女人属阴，阴极则必自下而上冲，故乳头大而阴户缩也；男子属阳，阳极则必自上而下降，故阴茎垂而乳头缩也，这与西医学内分泌学说有相似之处。

14. 妇人乳大者子多，乳小者子少，以脾胃冲任之有盛衰也。

15. 未婚育女子出现乳汁样溢液伴闭经现象者，可见于以下原因：①甲状腺功能减退或脑垂体瘤，使催乳素产生过多导致泌乳。②慢性胸腺炎、胸部带状疱疹、胸部手术、胸部外伤、药物（如氯丙嗪、安定、胃复安、利血平、避孕药）过量使用等都能直接或间接地引起内分泌功能紊乱，导致泌乳发生。③手术、麻醉、精神刺激等影响下丘脑－垂体的功能间接促使乳汁分泌。

（二）乳房内肿块的鉴别

正常乳房中是没有肿块的，如果出现肿块，一般来讲都是属于不正常的情况：

1. 乳房局部弥漫肿大、发红、发热、触痛明显，同侧的腋窝淋巴结肿大疼痛，是患了急性乳腺炎，若不及时治疗可以化脓形成乳痈。

2. 乳房内有单个或多个硬韧结节，有时软，境界尚明显，可时大时小，可与皮肤粘连，可使乳房变形，乳房皮肤稍发暗，可能为乳房结核，日久可形成寒性脓肿，并可合并腋窝或肋骨结核。

3. 乳房内有大小不等、不规则的团块，或质韧的颗粒状结节，边缘不清，压痛不明显，月经期疼痛，多为乳腺结构不良症（包括乳腺组织增生和乳腺腺病）。

4. 乳房内出现单个或多个卵圆形结节，边缘清楚，活动度大，生长缓慢，多在乳房的外上方，可能是乳腺纤维腺瘤。

5. 乳房内有较小的生长缓慢的肿块，肿块平滑而有弹性，界线清，多无粘连，可活动者，多半是乳腺囊肿。

6. 若在乳晕附近触到生长缓慢的圆形较软的小结节，边界清，按压肿块可有血性分泌物溢出，随之肿块变小，很可能为乳管内或囊内乳头状瘤。

7. 若发现乳房内有一小肿块突然迅速增大，境界清楚，皮肤微红发亮，有筋脉显露，可能为乳腺肉瘤，属于恶性肿瘤。虽然腋窝淋巴结不大，但往往出现血运转移。

8. 若乳房内有生长较快的无痛、坚硬、表面不平的结节，和皮肤粘连，并有乳房变形出现酒窝征，乳头抬高或内陷，皮肤有橘皮样改变，腋窝淋巴结肿大，无明显疼痛者，要警惕患乳腺癌的可能性。

9. 若乳房短期内明显增大，弥漫性隆起、坚硬，有灼热感和轻微压痛，皮肤呈暗红色，腋窝淋巴结肿大，要想到患炎性乳癌的可能性，一般病情迅速恶化，病人多在半年内死亡。

10.若中老年妇女单侧乳头及乳晕处出现红斑、糜烂面，其上覆盖一层黄褐色的鳞屑样痂皮，局部皮肤发硬，境界清楚，部分病人可触到小结节状肿块，边缘不清，生长缓慢，经按乳头湿疹治疗3个月无效者，应怀疑乳头湿疹样癌。

（三）乳头溢液的鉴别

1.乳样溢液，发生在双侧乳房非哺乳或非分娩期，自溢或挤压而出的溢液如脱脂的乳汁，一般乳房外观无明显改变。其原因见前（乳房表面形色的变化15）。

2.凝块状溢液，多发生在单侧乳房，由挤压而出的黏稠样多种颜色分泌物。常见为血样（粉红色或棕色），乳头或乳晕区同时有发红、灼疼、发痒和肿胀，多见于乳腺导管扩张症。绝经期或一般接近绝经期的妇女，若溢液为血性时，也应注意并发恶性肿瘤。

3.水样溢液，多为单侧自行流出或挤压而出的稀薄而透明的液体，乳房内可触及不太具体的肿块，可见于乳腺结构不良症，导管内或囊内乳头状瘤，也要警惕乳腺恶性肿瘤。

4.浆液性或浆液血性溢液，可单侧或双侧挤压而出（少数为自溢）的淡黄色、棕褐色或粉红色液体，并可扪及乳房内有不规则的圆形或椭圆形肿块，境界不清，随月经周期增大或缩小。

5.脓性溢液，多为单侧乳房自溢或挤出的脓性分泌物，局部有急慢性炎症表现，多见于急性乳腺炎、哺乳期慢性乳腺炎、乳房中心性脓肿和结核性脓肿破溃。

6.血性溢液，多为单侧自溢出的棕褐色或红色液体，可扪及乳头或乳晕内有直径1厘米左右的结节，无痛感，压之有血从乳头排出，随之肿块变小或消失。这是导管内或囊内乳头状瘤，少数为乳腺结构不良症，甚至为导管癌。

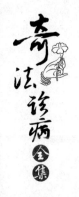

第 28 章　查腹诊病法

　　腹部位于身体前部，上连胸，下连股，侧临胁，后有背。腹内的主要脏器有肝、胆、脾、胃、胰、大小肠、肾、膀胱和生殖器官，腹部大体可分为心下、上腹、下腹、少腹和鼠蹊五部分。胸骨剑突之下称心下，心下和肚脐之间为上腹，肚脐以下为下腹，又称为腹、小腹，其两侧为少腹，少腹与股腿之间凹陷处（即腹股沟）为鼠蹊。另外腹部左右腰的外缘部稍向内凹，称为腰窝。

　　腹诊是诊病的一项重要内容，特别是日本的东洋医学（或称汉方医学），在中医的基础上发展起来，并形成了日本独特的腹诊法。腹诊对于辨别人体之虚、实、强、弱很有帮助。腹诊法通过察看病人腹部肌肤之肿胀、润泽、荣枯、肥瘦、弛张，触摸腹壁的软硬、压痛，了解动悸之所在和腹内状态（胃内之停水和肠管之蠕动）等，与四诊合参对诊断疾病确有实用价值。

一、腹部望诊法

　　望诊是以眼睛来观察腹部形状、动态、腹皮的色泽、纹理、脉络等特征，以了解体内变化，判断病情的方法。

　　望腹部时，要在安静、光线充足的环境下进行，可让病人仰卧，两手交叉置于胸部，或伸直放在身体两侧，两足合拢屈膝，脚底着床（必要时也可两腿伸直），并嘱全身放松，腹部放松。最好让病人的头顶对着光源，检查者则站在病人的右侧，在望腹部的动态时，可弯下腰来看，让视线与腹部相平。

　　古人云：腹部犹如人身上的炉冶，可以包裹肠胃并消化食物，所以适宜长得又圆又长，又厚又坚，姿势下垂，皮肉丰厚清秀。正常人腹部肌肤细密润泽，颜色如常，上腹稍低，下腹稍丰；中间微凹，两旁略高。但常人也有腹稍凸，饱满之象，多见小儿或属土、水型体质者；有的稍凹，腹部低平，多见于老年人或属金、木型体质干瘪者。常人腹微丰满者长寿，腹凹瘦者衰弱。

（一）腹部的形态变化

腹部脏器发生病变达到一定程度时，可以导致腹部形态的改变。通过观察这些形态变化，可测知脏腑经络气血的盛衰及病变情况。

1.腹皮宽厚，为水谷丰盈，主寿；妇人腹皮宽大者多子；肥胖者其腹大便便，全腹均匀凸起，腹皮有厚厚皱褶，肚脐深陷。

2.全腹膨胀隆凸，若皮肤颜色无变化，腹上青筋不显露，腹皮既不变薄亦不变厚，表面光滑，叩之中空如鼓声，放屁后即觉轻松者，为气胀，多由气滞所致。常见于肠胀气、肠麻痹、肠梗阻、吸收不良综合征等。

3.全腹膨胀隆凸，初起腹皮较紧，其后腹部隆起似鼓，腹皮胀大绷急而紧张光滑，青筋暴露，脐心凸起。平卧时腰部向外鼓出，其状如蛙，侧卧位时，腹部向一侧下部显著膨出，坐位时，下腹明显隆起，叩之有移动性浊音，晃动腹部有振水音者，为腹水，多由血瘀、痰湿所致。常见于肝硬化、肝癌、心功能不全、缩窄性心包炎、腹膜转移癌、肾病综合征和结核性腹膜炎。前人认为，全腹膨隆，未满心窝者病尚轻，已满心窝者病重。

4.若小儿出现腹部膨隆凸起，腹皮萎黄，皮肤干燥，腹上青筋显现，常伴毛发稀疏而枯燥或发结如穗状，四肢瘦弱，头大颈细，发育迟缓，神倦喜睡，或惊惕胆小，或烦躁，为疳疾。多由脾胃虚弱所致。

5.腹腔内巨大肿瘤，如巨大的卵巢囊肿，可引起全腹普遍性隆起如球形。

6.妇女妊娠5～9个月时，可见其腹隆起如釜如箕，这是胎儿正常生长发育所致，并非病候，如釜者多为男胎，如箕者多为女胎。孕妇腹部松弛下陷多为胎萎不长，或胎死腹中。

7.左上腹隆起多为脾肿大，右上腹隆起多为肝肿瘤，上腹隆起发硬多为胃癌，下腹隆起可能是增大的子宫（怀孕、子宫瘤）或膨胀的膀胱。腹脐圆形隆起，仰卧位可消失者为脐疝，少腹或鼠蹊部隆起的可还纳的包块为股疝或腹股沟疝，不能还纳的包块可能为肿瘤（位于腹股沟处者也可能是隐睾）。

8.腹部凹陷低于胸骨与横骨（耻骨）水平线之下如舟状者，多属脏腑薄弱、气血虚衰之征，也可见于日久水谷不进而极度饥饿者。

9.腹部严重凹陷，甚至几乎与脊柱相贴，并见脐周搏动、腹皮甲错者，是重度营养不良、脾胃虚极或久病精血亏耗所致之极度消瘦症，故古人云："腹皮着背不出三年死。"腹凹也可见于剧烈吐泻而致脱水，脏腑精气极度耗竭者。

10.上腹部或右上腹部凹陷，伴见胃脘疼痛剧烈，腹壁板硬，可为胃、十二指肠穿孔的征兆。

11. 腹皮紧急光亮，抚之大热者为内痈重症。

（二）腹部的动态变化

腹部的局限性搏动或蠕动能反映脏腑阴阳的盛衰或病变的发展情况。腹部整体及局部的动静状态或无意识动作往往亦能反映疾病的性质。

1. 腹部动气高者主虚，也主热。其动散而不聚者为脏气大虚之征。腹部包块时起时无为虫积，腹中有块冲起，有头足者为寒痛。

2. 腹皮有规律地活动是正常的生理现象，但一般看不见，若腹皮蠕动明显者，多为脏腑功能紊乱。

3. 胃肠蠕动在腹壁上多显现不出来，只有少数人腹壁薄弱而松弛才有时能隐约看到蠕动波，如果蠕动波表现明显就可能为病态。病重者可现胃型、肠型，腹痛时可见有起伏之物，上下冲动，多为气逆上冲或蛔虫上扰，或胃肠闭塞不通，相当于西医学所说的胃肠机械性梗阻。

4. 心下搏动，次数与脉搏相应，在瘦弱者可明显见到，多为心脏缺损，心功能失常（右心室三尖瓣闭锁不全），或肝动脉、腹主动脉失常。搏动与呼吸无关者为肝动脉搏动；吸气时减弱或消失是腹主动脉搏动；吸气时搏动明显范围增大，为右心室增大。

5. 患者蜷缩腹部，侧体而卧，且以衣被或双手按压腹部，多属虚寒性腹痛；若患者恶热、解衣掀被，烦躁不安，辗转反侧，则其腹痛多属阳热之证。

（三）腹部色泽、筋脉和纹理的变化

1. 腹皮的颜色一般和身体其他部位差不多，黄种人以黄白泛红色润泽为正常，若有发红、发青、瘀斑、斑疹、青紫血脉等均要详细观察，查找原因。

2. 腹皮色红，如果全身皮肤没有明显变化，唯独腹部及附近的皮肤变红，按之褪色，手起如故，是火热之邪壅聚于腹部的征象。若伴有剧烈腹痛，很可能是胃肠穿孔的紧急征兆，应积极治疗，若局部皮肤焮红为疮疡或内痈。

3. 腹皮色黄，全身其他地方也发黄，为黄疸或虫证，麻疹出而忽隐，腹皮色白者为正气不足。外感时邪，腹皮猝然青黑者为危征。

4. 久病之人腹忽露佳象是濒死前凶兆，不过二三日而死；腹皮亮如光镜为虚阳外浮之征。

5. 腹皮筋脉正常情况下是看不清楚的。在积聚、鼓胀等病变时，腹壁经脉的气血运行不畅，血脉壅滞而出现胀大变粗，以及青筋显露，紫脉纵横，形似龙蛇，其走向或往上行，或向下走，或以脐为中心向上下左右四周扩散，说明门静脉和上下腔静脉受阻。

6. 妊娠妇女随着怀孕月份的增加，可在小腹部位见到淡浅红色条纹；生过孩子的妇女，其腹部可有白色妊娠纹，有些肥胖者腹部亦可见到少量类似条纹，这些皆因腹壁被妊娠或肥胖脂肪挤撑所致，并非病态；而患了肾上腺皮质功能亢进症的人，腹纹呈蓝色或紫红色，实属病态。

7. 孕妇分娩前一段时间，腹中线的色泽发暗褐色，可以根据其分布，预测胎儿性别。孕妇的腹中线，位于胸部剑突之下 5 ～ 7 厘米者，一般是产女孩，而腹中线与剑突处相连，结果大多数产男孩，这种方法很简便，也有一定准确性。

二、腹部触诊法

腹部触诊又称按诊，是医者用手直接接触腹部的一种检查诊断法。它包括触按、叩敲、揣摸患者腹部肌肤凉热润燥，肌紧张程度，疼痛部位、性质，肿块的形态、质地，以及腹部脏器的情况，为进一步深入探明疾病的部位和性质，判断病情，确定治疗原则提供确切的资料。

触诊时，受检者一般取仰卧位，头枕低枕头，两腿自然屈曲，两脚底着床，使腹肌松弛，双臂顺沿两胁伸展，自然呼吸，医者站在受检者右侧。手要温暖，室内光线要充足，温度适中，动作要轻柔协调，由腹部中央向两侧按摸，由轻而重，由浅而深。腹痛患者，应先从不痛之侧按摸，最后按压痛点，以免引起腹肌紧张，影响腹部其他部位的检查。

（一）腹皮温度

1. 腹部皮肤按之发凉者多为寒证，发凉而拒按者为寒实证；暖手按压觉舒适者为虚寒；脐下寒多提示肾阳不足，脐周发凉为脾胃虚冷，脐上凉为心肺阳虚，两胁腹发凉为肝胆生发之气不足之兆。

2. 腹部皮肤按之热或灼手者多为热证，喜冷而拒按者为实热证，若心下动而热灼手者，热势更重。

3. 脉候有热而腹候不热者，或自感手足热，按胸腹不热者，或初按觉热久按则减者为表热。

4. 重按腹而其热灼手者为伏热，热不易去；初按不觉热，久按灼手者为湿遏热伏于内；初按热甚，久按热更甚者，是邪热炽盛在里。

5. 初按灼手为脾胃热而实火内充，久按灼手为脾虚阴火内伏。

6. 小儿肚腹胀满，按之热者为宿食。

7. 身热退后，腹部按之热者为热未尽解。

8. 危重病少腹冰冷者，为阳气欲绝，治疗后脐下转温者，为阳气回复之征。

9. 孕妇脐下冷，则胎死腹中，脐下温则胎儿未死。

（二）腹皮润燥

1. 腹皮腻滑而有光彩者为血气盛，枯燥者为血虚。

2. 腹皮滑润是津液未伤；腹皮干涩，手心扪之有明显枯燥感者为津液已伤，常见于大便干结、病久血瘀等患者。

3. 脐下甲错为小腹内有瘀血的征兆。

4. 腹部局部皮肤甲错，或无毛之处徒生毳毛，按之拘急或如板者，不是瘀血便为癥积。

5. 腹皮润泽为元气充足，外感邪热虽重，但其热容易退；腹皮不润泽，为元气不足、阴分衰弱。若虚火亢盛者病重难愈。

（三）腹壁软硬

1. 腹壁按之柔软而重按脐腹有力者为正常。

2. 腹壁厚而廓大，按之柔而有力，或腹部按之如水上浮板，有根底可应者，均为有神也有寿之相。

3. 腹壁薄廓小，按之硬而无弹性，或虚软如水上浮纸无根底，多为病情笃重表现。

4. 腹壁瘦薄，脐腹按之濡软无力者为虚证；按之陷软无力者为脏气虚损；按之如指入灰者，为脏腑精气衰竭；按之陷而久久不起者，为水停肌肤；若脐以下应手陷者，是肾虚之兆。

5. 腹壁按之硬者，为腹肌紧张，为邪实居内，多是危重患者的腹征，常兼有腹痛，为外科、妇科急腹症的表现。

6. 腹诊时在腹壁深层脐左右两侧触及犹如按琴弦或木棒的感觉称为挛急或里急，可见于腹部的多种疾病。若单独出现为腹肌紧张的表现，若伴有压痛则多半有腹内的炎性病变。

7. 外感病按之腹未硬者为邪在表，按之硬痛者为邪已入里。

8. 瘦人腹力弱，大便后更弱；肥人腹力强，大便燥结者更强。

9. 好饮酒者，鸠尾下如板，左右更甚者，为酒气甚而血凝滞，如此者，三五年内会吐黑血。

10. 自觉胸胁苦满者，医者拇指自患者季肋下向内上方按进去，则有明显抵抗感，同时病者感到气短，痛苦加重，可见于单侧或双侧，单侧者往往在右侧，多为肝胆疾病。若仅有轻度胸胁苦满和脐左侧有轻微抵抗压痛，则为肝郁血虚的丹栀逍遥散证。

11.若四指并起，在心下部位探索，局部有弹性的抵抗感，但无压痛感者，称为心下痞硬，多为胃脘部疾患。

12.患者腹满，按之腹壁张力低或腹壁松弛，或腹壁紧张或发硬，但按之无底力者为虚证。腹壁虽软弱，但按之有底力的为实证。

13.若上腹部腹直肌挛急，胃脘部自觉有物梗阻而烦闷不舒，按压局部有紧张感，但下腹部柔软者，为心下支结，可见于外感和杂病的多种疾病。

14.自觉少腹膨满，按之局部有抵抗感者为少腹硬满，有水证和血证之分。水证者小便不利，血证者小便自利，应注意鉴别。

15.按压小腹部，若从脐下至耻骨联合附近腹直肌均呈痉挛状态者，多见于下焦虚证。发病程度较轻者称为小腹拘急，发病较重者，称为小腹弦急。

16.小腹感觉不灵敏或有功能障碍者，按之觉无力，有明显的空虚状，称为小腹不仁，为肾虚的一种体征，多见于截瘫昏迷病人，或腹部手术后大小便功能未恢复等情况。

17.腹部右侧腹直肌挛急，多见于像精神失常、癫痫等病的甘麦大枣汤证。

18.按心下如触木板者，为心下痞坚，多是心脏功能障碍，表现为浮肿、咳嗽、呼吸急促，甚至不能平卧。

（四）腹壁厚薄和弹性

腹壁薄缺乏弹力，皮肤能被手指抓起来，多为虚证；反之，皮下脂肪丰富，腹部有弹力，腹皮不能抓起来，多为实证患者。

（五）腹部压痛

1.腹部按之不痛者为常态或病症轻，疼痛者为局部有病变，或病情笃重，痛愈重者病愈重。但是也不尽然。某些病，病初体壮邪盛，正气旺，疼痛剧烈；病久体羸气竭，疼痛却减轻或不疼痛，故应注意。

2.腹部按之疼痛者为实证；按之疼痛减轻者为虚证。

3.腹部疼痛，按之痛甚或拒按者为邪实内阻，如胃肠燥结、瘀血等，也主寒甚。

4.腹部轻按即痛者病在表浅；重按方痛者病在深处；疼痛范围小者病灶局限，范围大者病情重。

5.胃脘胀闷、按之则痛者，称小结胸，为痰热互结所致；胸脘腹皆硬满疼痛，手不能近者，称大结胸，为痰水相结所致。

6.少腹左侧，触之如条索状，对于擦过性之压力有急迫性疼痛，称为少腹急结，该腹证多见于女性，是瘀血的体征。此证检查时有一定的技巧，要细心掌握。其方法是让患者伸直两腿，用手指尖轻轻触及少腹左侧皮肤，然后迅速从脐旁擦过样移向髂窝，如有少腹急结证，患者就会突感疼痛而屈膝，即使是意识不清的患者也会皱眉，并努力避开医生的手。但应该清楚，仅用力按压时产生的疼痛并不是少腹急结症。

7. 用食指和中指从腹部腹皮下沿正中线可触到如铅笔芯状线，称为正中芯，触诊时与芯线呈垂直角度上下探摸，除诊者手指有感觉外，患者并有疼痛感。出现正中芯是虚证的腹证，多为脾虚或肾虚之证，比较难治。

8. 不管男女患者，若脐下至曲骨穴，有一条筋如绳，以指按之不解者，为淋癃之候。

9. 按腹部，无腹直肌挛急，腹部软无力，但肠管蠕动亢进，所谓"皮起，出见有头足，上下痛而不可触近"，此种体征也属腹肌拘挛或里急，属于虚证，即使伴有便秘等症状也禁用泻下药。

10. 按腹痛处固定不移，刺痛不止者，为瘀血；按之胀痛，痛处按此连彼者，为病在气分，多属气逆。

11. 若腹部局限性肿胀，按之疼痛者为损伤或疮疡；表皮发热，按之局部灼热烙手，疼痛拒按者，多为内痈；痛在心下脐上，硬痛拒按，按之痛益者为食积；痛在脐旁少腹，按之则有块应手者为血瘀。

12. 腹痛牵引两胁，按之则软，吐水则痛减者为水气；绕脐痛，按之磊块起落者，为燥屎结于肠中；脐腹疼痛时作时休，按之形如筋结，久按转移，或指下如蚯蚓蠕动，或高低凸凹，按之起伏聚散，上下往来，浮沉出没是虫痛。

13. 食指轻触脐部四周，当即出现压痛者，这类患者腹直肌也多挛急，脉紧弦，脐之左右两侧有压痛者，多为血瘀。

14. 心下有疼痛膨满感，立位时有压痛，心下和左腹有时出现硬结者，见于多种胃病，以及慢性胰腺炎、肋间神经痛、胸痛等，为王焘的延年半夏汤证。

15. 脐左方至脐下有抵抗性压痛，是体内有瘀血的重要腹证之一。

16. 脐右方至脐下硬结有压痛同上条一样均属气血瘀滞，湿热郁结于少腹部的疾病。

（六）腹内积块

腹部按诊积块时应注意其大小、形态、软硬、有无压痛、能否活动、表面光滑度等情况。

1. 腹中有块，应手不温，重按而动或痛甚者，为腹背癥瘕之征。腹有动者积也，腹内有动如弹指是为气积；按之移者聚也，不移者积也。

2. 腹中有块大者病多深，生长速度快者预后不佳；形态不规则、表面或边缘不光滑、推之不动者，往往属重证候，后果不良。

3. 妇人小腹有积块者多为血瘕，男子少腹有包块者多为疝。

4. 包块常在不消，痛有定处，按之有形而不移者为积，病属血分；包块时聚时散，痛无定处，按之无形为聚，病属气分。

5. 心之积在脐上；脾之积在脐中；肝之积在脐左；肺之积在脐右；肾之积在脐下；胃之积以中脘穴为中心而在脐之上；大肠之积在左天枢穴下方；小肠之积在右天枢穴下方；三焦之积在脐下，以石门穴为中心；膀胱之积在下腹部，以中极穴为中心。

6. 脐之两旁有筋脉拘急如臂如指者，为疝气。

7. 肿块按之软，柔有水鸣者，为饮邪内聚。结块硬而按之不痛者，常为结核、瘰疬等病症。

8. 包块推之不移者为癥，可动者为瘕。固定不移之包块往往导致虚劳、胀证或腹水。

9. 左少腹作痛，按之累累有硬块者，肠中有宿粪。右少腹作痛，按之痛重，有反跳痛，局部包块应手者为肠痈。

（七）用时钟定位法鉴别急性腹痛

以脐为时钟的针轴，将12点朝上，与6点画一直线，与腹中线重叠，那么腹部各部位的疼痛即可在钟表中定出位置来。具体的定位与病变的关系如图28-1。

1点：脾破裂，左侧肺炎、胸膜炎。

2点：急性胰腺炎。

3点：溃疡性结肠炎。

4点：梅克尔憩室炎、左侧输尿管结石。

5点：左侧急性盆腔炎（女性）、左侧宫外孕破裂（女性）、左侧卵巢囊肿蒂扭转（女性）、左侧腹股沟嵌顿疝或绞窄疝（男性）、左侧附睾或睾丸炎（男性）。

6点：痛经（女性）、急性前列腺炎（男性）、急性膀胱炎（女性多于男性）。

7点：同5点为右侧同种疾病。

8点：急性阑尾炎、右侧输卵管结石、美克耳憩室炎，同4点钟。

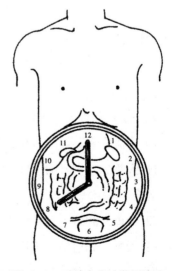

图28-1　时钟定位法鉴别腹痛

9 点：局限性肠炎（克罗恩病）。

10 点：肝脓肿、急性肝炎。

11 点：急性胆囊炎、急性化脓性胆管炎、胆道蛔虫症、肝破裂、右侧肺炎、胸膜炎。

12 点：急性胃炎、胃溃疡穿孔、心绞痛。

中心或全钟面：急性肠炎、肠蛔虫病、急性机械性肠梗阻、肠套叠、急性腹膜炎、肠系膜血管血栓形成。

三、腹部穴位按压诊病法

1. 中脘穴（位于脐上 4 寸处）和左承满穴［位于脐上 5 寸（上脘穴）左侧旁开 2 寸处］有压痛者，见于胃炎。

2. 中脘穴和右承满穴（上脘穴右侧旁开 2 寸处）有压痛者，见于胃窦炎。

3. 中脘穴和阑门穴（位于脐上 1.5 寸处）有压痛者，见于胃酸过多。

4. 中脘穴和左商曲穴［位于脐上 2 寸（下脘穴）旁开 0.5 寸处］有压痛者，见于胃神经疼。

5. 脾俞穴凹陷（位于第 11 胸椎棘突下旁开 1.5 寸处）和下垂点（位于脐上 2.5 寸处）有压痛者，见于胃下垂。

6. 中脘穴、水分穴（位于脐上 1 寸处）和右梁门穴（位于中脘穴旁开 2 寸处）有压痛者，见于十二指肠炎。

7. 中脘穴、右梁门穴、右溃疡点［位于第 12 胸椎棘突下旁开 5 寸（胃仓穴旁开 2 寸）处］和温溜穴［位于腕横纹桡侧端（阳溪穴）直上 5 寸处］有压痛者，见于十二指肠穿孔。

8. 中脘穴和呃逆穴（位于乳头直下第 7、第 8 肋间隙中）有压痛者，见于膈肌痉挛。

9. 中脘穴和食关穴（位于脐上 3 寸旁开 1 寸处）有压痛者，见于消化不良。

10. 中脘穴和止泻穴（位于脐下 2.5 寸处）有压痛者，见于过敏性结肠炎。

11. 天枢穴（位于脐旁开 2 寸处）和魂舍穴（位于脐旁开 1 寸处）有压痛者，见于痢疾。

12. 天枢穴和腹泻穴（位于脐下 0.5 寸处）有压痛者，见于腹泻。

13. 天枢穴和通便穴（位于脐旁开 3 寸处）有压痛者，见于便秘。

14. 子宫穴［位于脐下 4 寸（中极穴）旁开 3 寸处］和肾俞穴（位于第 2 腰椎

棘突下旁开 1.5 寸处）有压痛者，见于肾盂肾炎。

15. 肓俞穴（位于脐旁开 1 寸处）和肾俞穴有压痛者，见于输尿管炎。

16. 遗精穴［位于脐下 3 寸（关元穴）旁开 1 寸处］和肾俞穴有压痛者，见于性神经衰弱。

17. 中极穴（位于脐下 4 寸处）和玉泉穴（位于男性阴茎根正中点处）有压痛者，见于膀胱麻痹。

18. 中极穴和夜尿穴（位于脐下 4.5 寸旁开 1 寸处）有压痛者，见于尿失禁。

19. 中极穴和尿血穴［位于第 7 胸椎棘突下旁开 5 寸处（肩胛下角外 0.5 寸）］有压痛者，见于尿血。

20. 外陵穴（位于阴交穴旁开 2 寸处）和三阴交穴（位于内踝尖上 3 寸胫骨后缘处）有压痛者，见于痛经。

21. 阴交穴（位于脐下 1 寸处）和三阴交有压痛，见于带下病。

22. 中极穴和大巨穴［脐下 2 寸（石门穴）旁开 2 寸处］有压痛者，见于膀胱炎。

23. 天枢穴、水分穴和疰市穴（位于胸侧部，腋窝直下方七八肋间隙）有压痛者，见于急性腹膜炎。

四、脐诊法

古人云：人之寿夭，相脐可知也，疾之浅深，按脐可察也，故诊腹之要，以脐为先，盖人身之有脐，犹天之有北辰也，故名曰天枢，又名曰神阙。

正常情况下脐位于腹部中央，脐至剑突的距离和脐至耻骨联合的距离相等。正常人的脐多呈半球形，或稍凸于腹部表面或稍凹于腹壁之下。肥胖之人，大腹便便者脐眼多凹陷得较深，瘦人则较浅。肚脐的形态、位置、色泽、搏动等情况和疾病也有一定的关系。

（一）脐的望诊

1. 脐的形态变化。①脐大深者多寿，脐小浅者多夭（小浅者坚固不动移者除外）；妇人脐深子多体强，脐浅平者子少。②肚脐呈圆形，下半部丰厚而朝上，这是男性中最好的一种。这种肚脐表明血压正常，肝、肠、脾、胃等内脏都健康，而且此人精神饱满、精力充沛。③肚脐呈满月形，丰盈而充实，下腹有弹性，这是女性中最好的一种。这种肚脐表明身心健康，卵巢机能良好，有生育能力。④肚脐的轮廓坚牢、刚盈，状如烟管头，为肾气实，其人遇大病也容易治愈；如轮廓边缘如虫蚀一样不整齐，为脐根绝症，是气血虚耗所致。⑤肚脐向上开，延长几乎成为三角形的人，多半胃、胰和胆囊等消化器官情况不佳。⑥肚脐向下开的人，多半患有胃下垂、便秘等疾病，同时可能患慢性肠胃病和妇科疾病。⑦肚脐偏向右方，易患肝炎、十二指肠溃疡等疾病。⑧肚脐偏左方，肠胃功能较差，容易患便秘和大肠黏膜病变。⑨肚脐呈浅小形，有这种肚脐的人，一般来说身体较虚弱，容易患内分泌失调的疾病，浑身乏力，不耐疲劳。⑩全腹隆起，若为胃肠胀气所致者，脐部多无明显改变；若为水肿所致者，脐常向里凹，若不凹反凸者，为元气欲脱之凶兆；若为鼓胀（腹水）所致者，脐眼多向外凸起，甚至状如覆杯。⑪脐眼突出可能为胃气虚败引起，也可能为脐痈内脓已成。小儿脐突可为疳积、肠痈或脐疝，多啼而脐凸者气逆于内。⑫脐下陷属气血亏虚；病人脐翻出者死，水肿脐肿突出者死；积聚肿胀，脐不凸者可治，脐凸者不可治。⑬脐至剑突的距离大于脐至耻骨联合的距离时，提示上腹部有病变，反之病变在下腹部。

2. 脐的色泽变化。①脐中出现蓝色瘀血，应注意急腹症中有出血症。②小儿撮口脐黑者，气绝于中也；脐腑青硬者为脐风之死候。③脐色红黑为妇女怀孕的外征。

3. 试鼓法。用食盐120克，炒热绢包，放脐上。若为水鼓者，其盐化为水；若为食鼓者，盐变红色；若为血鼓者，盐变紫色；若为气鼓者，盐变黑色；若为气虚中满者，盐色不变。以此可做鉴别。

（二）脐的触诊

脐部的触诊之法同腹诊类似。令患者仰卧，两腿伸直，两手置于身体两侧，以使脐动脉处于自然伸展状态。医生站于病者体侧，以手指掌触按脐部，以查脐之软硬，有无肿块、压痛，以及脐动脉之动势。一般而言，脐诊在部位上当分脐及脐周，于气势上当分缓、急、粗、细、深藏与浮露等征象。

1. 脐的静态变化。①按压脐及四周，上下调和无痞块者为常人，如脐周软坚不一，似树枝装在布袋里，高低不平，虽暂时尚未患病，却不久即会发病。②脐以深大而坚固，左右上下推之不动，轮廓约束者为真神安全，有大病亦可治，但暴病不在此列。③健康的脐，深而紧，病人的脐，浅而松。脐活动自如，多系胃肠虚弱、身体无力的一种证候，多属虚寒证，在老年人属精力衰弱。④脐按之无力者为元气虚，表里俱有力者，为元气实；凝坚而似有力者，并不是气实，而是气闭塞的征兆，此症多见于大病后或痢疾患者。⑤腹胀满初起，若按脐旁应手如胀起而坚者，为全身将肿之征兆。

2. 脐的动态变化，主要是诊脐间动气，又称诊冲任。这是了解肾中精气充盛与否的重要手段。诊察时，当密排三指，以按脐之上下左右。①脐环中幽深，轮廓平整，徐徐按之有力，其气应手者，内有神气之守也。②凡动气和缓有力，一息4至，绕脐充实者，为肾气充盛；一息6至，为冲任伏热；若一息7～8至以上多属病象。③按之热躁，其动细数，上及中脘者，为阴虚气冲。按之分散，一息1至者，为元气虚败。按之不动，而指如入灰中者，为冲任空竭之候。④冲任脉动高者主虚主热，动微者亦主虚。其应手不浮泛，重按之则沉实而小者，属实。⑤外感病内有积热时，可见冲任脉动高；动而低者热尚轻，动而高者热甚重；邪热退后，冲任脉动渐微者佳。⑥久泻久利而冲任脉动跃震手者为亡阴之候。手下虚冷，冲任脉动沉微者，为命门不足。冲任脉动甚、兼虚里脉亦动跃，或并心胁皆振动者，为天一无根，为真阴失守的大虚之候。⑦若按冲任脉动而热，热而灼手者，症虽寒战咬牙，肢厥下利，是为真热而假寒；若按腹两旁虽热，而冲任久按无热而冷者，症虽面红口渴，脉数舌赤，是为真寒假热。⑧冲任脉动气之势过强达于心下鸠尾者，真阴绝而浮阳上冲，为病情重；若鼓胀动气波及鸠尾者为病危；脐下动气高，动气上冲者预后不良。⑨脐中大动，或为痰火壅盛、滞气火郁，或为吐衄之兆，其人必皮肤壮热。⑩肾虚冲逆者，若动气在脐下为肾阳虚，阴寒内盛所致；若动气在脐中，为脾肾虚寒、命门火衰所致；若动气在脐上，为病久虚损，或阳伤及气，阴伤及血，相火失守，阳气浮越所致。⑪冲肝上逆者，若脐动在当脐或左旁，或上冲脘中，其势如新张弓弦，按之弦劲搏指者，为水亏木旺，冲阳上冒所致；若按脐跳动筑筑，其势充满搏指，腹肌灼热，满腹虚胀而不拒按者，为肠热蕴结，阳明气逆所致。

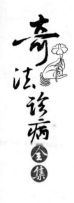

第 29 章　查腰背诊病法

背位于躯干后部，上连于肩项，下连于腰，脊椎骨纵立正中，从颈至腰骶部，腰也位于躯干后部，上至季肋而连于背膂，下至髂嵴而连于尻尾。

一、腰背的形态变化

1. 正常人背部两侧对称，立位时脊椎呈生理性弯曲，即胸椎稍向后凸，腰椎有较明显的前凸，骶椎则有较大幅度的后凸。没有脊柱侧弯的现象，并且前后左右活动灵便自如。

2. 脊椎弯曲后凸，背部高耸，腰曲不伸者，谓"背偻""大偻"，又名"伛偻"，俗称"驼背"，多见于老年人，为骨质退行性改变。

（1）多因肾虚精血不足、脊髓失养、督脉受损所致，是骨质疏松症的表现，往往从成年人时开始，由于缺乏钙质，骨骼逐渐变得疏松，脊柱长期受压迫而变形，至老年时就表现得比较明显。

（2）也可因湿热侵淫、脊背筋脉挛缩，淹久而成患。见于西医学的类风湿性脊柱炎。

（3）脊柱骨劳，曲背，病在督脉，系肝肾亏虚，筋骨不固，复受邪侵，着而成痰，终至骨节败坏引起。见于西医学的脊椎椎体骨结核患者。

3. 背部的诊法和胸部结合起来看，胸骨前凸，脊椎弯曲后凸，形如龟背者，谓之"龟背"，多为小儿佝偻病患者。

（1）可因先天不足，后天失养，骨髓失充，致督脉虚损，脊骨变形。

（2）初生婴儿背受风寒，入于背膂，经气受阻，日久而成。

（3）小儿骨质未坚，曲背久坐，矫正失时而患。

4. 脊椎侧弯凸向一侧，造成两肩不同高，走路时向一边倾斜。

（1）也常见于以上的先后天因素，如先天不足，后天失养，脊髓失充或感受风寒湿热、疫疠邪毒和外伤等。

（2）也可由于一侧下肢较短（如先天性髋关节脱位）、椎间盘脱出症、小儿麻痹后遗症和儿童发育期坐位姿势不良引起。

（3）病人也可由于胸腹腔手术后、慢性胸膜增厚、胸膜粘连、佝偻病和肩部畸形等引起。

5.脊柱僵直伴活动时疼痛，多见于腰部软组织损伤、腰椎骨质增生、腰椎结核或肿瘤、脊椎骨骨折或脱位，及腰椎间盘突出。

6.背部肌肉消瘦，脊骨显露如锯齿状，谓之"脊疳"，可见于疳证后期，常因脾胃虚损、生化乏源、脊背失养所致。

7.背部的形状、厚薄、宽窄，象征着肺的状况。"肩背厚者肺坚，肩背薄者肺脆，背膺厚者肺端正，胁偏疏者肺偏倾。"临床所见，背宽肩实者肺气多足，肩窄胸薄者肺气多虚。

8.背部肌肉丰满，色泽明润，脊柱端正、肩宇宽宏，提示内脏气充盈坚实；反之，如背部肌肉枯萎、色泽晦滞、脊柱歪曲、肩宇窄缩则象征内脏气亏损不实。若肩背非常浑圆，或腰部塌陷，预示着将来可能有背部疾患。

9.腰为肾之府，又为命门之宅，故腰最能反映肾气命门之盛衰。因此腰部状况常为肾、命门的外象。腰部狭窄肉薄，常为肾禀赋不足的征兆，腰粗壮肉实者则肾气多实。第1、第2、第3腰椎的两侧有肥厚改变者，有患肾炎之可能，腰骶部钝痛者为子宫、输卵管疾患的征兆，而腰酸如折又为肾虚的预报。

10.瑞典医学专家认为，腰围与寿命有一定关系，他们对355名男子和1462名妇女分别进行了长期的跟踪观察和研究。发现50多岁左右的男子如果身体较瘦，但腰围却较粗者，他们之中的29%活不到70岁；他们之中身体较胖，但腰围较细的人，却有95%可以活到70岁以上。对女性而言，凡胸部和臀部都较大、肩部较宽、大腿较粗而腰围较细的人，应该是最健康的类型。这种体型的女性，在观察期内的死亡率仅1%。反之，腰腹部脂肪过多的妇女比臀部肥胖的妇女更可能患糖尿病、高血压、月经失调或胆囊疾病。

11.怀孕6个月以上的妇女，从背后看，若显不出腰粗者（和孕前比）多怀男胎，反之为女胎。

12.臀部肌肉松弛无力，是自然衰老的表现。如果一侧臀部比另一侧高，说明两腿长短不一，长期不注意会引起跛行。

二、腰背的皮肤变化

1.肩背部长毛，常见于背部大椎穴周围和肩胛骨上，形似长发，不与发际相连，散在或密集分布，而不伴有前胸等其他部位长毛者，有患癌的可能性，据统计，长毛者食管癌占10%，胃癌占7%，肠癌占7%，肝癌占6%。

2.有头之疽生于脊背正中者，称之"背疽"，其形大者又名"发背"，有上、中、下之分，皆属督脉经所主，应积极治疗，否则迁延不愈。

3.上发背发于天柱骨（第2～6颈椎）之下，伤于肺，又名"脾肚发"；中发背与心对发，伤于肝，又名"对心发"；下发背与脐对发，伤于肾，又名"对脐发"。

4.发背其证初起皆如粟米，焮痛麻痒，伴周身拘急，寒热往来，数日后突然大肿，总由外感风热火毒，或湿热蕴结于中，或肝郁气滞化火，致经络阻塞、气血壅滞而为患。

5.有头之疽生于背及腰部之旁者，谓之"搭手"。其证初起为粟粒样脓点，皮色暗红，伴寒战高热，后渐肿胀高起。也有上、中、下之分，属足太阳膀胱经所司。

6.上搭手属气郁痰热凝结，中搭手由五志过极、郁火凝结所致；下搭手多因房劳不节、真阴耗损、相火内动而成。

7.小儿水痘聚生于背间，名"聚背"，为外感时气邪毒、内有湿热蕴结而成。

8.腰部皮肤出现水样疱疹，如带状簇生，累累如珠，伴有疼痛者，见于带状疱疹，中医称之为"缠腰火丹""蛇串疮""火带疮"。

9.带状疱疹分干湿两种，干者色红赤，形如云片，上起风粟，作痒发热，属心肝二经风火；湿者色黄白，水疱大小不等，溃烂流水，属脾肺二经湿热。

10.腰间忽长肉痕一条，如带束腰，不痒不痛，名"腰生肉痕"，每因房劳过度、肾经与带脉不和而病。

11.腰背部有色泽改变、异常隆起、异常索状物或周围组织松弛，均可为内脏疾病的反映，在哪个部位，说明对应脏腑可能发生病变，具体诊断方法，见以下"孙氏诊查法"。

12.腰部肾俞穴处出现脓性包块，强痛转侧不便者，为"肾俞虚痰"，多因肾气不足、寒痰留滞而为患。

13.胁下近腰束带处生痈，初起如桃，渐渐红肿，谓"腰带痈"，多因风热留滞膀胱、不能渗利，壅于肌表而成。

14.发于腰胯之间的包块，形如桃李，坚硬如石，皮色不变称为"中石疽"。溃破后脓水稀薄并有空腔形成，多由正虚体衰，湿热内蕴，邪毒固结，滞而不散，积久成形，发为本病。

三、腰背部穴位按压诊病法

1. 肺俞穴（位于第 3 胸椎棘突下旁开 1.5 寸处）和风门穴（位于第 2 胸椎棘突下旁开 1.5 寸处）有压痛者，见于感冒患者。

2. 肺俞穴和结核穴［位于大椎穴（第 7 颈椎棘突下）旁开 3.5 寸处］有压痛者，见于肺结核。

3. 肺俞穴和银口穴（位于肩胛骨下角处）有压痛者，见于咯血的病人。

4. 食管下俞穴（位于第 8 胸椎棘突下旁开 1 寸处）和水分穴（位于脐上 1 寸处）有压痛者，见于食管炎。

5. 脾俞凹陷（位于第 11 胸椎棘突下旁开 1.5 寸处）和下垂点（位于脐上 2.5 寸处）有压痛者，见于胃下垂。

6. 右溃疡点［位于第 12 胸椎棘突下 5 寸（胃仓穴）旁开 2 寸处］、中脘穴（位于脐上 4 寸处）和右梁门穴（中脘穴旁开 2 寸处）有压痛者，见于十二指肠球部溃疡。

7. 右溃疡点、中脘穴和左承满穴［位于脐上 5 寸（上脘穴）旁开 2 寸处］有压痛者，见于胃溃疡。

8. 右溃疡点、大肠俞（位于第 4 腰椎棘突下旁开 1.5 寸处）和天枢穴（位于脐旁 2 寸处）有压痛者，见于溃疡性结肠炎。

9. 血愁穴（位于第 2 腰椎棘突上方凹陷中）和天枢穴有压痛者，见于便血。

10. 心俞穴（位于第 5 胸椎棘突下旁开 1.5 寸处）和神堂穴（位于心俞穴外侧 1.5 寸处）有压痛者，见于心律不齐。

11. 神堂穴和极泉穴（举臂手掌向内，位于腋窝正中两筋间凹陷中）有压痛者，见于心肌梗死。

12. 神堂穴和督俞穴（位于第 6 胸椎棘突下旁开 1.5 寸处）有压痛者，见于心内膜炎。

13. 神堂穴和譩譆穴（位于第 6 胸椎棘突下旁开 3 寸处）有压痛者，见于心包炎。

14. 次髎穴（位于第 2 骶后孔凹陷中）和生殖点（位于次髎穴内 0.5 寸处）有压痛者，见于妊娠。

15. 生殖点和滑肉门穴（位于脐上 1 寸，旁开 2 寸处）有压痛者，见于孕吐。

16. 次髎穴和带脉穴（位于第 11 肋游离端直下约 1.8 寸，与脐平行处）有压痛者，见于子宫内膜炎；若另有结核穴有压痛者，见于子宫结核。

17. 次髎穴、带脉穴和新大郄穴（承扶穴与委中穴连线中点，偏外 0.5 寸直下 0.5 寸处）有压痛者，见于子宫癌。

18. 次髎穴、带脉穴和脾俞穴凹陷处有压痛者，见于子宫脱垂。

19. 鸠杞穴（位于第 2 骶椎棘突上方凹陷中）和三阴交穴（位于内踝尖上 3 寸胫骨后缘处）有压痛者，见于崩漏。

20. 通经穴（位于髂前上棘内侧 2 寸，直上 1 寸处）和三阴交穴有压痛者，见于闭经。

21. 次髎穴和三阴交穴有压痛者见于盆腔炎。

22. 次髎穴和积聚痞块穴（位于第 2 腰椎棘突下旁开 4 寸处）有压痛者，见于卵巢囊肿。

23. 第 2 胸椎棘突下凹陷中有压痛者见于精神病。

24. 肾俞穴（位于第 2 腰椎棘突下旁开 1.5 寸处）和中空穴（位于第 5 腰椎棘突下旁开 3.5 寸处）有压痛者，见于腰痛。

25. 肾俞穴和生殖点有压痛者见于前列腺炎。

26. 肩井穴（位于肩峰与大椎穴连线中点处）和水分穴（位于脐上 1 寸处）有压痛者，见于乳腺炎。

27. 脉根穴（位于第 2 骶后孔正中线旁开 3 寸直下 0.5 寸处）有压痛者，见于血栓性静脉炎。

28. 肾俞穴和大杼穴（位于第 1 胸椎棘突下旁开 1.5 寸处）有压痛者，见于骨性关节炎。

29. 肾俞穴和天宗穴（位于肩背部肩胛冈下窝的中央处）有压痛者，见于肩周炎；若同时有大杼穴压痛者，见于颈椎关节病。

四、腰背部的孙氏诊查法

孙氏诊查法是孙惠卿大夫摸索出的一套系统的诊断方法。这种方法独特、准确、行之有效，可以帮助医生提高诊断准确率。他的方法归纳为敲听、推摸、捏压几种，现分述如下。

（一）敲听法

用左手或右手食指、中指、无名指合拢指尖平齐，手指呈屈曲状，以腕部上、下活动力量弹敲，手指与皮肤接触的时间要短促，在敲打时用力不要太大，指端要与被敲部位皮肤垂直，敲打的部位主要是脊柱两侧的皮肤，上起自胸椎第1节，下至尾椎。一般来说，在正常的情况下，在胸椎两侧除胸椎1～3外，敲出的声音大致相同；在腰椎两侧和骶骨两侧敲出的声音亦大致相同，只有在机体患病时在这些部位可敲出异常的声音。

不正常的声音是空音和呆痹音，正常的声音是不空不呆的声音，区别这些声音是比较困难的，要敲得多、听得多才能更好地区别。把大部分部位敲出的音响与个别部位敲出的音响加以相对比较，如果敲出的声音清脆，易于向周围传导，便是空音，是不正常的声音，此处是病变反射的部位；如果敲出的声音传导性很不好，因而产生局限于某部的低沉之音，便是呆痹音，此处也是病变反射的部位；介于此两种性质之间为不空不呆的声音，是正常的声音。以上敲出的声音只是在身体某个局限区经对比后，才能区别出来。应当注意，敲诊必须在安静的治疗室中进行，才能收到好的效果。

（二）推诊、摸诊

推诊就是用左手或右手的拇指掌侧稍压于棘突的两侧和身体其他部位，并施以向上之推力，使拇指从下往上慢慢滑动，滑动点起自尾椎，经腰椎、胸椎、颈椎至枕外隆凸。推诊能发现脊柱两侧是否有障碍物，结节、索状物、泡状软块、棘突之隆起、凹陷、歪斜或两棘突和椎体之间距离的改变。有以上所述之情况时多是病变反射区。

摸诊就是用手摸身体的皮肤是否滑润或粗糙，皮肤各部的温度（冬暖夏凉）。在正常情况下人体皮肤是滑润的，只有在营养不均衡时，皮肤才显得粗糙。但是，皮肤在冬季比夏季粗糙一些；从一地迁移他地时，由于生活环境的改变也会出现皮肤较粗糙的现象。在患有消化系统和新陈代谢疾病或肾脏病时，皮肤常有明显的粗糙。皮肤温度的变化有局部性的也有全身性的。如在躯干背部摸到"外凉里热"（用手很快接触皮肤时，最初发凉，等一会儿皮肤发热），是风湿病的表现；"局部发热"为局部炎性疾病的表现；"全身发热"为疾病全身反应的表现；在背部如果脊椎两侧某局限部位温度发生改变时应考虑为某一内脏病变反射区；在高血压症患者身上某一侧温度显著下降时可预测脑部有器质性病变，以后有发生脑出血的可能。

（三）捏诊、压诊

捏诊就是用左手或右手的拇指与食指呈钳状捏身体各部，特别是身体柔软部位和关节周围，例如捏腹部、腰部、颈部、肩部、头面部和四肢部，可察知皮肤、肌肉、肌腱、神经张力是否有改变，或皮下是否有小结节、泡状软块物、条索状物。在捏时常以身体对称部位加以比较，如有以上所述情况，则可大致确定病变部位。

压诊就是在推诊和捏诊时，对有问题的部位施以压力，依据病人对加压后的感觉来判断疾病的位置和进程。病人在施以压力后的感觉可以分成酸、痛、麻、木四种。正常时只有压觉，如果产生不同的感觉，一般可以以此为根据判定病情的轻重。某一器官发生功能性的改变时，在相应反射区施以压力，就会有发酸的感觉，这是疾病初期的反应；如施以压力时产生酸、痛感觉，则说明疾病较感觉酸时有进一步的发展，凭此往往可查出某器官有器质性变化；麻和木是病情严重的表现。在给予治疗后疾病是否好转也可以此方法判断。

（四）腰背部的具体诊查方法

1. 敲诊。在推摸诊之前，先做敲诊，把病变部位大致找出来后再进行推摸诊。在病人腰背部都可以敲诊，但应着重于脊椎两侧，跟在特定区域敲出的声音作比较发现有空音或呆痹音时，说明相应部位的器官有疾病。

2. 摸诊是用左手或右手掌侧面或同时用两手轻摸腰背部皮肤，比较身体左右侧皮肤的温度，或比较同侧各处之温度是否有显著差别。左右两侧身体温度有明显差别者，常见于高血压病、神经官能症、植物神经系统疾病、脑血管栓塞的病人。若局部皮肤温度发生变化，特别是温度降低时，常提示对应内脏有病变。在背部迅速摸诊时皮肤发凉，停留一会儿又发热，说明有慢性风湿病。医生可站或坐在病人的背面或侧面摸诊。此外，还要注意病人的皮肤是否粗糙。

3. 捏诊是用拇指、食指呈钳状捏压脊柱，诊查棘突与椎体是否有变化。如棘突变大，明显突出，有时凹陷，或两棘突之间的距离较正常增大，或较正常减少，或脊柱呈 S 形，此种情况多见于脊柱结核性病变、类风湿性关节炎、神经根炎或各内脏的病变，也见于全身营养障碍较严重的病人。捏诊时发现腰背部各病变部位肌纤维张力升高，可以左、右侧对比之。在捏腰部时，两手呈钳状，同时捏于左、右两侧腰部（相当于第 1、第 2 腰椎水平），由外向内慢慢捏压，如在左侧有疼痛感觉，肌张力高，或有肿胀，则认为可能有左侧肾脏或胰脏的疾患，也可能有胃病。在右侧出现以上症状和体征者，可能有右侧肾脏或十二指肠、升结肠疾患，或胃幽门部疾病。若在髂嵴稍上方的前后捏压时，病人有疼痛感觉或肌张力升高（发硬），则认为有降结肠疾患（左侧捏压）、坐骨神经或腰神经疾患。以上诊查时，医生均需站在病人背面捏诊。

4. 推诊这种方法常常与摸、捏、压诊联合运用，它是用两拇指从尾椎的两侧慢慢向上推，并施以适当压力，诊查各行经的位置是否有障碍物、条索状物、小结节、软性泡状物，或者是否有酸、痛、麻、木感觉，以及局部温度的改变以及棘突的变化（突出，下陷，棘突、椎体间距改变，脊椎弯曲）。发生以上情况时，依据病变的反射部位，则认为相应的脏器有疾患。各脏器病变反射区如下：

（1）胸椎 1 ～ 3 →心。

（2）胸椎 4 ～ 5 →肺。

（3）胸椎 6 ～ 7 →胃。

（4）胸椎 8 ～ 9 →肝、胆、脾、胰。

（5）胸椎 8 ～ 12 →小肠与大肠。

（6）胸椎 10 →肾上腺、卵巢、前列腺。

（7）胸椎 11 ～ 12 →输尿管、肾盂、阑尾、子宫。

（8）腰椎 1 ～ 2 →乙状结肠。

（9）腰椎 3 ～ 5 →睾丸、前列腺、卵巢。

（10）骶椎 1 ～ 4 →膀胱、尿道、子宫、直肠。

（11）尾椎→外生殖器、肛门。

（12）肩（重点右肩）→心、肺、肝、胆。

（13）下颌骨内侧→胃、肠。

（14）颈外侧（乳突至锁骨外 1/3）→肺、气管、胃。

（15）肩胛下窝→上肢。

（16）骶骨外侧与臀外侧→腰、下肢。

五、脊椎诊病法

脊椎诊病法是日本渡边正推荐的一种诊断方法，他认为脊椎一旦出现异常，就会引起各种疾病。例如：有的人一躺下就感到腰痛、腰冷、难受不适等，这就是脊椎副脱臼的表现，这种人一般内脏都有病。

（一）脊椎与内脏病的关系

脊椎保护脊髓，从该处出来的神经分布到全身的皮肤、肌肉以及内脏各个部位。如果内脏患了疾病，通过与其联系的神经，在相应的皮肤和肌肉上就会出现异常表现。这就是医学上的海德带反射（内脏 - 皮肤痛觉过敏带）。脊椎如果出现副脱臼，就会引起内脏疾病，与此同时也会引起与内脏有关的皮肤和肌肉的异常，这些肌肉和皮肤与脱臼脊椎支配的神经是一致的。因此，知道哪个脊椎有副脱臼，就能推测出哪一内脏器官有病变。

人类的脊椎骨，共有 33 节，从上开始，颈椎 7 节，胸椎 12 节，腰椎 5 节，骶椎 5 节（融合为 1 块），尾椎 4 节（融合为 1 块）。鲁布泰尔博士研究了脊椎病变（副脱臼）与内脏器官的关系，通过检查脊椎，就能判断出来哪一内脏有病，这是非常有效的办法，对应关系如表 29-1。

表 29-1　脊椎副脱臼与内脏疾病关系

有病的器官	引起副脱臼节数		
	颈椎	胸椎	腰椎
头	1～4	6～10	
头颈部	1～4	1～4、10	
脑	1～4	9～12　1～4	
眼	1～4	5～10	
鼻	1～4	4、5、10	
耳	1～4	1～4	
咽喉	1、2、3、6、7	9～12	
扁桃腺	1～3、6、7	5	
咽喉与舌	1～4	5	
牙与口	3～4	5	
甲状腺	6	5、6	
副甲状腺	6	5	
乳腺	6 或 7	2～6	
心脏	1～4	2	
肺脏	1～4	3	
气管		1 或 2	
横膈膜	3～5	5、8	
腹膜		11 或 12	
肝脏	4、8（4 是绝对准确）	8、9	
胰脏		6 或 9	
脾脏			
胃		1～4	5、6、7、11
小肠		11 或 12	

有病的器官	引起副脱臼节数		
	颈椎	胸椎	腰椎
大肠			1 或 2
阑尾			2（右侧）
直肠			4 或 5
肾脏		10	
膀胱			1 或 4
副肾		9	
子宫			4
前列腺			1 ～ 4
卵巢			3
睾丸			3
阴道			4
阴茎			2 ～ 4

通过表 29-1 可以看出，例如：有鼻部症状者，颈椎第 1 ～ 4，胸椎 4、5、10 有病变（副脱臼），如果这些脊椎的脱臼治不好，鼻病就不会治愈。

（二）各种疾病在脊椎的压痛点

人的内脏和全身所有脏器都受脑脊椎神经支配，如表 29-1 所示，内脏有病时，与有病脏器有关的脊椎就要出现异常，在这些异常的脊椎骨及周围必定有压痛点。相反，通过探寻脊椎的压痛点，根据有压痛的脊椎与内脏的关系，就能知道哪一内脏有病。如能掌握这些知识，对体内的疾病就能早期发现，早期治疗。常见病在脊椎上的压痛点如下：

1.胃部疾病在胸椎 4 ～ 10，脊背呈圆形弯曲或背姿欠佳。

2.胃溃疡在胸椎 10 ～ 12。

3.心脏病在胸椎 1 ～ 4（左侧）。

4.肺部病在胸椎 3 ～ 9（右侧压痛说明左肺部有病，反之亦然）。

5.胆石症在胸椎 12（稍偏右侧），压痛点在发作后数小时有反应，病情严重时压痛点移至胸椎 4 ～ 6。

6.骨盆内疾病（妇科病）在胸椎 4 ～ 5。

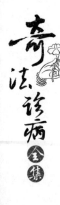

（三）脊神经与内脏的关系

脊神经共有 31 对，分布在全身。脊神经与内脏分布的植物神经相连接，所以各脊椎骨出来的神经和所有内脏器官都有直接的连络。海德氏发现的海德过敏带证实，所有内脏病都要在人体相应的皮肤上产生知觉过敏带。脊神经、皮肤与内脏、五官的关系如表 29-2。

表 29-2 脊神经、皮肤与内脏、五官的关系

脊神经	相应的皮肤、内脏、五官
颈 3	横膈膜 脑 头皮 脸皮 耳 鼻 口 齿 甲状腺 心脏 肺 肝 脾 胰 胃
颈 4	脑 面部皮肤 眼 耳 鼻 横膈膜 头皮 口 齿 舌 喉头 甲状腺 心脏 肝 脾 胰 胃
胸 1	气管 心脏 心包 眼 耳 横膈膜 肺 肋膜 肝 皮肤
胸 2	心脏 气管 耳 眼 乳腺
胸 3	肺脏 心脏 耳 眼 鼻 乳腺 肋膜 肝 体皮
胸 4	肝 肺 心脏 耳 乳腺 肋膜
胸 5	胃 眼 鼻 扁桃腺 乳腺 肋膜 耳 肝
胸 6	横膈膜 胃 脾 胰 肝 肾 乳腺
胸 7	横膈膜 胃 脾
胸 8	横膈膜 胰 肝 小肠 胆囊
胸 9	脾 副肾 胰腺 胆囊 小肠 胃 横膈膜
胸 10	肾脏 小肠 横膈膜 胰脏 脾 胆囊 输尿管 卵巢 睾丸
胸 11	小肠 横膈膜 腹膜 大肠 肾 输尿管 膀胱 子宫 睾丸 卵巢
胸 12	大肠 肾脏 横膈膜 腹膜 阴茎 前列腺 卵巢 睾丸 附睾 子宫 精索
腰 1	膀胱 大肠 小肠 阴茎 卵巢 前列腺 子宫 精索 腹膜
腰 2	阑尾 阴茎 睾丸或卵巢 附睾 精索鞘膜 子宫 腹膜 大肠 小肠
腰 3	阴茎 睾丸或卵巢 附睾 膀胱 前列腺
腰 4	阴道 膀胱 子宫 前列腺 直肠
腰 5	前列腺 膀胱 直肠
骶 1	膀胱
骶 2	膀胱
骶 3	膀胱 阴茎 阴道
骶 4	肛门 阴茎 阴道

第 30 章　查腿诊病法

腿部又称为下肢，它是人体上连臀部下接足部的部分，大体上又可分为大腿和小腿两部分。大腿和小腿以膝部为分界，膝以上的部分称为大腿，膝以下的部分称为小腿。两条腿的功能主要是支撑躯体和行走运动。由于它是人体不可分割的部分，所以许多疾病也能在腿上反映出来。

一、腿的形态变化

（一）瘦削

下肢瘦削可见肌肉萎缩，枯瘦如柴。

1. 常见于痿证、鹤膝风等，多由于脾胃虚弱或气血亏虚而致。

2. 瘦削的下肢也见于素体虚弱，或久病之患者，如长期卧床不起，肢体缺乏活动；或久患慢性消耗性疾病，如癌症、甲状腺功能亢进、糖尿病等。

3. 下肢瘦削还可见于偏瘫、小儿麻痹后遗症、类风湿性关节炎等病症。

（二）痿软

下肢筋脉弛缓，软弱无力，甚则不能行走、站立，膝、踝等关节知觉脱失，肌肉萎缩。

1. 痿软常因肺热伤津，或湿热侵淫，或脾胃虚弱，或肝肾亏损，或瘀血阻滞所致。

2. 痿软多见于痿症患者，常见于偏瘫后遗症、周期性麻痹、小儿麻痹症、大脑发育不全等。

3. 如果腿脚软弱无力、麻木、酸痛，或挛急，或肿胀，或萎枯，或胫红肿，发热者，称为"脚气"，又名"脚弱"，为湿热阻络所致。

4. 下肢痿软见于小儿者，称为"软脚瘟""软风"，多发于 5 岁以下小儿，以 1～2 岁发病率最高，具有传染性和季节性，相当于西医学的"小儿麻痹症"。

5. 小儿软瘫，即"弱症"和"软症"中的"手足软"，多因胎禀不足，或后天失养所致。

（三）强直

下肢筋肉强硬，伸直不能屈曲，或关节僵硬，不能屈伸。

1. 下肢强直多由于外邪阻络，或肝阳化风而致。

2. 常见于大脑强直、锥体束病变，如脑出血、脑栓塞、脑血管痉挛、脑内钩端螺旋体病等，以及化脓性关节炎、关节结核、烧伤、关节外伤、类风湿性关节炎、关节骨质增生、肢体骨折处理不当及制动时间过久等。

3. 下肢强直，不能屈曲，或阵阵抽搐，伴见颈项强直，面红气粗，喉有痰鸣，为痰火动风，多呈猝发，每见于形肥体虚之人。

4. 年老体衰，或久病之后，出现四肢渐次强直，伴见头晕目眩，耳鸣如蝉，潮热盗汗，神情呆滞，甚至神昏而目瞑者，为肝肾阴虚。

5. 下肢强直，伴见手足厥冷，昏不识人，二便失禁者，属阳气虚衰。

6. 上下肢过伸而强直，但手腕掌屈曲，手指并拢，或半身不遂，神识不清，兼见头晕头痛，耳鸣目眩，证属肝阳化风，多因遇逆激发而骤致。

7. 若于外伤（如头部外伤、胎产受伤）或中毒后出现四肢强直，不能屈曲，神识不清，不能言语，二便失禁，日久肌肤甲错者，证属血瘀气滞。

（四）瘫痪

这里指下肢不能活动或活动减弱的症状。

1. 瘫痪可由痿证发展而来，因肝肾亏虚，气血不足，邪气（如风、寒、湿、热、痰、瘀等）乘袭而致。

2. 患者多愁善感，喜悲伤欲哭，一遇激怒则突发四肢瘫软，然四肢肌肉虽久病亦多不瘦削，且肌肤润泽者，为肝郁血虚所致，相当于西医学的"癔病性瘫痪"。

3. 若左侧或右侧上下肢痿废不用，称为"偏枯"，亦称"半身不遂""半肢风"，常伴见瘫痪，对侧面部口眼㖞斜，日久可有患肢枯瘦，麻木不仁，每见于中风后遗症，多由气虚血滞或肝阳上亢致脉络瘀阻为患。相当于西医学的"脑血管意外"后遗症。

4. 走路时脚步沉重而有气无力者，多为大腿内侧肌肉收缩不良，内股肌消瘦或萎缩，常伴生殖机能衰退和性功能不良。

5. 若双下肢重着无力，难于行动，或兼麻木、窜痛，但上肢一般正常者，谓之"截瘫"，属于"风痱"一类，也为中风之候。也可因外伤、感染或肿瘤压迫脊髓所致。

（五）关节肿大

这里主要指膝关节肿大。

1. 下肢关节肿大以膝部为主，常见"尪痹""鹤膝风"等。

2. 膝关节肿大可见于类风湿性关节炎、关节腔积液、囊肿、血肿、关节结核、髌下骨膜炎、胫骨粗隆骨骺炎和良恶性骨肿瘤。

3. 若膝关节肿大变形（肘、腕、指、踝、趾，也可出现），屈伸不利，谓之"尪痹"，多由于痹证日久，气血或肝肾亏损，邪聚于关节而致。

4. 若腿胫消瘦，独膝肿大，形如鹤膝，皮色不变者，谓之"鹤膝风"，多因足三阴亏损，风寒湿邪乘袭，痹阻于膝之故。

5. 小儿膝关节肿大，则为先天禀赋不足，阴寒凝聚于膝而成。

6. 若下肢关节逐渐肿胀变粗，疼痛、活动受限，肌肉萎缩，多发于山区丘陵地带，俗称"柳拐子病""算盘子病"，多因水土中精微缺乏，致正气亏虚，复感风寒而为患。

7. 若膝关节肿大，焮红热痛，溃破流脓，为膝关节痛，多因邪热结聚，营卫不和，气血壅滞而致。

二、腿的动态变化

1. 左腿常置于右腿之上，面色常通红者，易患动脉硬化、高血压和脑出血等病。

2. 右腿常置于左腿之上，面色灰暗者，常易患感冒。

3. 夜间睡觉时双膝屈起者，多易患呼吸系统或胃肠道疾病。

4. 两膝向内弯曲，两脚掌不能正常合到一起的女性，提示易患子宫肌瘤、子宫转位、痛经、难产、不孕症等妇科疾病。

5. 抽搐是指下肢不自主地频频伸缩，抽动不已，俗称"抽风"。

（1）常见于"痉证""痫证""破伤风""惊风"等病发作过程中，多为风动之象，内风、外风皆可导致抽搐。

（2）若肢体抽搐，伴见发热恶寒、项背强急等，多由风邪闭阻经络，气血运行不利，或于创伤之际，风毒入侵，营卫不得宣通而致。

（3）若肢体抽搐，伴见壮热烦渴，神昏谵语，角弓反张者，为热极生风。

（4）抽搐伴见眩晕欲仆，头痛如掣者，为肝阳化风。

（5）抽搐伴见腰膝酸软，五心烦热，颧红盗汗者，为阴（血）虚生风。

（6）小儿四肢抽搐有力，为"急惊风"，多因于感受邪热，化火生风；或痰热内盛，引动肝风；或猝受惊恐，神志不宁所致。

（7）小儿四肢抽搐无力而缓，为"慢惊风"，多因热病伤阴，肝肾不足，阴亏风动；或脾胃虚弱，肝木侮脾土，脾虚生风所致。

（8）婴儿手足搐搦，发作较频，而缓解后即如常儿，称为"婴儿手足搐搦症"，多发生于春季，常因外感与惊恐而诱发，主要由于先天禀赋不足，后天将养失度，以致脾肾两亏，生化乏源，筋脉失于濡养，复感风邪，相与招延而发病。

（9）妇女月经来潮时肢体抽搐，经后即愈者，多属血虚不能养筋。

（10）突然昏倒后出现四肢抽搐，伴见口吐涎沫，两目上视，牙关紧急，或口中发出类似猪羊的叫声，移时苏醒，除感觉疲劳、头晕、头痛外，一如常人，时有复发者，谓之"痫证"，又称"癫痫"，俗名"羊痫风"。

（11）若痫证发于妊娠妇女临产前或临产时者，谓"子痫"，又名"妊娠风痉""儿风""子冒"。多因平素肝肾阴虚，孕后阴血养胎而益虚，阴虚则阳亢，致肝风内扰，虚火上炎，引动心火，风火相扇而成。

（12）若四肢抽搐，兼见项背强直，甚或角弓反张者，谓之"痉证"。多由邪壅经络，或热盛伤阴，或阴血亏虚，或瘀血阻滞而致。

（13）若患者出现痉象，并且颜面肌肉痉挛而呈苦笑状，反复发作者，谓之"破伤风"，又名"金创痉"。多为创伤之后，创口未合，风毒之邪乘袭于肌腠经脉，致营卫不得宣通而为患。

（14）若痉发于产后，则每因产后血虚、复感风寒，或不洁邪毒阻络而得。

6.震颤指下肢振摇颤动或蠕动。临床上以手颤为多见，而足颤常伴发于手颤。

（1）本病多由肝阳化风，或风痰阻络，或风寒湿侵，或脾虚、血虚、阴虚引动内风所致。

（2）若四肢振摇不已，伴头晕目眩，头痛如掣，证属肝阳化风。

（3）四肢颤动，麻木或郁胀，兼胸胁痞满，干呕恶心，为风痰阻络。

（4）四肢震颤，疼痛或困重，且恶风畏寒，颈项不舒，由风寒湿侵袭所致。

（5）手足颤动迟缓，握行无力，肢体倦怠，伴腹胀便溏，为脾虚风动之证。

（6）四肢震颤麻木，兼头晕目眩，心悸失眠，属血虚动风之候。

（7）手足蠕动不已，伴腰膝酸软，五心烦热，为阴虚风动之象。

7.筋惕肉瞤，这里指下肢某一部位筋肉不由自主地跳动，时作时止。

（1）多由发汗太过，气液耗伤；或素虚、亡血、营血不足；或寒湿伤阳，水气不化，筋脉失于濡润温煦而成。

（2）若汗出太过而见筋惕肉瞤，为气液耗伤之证。

（3）若四肢筋肉跳动，且手足麻木，为营血不足，筋肉失养。

（4）若四肢惕动困重，振振站立不稳，伴目眩，心下悸动，则属水气内动。

三、礒谷诊断疾病法

日本医学界礒谷公良先生发现，由于人的髋关节异常、股骨转位而致双腿的长短不一，从而引起诸多疾病的发生，他摸索出一套矫正肢体异常的方法，取得了奇特的疗效，他的这种诊断疾病的方法也是很值得我们借鉴的。

（一）髋关节转位的分型

髋关节转位的类型多而复杂，单论其基本型也有 169 型，大体有左右腿的外展、内收、外开、内闭、外展外开、外展内闭、内收外开、内收内闭、内收外闭等，若两腿都出现转位，则两腿股骨转位将形成多种组合。

除了转位，还有髋关节的脱臼、变形和发育异常，这些均可造成两下肢的长短不齐和形态失常。根据统计学处理的结果，无论男女，左腿长的占绝对多数，男性为 75%，女性为 78%。

（二）髋关节（股骨）转位的三种类型

经对前述股骨转位情况进行分析和归纳，发现它们的结果必然是如下三种情况：

1.左腿长（第 1 转位，代号 L）。当左腿的外展比右腿大时，就必然会出现左腿较长的现象，并导致脊柱向右侧弯曲。

（1）易患或正在患胃、肠、肝、胰等消化系统疾病，如胃炎、胃扩张、胃下垂、胃痉挛、胃溃疡、十二指肠溃疡、肠炎、肝炎、肝硬化、胆囊炎、胰腺炎、慢性腹泻、慢性便秘、痔疾以及原因不明的腹痛。

（2）初期并发症如肩酸痛、背痛、腰痛等出现在右半身，而扭腰易发生在左侧。

（3）易出现左肺、右眼疾病的初期症状。

（4）妇女则易出现痛经、经血不调、不孕、子宫后倾、子宫肌瘤、卵巢囊肿等疾病。但不易患呼吸和循环系统的疾病。

2.右腿长（第 2 转位，代号 R）。当右腿的外展比左腿大时，就会出现右腿较长的现象，并导致脊柱向左侧弯曲。

（1）除了易患感冒外，还易患或正在患支气管、肺、心脏等呼吸、循环系统的疾病，如支气管炎、肺炎、哮喘、扁桃体炎、心瓣膜症、冠心病、心律不齐、心肌梗死等。

（2）并发症如肩酸痛、背痛、腰痛、老年性肩周炎等出现在左半身，而扭腰易发生在右侧。

（3）初期肺的疾病出现在右侧，眼的疾病出现在左侧。

（4）一般不发生消化及妇科系统的疾病。

3. 两腿长短难以分辨（混合转位，代号 S）。当左右腿的长短差别加大、不平衡的反应达到极限时，就会出现兼具第 1 转位、第 2 转位两种转位情况的混合转位。

（1）此时，疾病或已变得相当严重，或处于短期入院检查尚未确诊的阶段。

（2）易出现消化系统、呼吸系统、循环系统的各种疾病。

（3）还易出现高血压或低血压等血压异常，失眠症、神经衰弱、躁郁症等的精神症状，脑血管意外、半身不遂、脑软化症、原因不明的阵发性痉挛，发烧、癫痫、发绀、浮肿、小儿麻痹后遗症等病症，并变得身体非常易于疲劳。

（4）在此阶段中，有的虽然看不出局部的明显症状，但患者本人却非常痛苦。西医因很难作出正确的诊断而往往归咎于癔病、精神病或神经官能症。

（三）长短腿的鉴别与诊断

1. 自己诊断法。绝大部分人都有不同程度的左右不对称的体形，这种不对称是由股骨转位造成的，股骨的这种转位又是导致许多疾病的根源；而且，由于这种转位与人患什么疾病之间的联系有一定的规律，因而，也可以根据不对称的体形和所患疾病的种类推断出某人哪一侧股骨发生了转位。

下面是礒谷公良根据多年的观察总结出的一些情况，患者自己可以总结出属于A、B、C 中的哪一项，对不能明确回答的问题，可以越过去不予理会。

站立时：

A. 用右腿支持体重。虽然有意识地把身体的重心移至左腿，也会很快无意识地以右腿支持体重。

B. 用左腿支持体重。虽然有意识地把身体的重心移至右腿，也会很快无意识地以左腿支持体重。

C. 无论左或右，都不能用一条腿支持体重。

上下楼梯或走路迈出第 1 步时：

A. 前进时从左腿开始，后退时从右腿开始。

B. 前进时从右腿开始，后退时从左腿开始。

C. 无论左腿或右腿，迈步都困难（小儿麻痹、脑意外后遗症之类的状态）。

回头向后看时：

A. 颈部向右侧旋转。

B. 颈部向左侧旋转。

雨天行路裤脚或鞋的内侧溅上泥水的部位：

A. 左裤脚的内侧或右脚鞋的内侧。

B. 右裤脚的内侧或左脚鞋的内侧。

绊倒时膝部受伤的情况：

A. 左脚尖被绊，因跌倒后捻挫使裤子的左膝部先破，左膝受伤的时候较多。

B. 右脚尖被绊，因跌倒后捻挫使裤子的右膝部先破，右膝受伤的时候较多。

C. 常因两脚尖相绊而跌倒，且两侧都容易捻挫。

鞋底面的偏磨：

A. 左后跟的后外侧或小趾下方比另一只鞋的相应部位磨损较多。

B. 右后跟的后外侧或小趾下方比另一只鞋的相应部位磨损较多。

C. 一只鞋后跟的后外侧及另一只鞋后跟的后内侧磨损脱下时，两只鞋向同一侧倾斜。

坐位和仰卧位时腿的搭法：

A. 总喜欢把左腿搭在右腿上。

B. 总喜欢把右腿搭在左腿上。

C. 只能把某一侧的腿搭上去，而对侧的腿搭不上去。

蜷腿坐时：

A. 总是把两脚尖放在身体的右外侧。

B. 总是把两脚尖放在身体的左外侧。

C. 只能把两脚尖放在某一外侧，当放在另一侧时，若不用手支持上半身，就要倒下去。

盘腿坐时：

A. 把左腿盘在里面。

B. 把右腿盘在里面。

C. 一侧的大腿因难于在髋关节部敞开（外展）而不能把腿盘在里面。

侧卧睡眠时：

A. 向右侧卧易入睡，弯曲左膝并放在右腿前。

B. 向左侧卧易入睡，弯曲右膝并放在左腿前。

C. 俯卧位时易入睡，弯曲左或右的一侧膝并将股骨外展。

弯腰蹲下，如作割草等劳动时：

A. 把左膝向前突出，朝向右斜前方。

B. 把右膝向前突出，朝向左斜前方。

C. 一条腿向前突出时能蹲下，另一条腿蹲不下去。

笔直地站立时：

A. 脸向左侧倾斜，或左肩下垂，左侧的腰带较高。

B. 脸向右侧倾斜，或右肩下垂，右侧的腰带较高。

肩部状况及穿市售制服或西服时的样子：

A. 由于右肩比较窄，从右肩到胸常捻成褶皱。

D. 由于左肩比较窄，从左肩到胸常捻成褶皱。

C. 上衣总是易从一侧肩部滑下来使胸扣敞开。

上衣的穿脱次序：

A. 先穿右臂，先脱右臂。

B. 先穿左臂，先脱左臂。

裤子或裙子的穿脱次序：

A. 先穿左腿，后穿右腿；先脱右腿，后脱左腿。

B. 先穿右腿，后穿左腿；先脱左腿，后脱右腿。

咀嚼食物、咬合门牙时：

A. 用左侧咀嚼，下门牙的正中比上门牙的正中偏向右。

B. 用右侧咀嚼，下门牙的正中比上门牙的正中偏向左。

口唇的歪斜与脸的大小：

A. 唇的右侧向上吊起，在说话或笑时表现得更明显；右侧脸较大。

B. 唇的左侧向上吊起，在说话或笑时表现得更明显；左侧脸较大。

臀部、腹部及脐部的状态：

A. 左臀部大，右下腹大，脐部偏向身体正中线的右侧。

B. 右臀部大，左下腹大，脐部偏向身体正中线的左侧。

提重物走路或抱孩子时：

A. 总用左手提，把孩子的头放在左侧。

B. 总用右手提，把孩子的头放在右侧。

跨越物体时：

A. 先跨左腿，后跨右腿。

B. 先跨右腿，后跨左腿。

使用筶帚或扫帚时：

A. 从左侧向右侧扫。

B. 从右侧向左侧扫。

肩酸痛、耳鸣或耳聋、偏头痛、背痛、腰痛、牙痛的部位：

A. 先在右半身出现症状，右侧牙痛。

B. 先在左半身出现症状，左侧牙痛。

C. 两侧肩都酸痛，偏头痛从枕后部延伸到颈部，整个背部不适，整个腰感到疼痛。

风湿性关节炎等膝关节疾患及脚气、冻伤的部位：

A. 膝关节疾患现于左侧，若现于两侧，则左侧较重；脚气、冻伤多现于右脚。

B. 膝关节疾患现于右侧，若现于两侧，则右侧较重；脚气、冻伤多现于左脚。

C. 症状现于两侧。

内科症状或疾患：

A. 正患或易患胃、十二指肠、肝脏、胰、胆囊、肠、痔等消化系统的疾病，在妇女，有妇科系统的疾病。

B. 易感冒，正患或易患气喘、肺炎、心脏疾患等呼吸、循环系统的疾病。

C. 表现 A、B 的混合症状，有的成高血压、低血压、失眠症、神经衰弱等病，身体极度疲劳。

蹲下大小便时两脚的摆放：

A. 左脚放得比右脚略靠前。

B. 右脚放得比左脚略靠前。

食欲与性欲：

A. 食欲差，喜欢清淡的食物，有偏食习惯，但喜好的东西不稳定；性欲弱。

B. 食欲旺盛，喜欢气味浓厚的食物；性欲强。

另外还可以举许多方面的例子，由于篇幅所限，只选这些。若患者自己所加的标记中 A 占多数，则是左腿长；B 占多数，则是右腿长。C 的标记则有时是左腿长，有时是右腿长，但大多数难于判断究竟是哪条腿长，多半表示病情较为复杂、严重。

2. 医师诊断法。在患者就诊时，医师可按如下的几个特征进行诊断。

（1）习惯把左腿搭在右腿上的人是左腿长。习惯把右腿搭在左腿上的人是右腿长。

（2）胃肠不适的人是左腿长。心脏功能不好的人是右腿长。

（3）让患者取仰卧位躺在床上，以身体的正中线即左右平分线为中心，使骨盆呈水平位，并以此状态为基准比较左右腿的长度。①对准身体的正中线，使与床面垂直地放着的两脚各外展15°的角，这时，髋关节部的股骨上头也随之外展一些。然后握住患者的脚尖，以脚后跟为轴，分别向内、外、左、右方向推按，当两只脚中有一侧是倒向外侧较多、倒向内侧较少时，则这一侧脚的腿是长腿。②屈膝立起小腿，分别看左右股骨在髋关节内外展的程度。这时，两股骨中倒向内侧较难，倒向外侧较易，即外展角度较大的一侧是长腿。

四、腘窝的异位脉诊法

腘窝内有表浅动脉经过，触按可以感觉到搏动，其脉诊的部位和分配脏腑如图30-1所示。诊脉时患者端坐，双腿略成丁字形，医者用三指同时按压腘窝脉搏跳动的部位，仔细体会其脉跳的脉体、力度、节律和速率。若某一脉位脉跳急（指下有力），这一部位对应的脏腑定会有病。如女病人下肢腘窝左内侧脉搏跳急，可以判定为输卵管闭塞，腘窝左右内侧脉跳急，可以判定为子宫颈炎或膀胱湿热。同时结合第23章前臂的"异位脉诊法"的内容，并参考其他临床症状体征，以便提高诊断准确率。

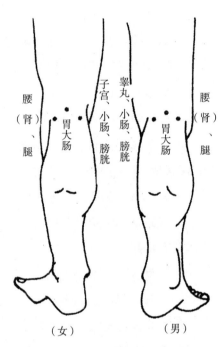

图 30-1　下肢脉诊部位和分配脏腑

五、下肢穴位指压诊病法

1. 新大郄穴采取俯卧取穴，位于臀横纹（承扶穴）与腘横纹（委中穴）连线之中点，偏外 0.5 寸直下 0.5 寸处。该穴若有压痛多见于癌症患者，但单纯此穴有压痛，并不能断定是哪种癌肿，还需要配合其他穴位来定位。若该穴有压痛的同时还见以下穴位的压痛，可以基本作出判断：

（1）肺俞（位于第 3 胸椎棘突下旁开 1.5 寸处）有压痛，见于肺癌患者。

（2）中脘（位于脐上 4 寸处）和左承满（位于脐上 5 寸，旁开 2 寸处）有压痛，见于胃癌患者。

（3）天枢（位于脐旁开 2 寸处）和大肠俞（位于第 4 腰椎棘突下，旁开 1.5 寸处）有压痛，见于直肠癌患者。

（4）肝俞（位于第 9 胸椎棘突下旁开 1.5 寸处）和肝明（位于脐上 4 寸，旁开 3 寸处）有压痛，见于肝癌患者。

（5）次髎（位于第 2 骶后孔凹陷中）和带脉（位于第 11 肋游离端直下约 1.8 寸，与脐平行处）有压痛，见于子宫癌患者。

2. 头风穴［位于大腿外侧面，髌骨中线上 9 寸（风市穴上 3 寸）处］有压痛者，见于梅尼埃病患者。

3. 髓膏穴（位于大腿伸侧，髌骨中线上 3 寸，股直肌外缘之点向外旁开 1.5 寸处）和小肠俞（位于第 1 骶后孔，后正中线旁开 1.5 寸处）有压痛者，见于风湿性关节炎患者。

4. 阑尾穴［位于外膝眼直下 5 寸（足三里下 2 寸）处］和天枢（位于脐旁开 2 寸处）有压痛者，见于阑尾炎患者。

5. 地机穴（垂足取穴，位于阴陵泉下 3 寸，胫骨后缘凹陷中）、胰俞穴（位于第 8 胸椎棘突下旁开 1.5 寸处）、中脘穴（位于脐上 4 寸处）和水分穴（位于脐上 1 寸处）有压痛者，见于急性胰腺炎患者。

6. 髋骨穴（位于大腿伸侧，髌骨中线上 3 寸处）和肾俞穴（位于第 2 腰椎棘突下旁开 1.5 寸处）有压痛者，见于腿痛的患者。

7. 箕门穴（位于髌骨内缘上 8 寸处）和中极穴（位于脐下 4 寸处）有压痛者，见于尿潴留患者。

8. 坐骨穴（位于臀部，大转子与尾骨尖连线之中点直下 1 寸处）和肾俞穴有压痛者，见于坐骨神经痛的患者。

9. 肾系穴（位于大腿伸侧股直肌肌腹中，髌骨中线上 6 寸处）和胰俞穴有压痛者，见于糖尿病患者。

10. 少阳维穴［位于内踝上缘上 0.75 寸，跟腱前缘处（位于太溪穴上 1 寸处）］有压痛者，见于红斑狼疮患者。

11. 三阴交穴（位于内踝尖上 3 寸，胫骨后缘处）有压痛者，见于妇女月经不调者。

12. 肝炎点（位于内踝尖上 1.5 寸，胫骨后缘处），若该穴有压痛者，多见于肝病患者，可配合其他穴位确定肝病类型。

（1）若另有肝俞穴（位于第 9 胸椎棘突下旁开 1.5 寸处）和至阳穴（位于第 7 胸椎棘突下凹陷中）有压痛者，见于急性肝炎患者。

（2）若另有枢边（位于第 10 胸椎棘突下旁开 1 寸处）有压痛者，见于急性黄疸型肝炎患者。

（3）若仅有肝炎点和肝俞穴有压痛者，可能为慢性肝炎患者。

（4）若肝炎点、肝俞穴、水分穴和兴隆穴（位于脐上 1 寸，旁开 1 寸处）均有压痛者，见于肝硬化腹水患者。

13. 胆囊点［位于腓骨小头前下方（阳陵穴）下 1 寸处］、外丘穴（垂足取穴，位于外踝尖直上 7 寸，腓骨后缘处）和胆俞穴（位于第 10 胸椎棘突下旁开 1.5 寸处）有压痛者，见于胆道感染患者；若胆囊点、胆俞穴、百虫窝穴（位于血海穴上 1 寸处）和陵下（位于阳陵泉穴下 2 寸处）有压痛者，见于胆道蛔虫症患者。

14. 筑宾穴（垂足取穴，位于内踝尖上 5 寸，胫骨后约二横指处）和天枢穴（位于脐旁开 2 寸处）有压痛者，见于中毒患者。

15. 阳陵泉（位于腓骨小头前下方凹陷处）和中脘穴有压痛者，见于消化道出血患者。

16. 二里半穴［位于足三里穴（膝下 3 寸，胫骨前嵴外一横指处）上 0.5 寸处］和中脘穴有压痛者，见于急性中毒患者。

17. 下巨虚穴（位于外膝眼直下 9 寸两筋间处）和天枢穴有压痛者，见于急性肠炎患者。

18. 下巨虚穴、左承满穴和中脘穴有压痛者，见于急性胃肠炎患者。

19. 梁丘穴（位于髌骨外上缘上 2 寸处）、左承满穴和中脘穴有压痛者，见于胃痉挛患者。

第 31 章　查脚诊病法

从足部的异常表现来诊断体内的疾病，古今记载尚少，往往被人们忽视。实际上体内的各种变化也同样可以在脚上有所反映，这些反映部位称为"反射区"。"反射区"可出现小丘疹、小硬块或色泽改变，按压时可有疼痛感觉。足部的形态、动态和纹理变化也常能反映人的先天遗传情况和后天的疾病表现。

检查时，请被检查者把脚洗净，擦干后抬起，检查者面对其脚部，以手托住其足踝，仔细察看足的形态、大小、足趾、足底的变化，同时以手指或带钝尖的木棒按压足部以探查压痛点和硬块，对照"反射区"以确定疾病的部位。

一、足的形态变化

足的正常形态应是足趾、足背无水肿、无变形，足背无明显的青筋暴起。不胖不瘦，足弓呈弧形隆起，仅足掌、足跟与足腰外侧着地，行走时富有弹性，足趾排列整齐。

（一）足趾的形态变化

每个足趾，有属于自己的气运状况，它天生的骨质、后天的皮肤色泽、肌肉的软坚等，关系着相属经脉的循环状况，此循环的顺畅与否又反映着所属络脏腑的新陈代谢功能及脏腑机能的好坏。别小看一根小小的脚指头，它反映的不只是本身的小范围，而可以说是牵一发而动全身。

健康的足趾应该是红润饱满，有弹性。

1. 小脚趾先天畸形。

（1）右脚小趾先天畸形，说明右膀胱经脉天生较弱，容易有遗尿、尿频、小便不畅或腰下酸痛的症状，在农历五月份，尤其要留意这方面的疾病。

（2）左脚小趾红肿或畸形，则为左膀胱经脉病，要留意腰尻、膝腘、头项的酸痛症。

（3）右脚小趾的跖骨关节部长有鸡眼，往往存在肩部损伤。

2.脚四趾表征胆足少阳经脉，若脚四趾有异常，要留意是否动辄唉声叹气，心肋疼痛，或是有过敏性鼻炎，或踝易扭伤，面带尘色，若是以前有过这类疾病，特别是农历元月和六月，需防范再复发。第四趾侧苍白水肿者可有高血压和动脉硬化。

3.脚二三趾表征胃足阳明经脉，如果第二、第三趾的关节曲起，提示可能会有胃肠疾病。农历三四月尤需注意。第二、第三趾的足底侧水肿往往伴有眼底病。

4.脚二至五趾的比例过小，提示可能先天消化系统功能较弱，易出现尿失禁，且缺乏胆识，性格内向保守。

5.脚拇趾异常表现。

（1）脚拇趾内侧表征脾足太阴经脉，脚大趾异常可出现食欲不振、消化不良等症，并伴有精神恍惚、意志消沉等情绪低落的现象。特别是农历八月和十一月容易发病。

（2）脚拇趾内侧有湿疹，或脚拇趾特别偏向内侧的人，要留意自己的情绪及情志方面的问题。

（3）脚拇趾非常特殊，尤其是大而且比其他指超常者，做事能持恒，但易急躁动肝火。

（4）脚拇趾经常肿胀，应认真检查，以排除患糖尿病。

（5）脚拇趾上方丛毛区表征肝足厥阴经脉，丛毛密而浓的人，肝气较盛，要注意自我克制；稀落甚至无毛的，肝气不足，容易疲劳，无精打采。

（6）农历九月注意右大趾，农历十月注意左大趾，九十月间正当秋冬之交，秋日燥气最扰肝。轻微的如女子的经带不顺，男子的疝气；严重的如肝功能失调，易呕吐、泄泻、肝炎、肝硬化，尤其长期抽烟、酗酒的人更当留意肝功能的变化。

6.脚趾腹侧若有不自然的凹凸现象，多属药物使用过多的表现。

7.足背的足趾根部出现小白脂肪块为高血压的征象。

8.足背部趾关节部水肿提示胸膜炎或盆腔炎。

总之，脚趾对应人体的足经脉，依其所循的月份主司其职，若某脚趾出现红肿、关节屈起、生长湿疹、脚癣和赘生物、黑痣等异常变化，多与内脏病变有关，在其所主的月份即可能出现明显的症状。

（二）足体的形态变化

足体包括足背和足底，足的形态和大小，也常常是体内状况在足部的反映。

1.前脚掌展开较宽，见于走路多的人，如南方农民有不少赤脚走路，渔民在船上为了双脚站稳而时常用力。

2.脚宽大有力为气血有余的表现；反之，脚瘦小无力，行走不便多为气血不足的特征。

3.足胫踝、足背肿胀者，见于慢性心功能不全、脚气病等患者，属于中医的阳虚气结或肾气虚弱所致的水肿。足踝粗大，常见于肾病，哪侧踝粗提示哪侧有肾病。

4.足胫枯萎双脚瘦小者多为脾胃虚弱，足下平满者为伤肾之重证。

5.平足板者可为长期站立工作者，如教师、售货员等易患此职业病。

6.足背部出现隆起多患有泌尿系统结石；有凹陷则可能为肝硬化或肝癌。

7.美国医务工作者发现足的大小与产妇的难产与否有密切的关系，产妇身高低于1.52米，而所穿鞋的尺码又小于或等于21.5码者，至少有60%不能正常分娩。

8.日本学者平泽弥一郎对人的脚研究了35年，得出独到的结论：脚的第二趾到脚跟的距离能使我们知道某人身高；双脚不能并拢，意味着衰老；20岁是一生中左脚脚底面积最大的时期。

二、足的动态变化

1.俯卧时，左右两脚尖向外转时感到舒服、安稳，为不正常现象。若左脚尖向内侧转时感到难受的人（正常人如果两脚同时向外转会感到难受，也放不稳），提示可能左腿有病，或患有心脏病（常为左心有病）。若右脚尖向内侧转时感到难受的人，表明心脏和右侧肾脏不好，颈部易患淋巴结核。

2.俯卧时，左右两脚尖长短不一致的人，提示可能易患感冒和胃病，女性易患痛经。

3.正常健康人仰卧时，两脚尖向外呈60°角分开，脚尖直立，能从垂直方向进一步与躯干接近13°。若一只脚向外侧倒转者易患同侧腋下淋巴结肿大。

4.仰卧时，脚尖向前伸得很长，即脚尖不能向躯干方向屈曲者，提示肺弹性不好，易患肺气肿。

5.看鞋底磨损部位可测知脚趾用力度与疾病的关系。如鞋底拇趾侧磨损较甚，表明此人走路时脚趾用力较大，易患肝病，若小趾侧鞋底磨损甚者，多患心脏（心室）病。

6.鞋后跟内侧磨损甚者为输尿管或膀胱壁有病（常伴见不能仰卧、夜尿多等），

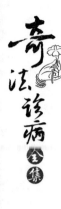

鞋后跟外侧磨损甚者，易患肾脏疾病。

7. 让患者提起足跟直立，仅足趾着地历数秒钟，然后使其全身重量落在足跟上而着地。如果患者感到腹部疼痛时，即可能患了阑尾炎。此试验快速、简单而准确，几乎可用于一切腹痛患者。此方法是美国卡尔斯巴德医学中心的医生发现的。

三、足部反射区的分布

足底反射区和身体其他地方的反射区一样，是生物体全息的反映，也可以认为是中医经络穴位的反应点，或者为神经的聚集点，它的每一点都和躯体其他部分有关，是躯体信息在局部的显露，是全身各部分器官在局部的投影。如果身体有病变，观察对应的反射区，可能出现色泽或形态的改变，按压反射区，常会探查出"硬体"，即积留物。目前来看，对足底反射区的分布意见不很统一，大致有四种分法：

1. 国内的全息律分法是以足跟朝上、足趾朝下定位，由上而下依次为脑干、肺、肝、胃、肾和肛门，见图31-1（右脚图）。

2. 国内另有一种分法，大体上将五趾代表头部，具体为：大趾代表头部，二趾代表犬齿，三趾代表前臼齿，四趾代表第一和第二臼齿，小趾代表第三臼齿，同时比日本的分法（见后）更细致地标出了腋窝、阴部、下肋缘线、腿、膝盖、足、上颚、唾液腺、乳突、食道、幽门、颈椎、胸椎、腰椎、骶椎、尾椎等部位的反射区，具体见图31-2。肝脏的反射区在右脚底偏中部外侧，心却位于左脚底肝部的位置。

图31-1 足部反射区（一）

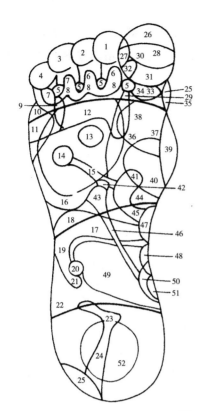

1.犬齿　2.前白齿　3.第1和第2白齿　4.第3白齿　5.淋巴系统、循环系统　6.眼睛　7.耳朵　8.体质屠弱部　9.腋窝　10.肩胛骨　11.肩　12.肺　13.腹腔神经丛　14.胆　15.阴部　16.肝　17.横结肠　18.下肋缘线　19.升结肠　20.回盲瓣　21.盲肠　22.骨盆　23.足　24.腿　25.膝盖　26.脑膜　27.上颚　28.脑垂体　29.唾液腺　30.大脑　31.小脑　32.乳突　33.头盖　34.第1颈椎　35.颈椎　36.食道　37.甲状腺　38.甲状旁腺　39.胸椎　40.胃　41.幽门　42.肾上腺　43.肾　44.胰　45.十二指肠　46.输尿管　47.腰椎　48.骶椎　49.小肠　50.膀胱　51.尾椎　52.生殖器

图31-2　足部反射区（一）

3.国内还有一种分法是将左右两只脚并在一起，合成二个拇指为头、脚跟为足的缩小的人体，足掌和掌心部分是内脏，两足外侧沿均分别为肩、肘、膝、腿，如图31-3。

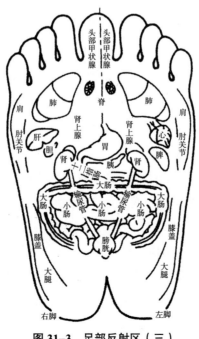

图31-3　足部反射区（三）

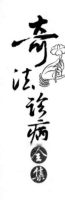

4. 国外的分法是趾侧为头面部,足中部为内脏区,足跟侧为少腹和阴部。和全息法一样,缺少四肢远端的反射区,足底面的分布如图31-4和图31-5。足内侧、外侧和脚背的分布分别见图31-6、图31-7和图31-8。

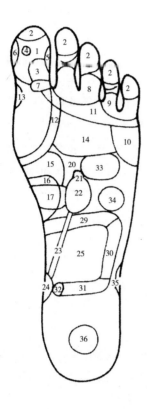

1.头(脑)[右半球] 2.额窦[右半边] 3.脑干、小脑[右] 4.脑垂体 5.颞叶[右]、三叉神经[右] 6.鼻[右] 7.颈[右] 8.眼[右] 9.耳[右] 10.肩[左] 11.斜方肌(颈、肩部)[左] 12.甲状腺 13.副甲状腺 14.肺、支气管[左] 15.胃 16.十二指肠 17.胰脏 20.腹腔神经丛(太阳丛) 21.肾上腺[左] 22.肾脏[左] 23.输尿管[左] 24.膀胱 25.小肠 29.横结肠 30.降结肠 31.乙状结肠 32.肛门 33.心脏 34.脾脏 35.膝[左] 36.生殖腺(卵巢或睾丸)[左]

图31-4 左脚反射区

在正常情况下,轻触足部不会引起异常反应。若在触压足部时,出现酸、麻、胀痛等感觉,也可推断身体患了某种疾病。如痛感与神经疾病有关;麻感多有皮肤疾患或血液病;酸感多见于外伤;木感可能有炎症;凉感则为风寒;跳感为痉挛;胀感多为水肿等。就疼痛而言,在按压脚部反应点探测疾病,一般会出现以下两种可能性,现提请读者注意:

一种情况是当按压脚掌痛点时,几乎脚部各处都有反应,这时,不要认为这个人已经全身都有病了,这只是表明身体各系统的功能没有得到完全正常的发挥,或对按压脚部痛点特别敏感的缘故。或者是"症状反射区"疼痛(症状反射区是指与疾病有直接联系的反射区),"关联反射区"也疼痛(关联反射区是指与病变并无直接联系,按压时也出现异常的反应区域),而后者并不能作为疾病部位的诊断。

另一种情况是明知某一器官有病变,但按压脚部对应点并无反应,这如果不是对已知疾病诊断错误,或者反射区没有取准的话,那就可能是局部皮肤硬化而使感觉迟钝所引起的。

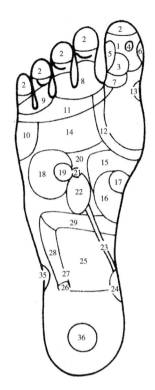

1.头（脑）[左半球] 2.额窦[左半边] 3.脑干、小脑 4.脑垂体 5.颞叶[左]、三叉神经[左] 6.鼻[左] 7.颈[左] 8.眼[左] 9.耳[左] 10.肩[右] 11.斜方肌（颈、肩部）[右] 12.甲状腺 13.副甲状腺 14.肺、支气管[右] 15.胃 16.十二指肠 17.胰脏 18.肝脏 19.胆囊 20.腹腔神经丛（太阳丛）21.肾上腺[右] 22.肾脏[右] 23.输尿管[右] 24.膀胱 25.小肠 26.盲肠和阑尾 27.回盲瓣 28.升结肠 29.横结肠 35.膝[右] 36.生殖腺（卵巢或睾丸）[右]

图 31-5 右脚反射区

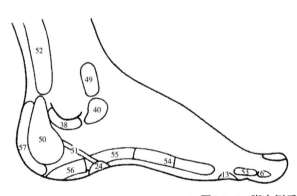

6.鼻 13.副甲状腺 24.膀胱 38.髋关节 40.淋巴腺、腹部 49.腹股沟 50.子宫或前列腺（摄护腺）51.阴茎或阴道、尿道 52.肛门（痔疾）53.颈椎 54.胸椎 55.腰椎 56.骶骨和尾骨 57.内尾骨

图 31-6 脚内侧反射区

在一些特殊的情况下，不能采取压按反射区引起疼痛的方法诊断疾病，就要选用无痛诊断法。无痛诊断法的适应证如下：

（1）脚部皮肤过厚，施行按压不能产生痛感者。

（2）脚部有静脉瘤、外伤、糜烂、溃疡、脚癣和其他皮肤病者。

（3）喝酒、吸烟过量或经常服用镇静药物，因而产生痛觉迟钝者。

（4）幼童等一些对痛觉特别敏感者。

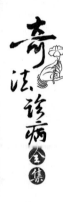

（5）昏迷、精神失常无法借助按压痛觉作出诊断者。

操作时以手轻轻触摸患者脚部的各个反射区，观察反射区的变化情况，有时在皮下可摸到颗粒状或块状的结节，或条索状物，或有气泡的感觉，或有水流动的感觉，或有脚形和皮肤颜色的变化。根据这些变化，可推断相关器官（或部位）的健康状况。现举数例说明。

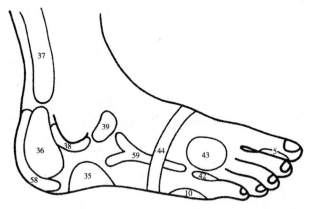

5.颞叶、三叉神经　10.肩　35.膝
36.生殖腺（卵巢、输卵管或睾丸、附睾丸）37.放松腹部减轻经痛和经期紧张现象　38.髋关节　39.淋巴腺［躯体上部］　42.平衡器官　43.胸
44.横膈膜　58.外尾骨　59.肩胛骨

图31-7　脚外侧反射区

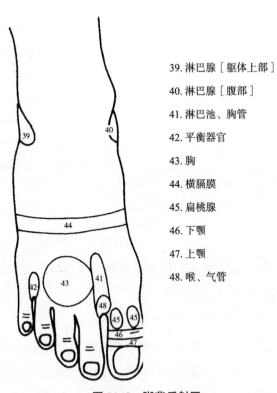

39.淋巴腺［躯体上部］

40.淋巴腺［腹部］

41.淋巴池、胸管

42.平衡器官

43.胸

44.横膈膜

45.扁桃腺

46.下颚

47.上颚

48.喉、气管

图31-8　脚背反射区

（1）有些脏器摘除患者，反射区按压有空虚感；

（2）胃肠病患者，反射区可摸到颗粒状小结节，十二指肠溃疡患者，反射区有条索状物；

（3）子宫、卵巢病变患者，反射区触摸有水流动感；

（4）小腿内侧坐骨神经反射区的中段皮下如有结节，提示可能有糖尿病；

（5）心脏反射区有结节者，提示心脏不正常；

（6）脏器有肿瘤者，在反射区皮下有时可摸到小硬块结节；

（7）脊椎有损伤史的患者，在反射区的相应部位皮下骨骼处可摸到类似骨质增生样条块物。

四、足的纹理变化

足的纹理变化和手的纹理变化一样，具有一定的诊断疾病的意义。

1. 如足大拇趾腹侧皮肤有网状粗纹，且有针孔状损害的女性，可能会有性腺内分泌失调的各种症状，例如月经失调、性欲减退等。

2. 足大拇趾腹侧呈三角环形纹路的人，倾向于患糖尿病。

3. 第一和第二趾间存在着一条明显的屈纹，这条屈纹有时称为"拖鞋"屈纹，见于先天愚型病人。

4. 足底的几条深沟是8-三体综合征的特征。

5. 如果左脚脚底老是患香港脚，或两脚都有，而这一区域特别严重，须留意右肾经脉是否有何不畅，并发的症状有：脚底板发热、腰膝酸软无力、白带多、出现早泄、口臭、咽肿等，严重者易患肾炎尿毒症。

6. 弥漫性足底和手掌皮肤增厚、变硬、粗糙得像老茧一样，常有遗传性，皮肤轻微损伤就会发生水疱和溃疡，愈合后形成疤痕，手和脚因为容易受损伤，所以常常疤痕密布，这类病人可同时患有食管癌。

7. 情绪不安的人脚掌上皱纹十分明显，患精神抑郁症的人就更明显。

8. 趾间纹和趾纹对遗传病的诊断也有一定意义，女性斗形纹超过8个，或男性弓形纹增多者，可能易患性功能不全。

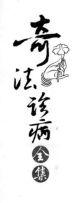

第 32 章　查阴部诊病法

　　阴部包括二阴，即前阴和后阴。前阴是指男、女生殖器，男性的前阴包括阴茎、阴囊和尿道；女性的前阴包括阴阜、阴蒂、阴唇、尿道和阴道等。前阴乃肾之窍，是了解肾之精、气、阴、阳盛衰的重要门户；后阴主要指肛门，肛门之启闭则是五脏精气盛衰之外露，尤其是肛门与口存在着惊奇的对应关系，口为上窍，肛为下窍，上下窍相互应对，故口肛之间可互报疾患。

　　通过诊察前阴的色泽、形态等的改变，可以了解脏腑功能及其气血的盛衰，以诊断疾病。肾开窍于二阴，男人精窍通于肾，女人阴户通于胞宫；男、女尿窍通于膀胱。就经络方面而言，前阴为太阳经、阳明经之所会，足厥阴肝经绕阴器，故前阴为"宗经之所聚"，且其冲、任之脉均起于胞宫，督脉系于阴部，足少阴、足太阳之筋皆结于阴器，而小肠又连于睾系。故前阴与肝、肾等脏腑及冲任等经脉有着密切的联系。

　　检查、诊察时，受检者须充分暴露下身。男人依次观察阴茎、阴囊有无红肿、疮疡、内缩、包皮等情况，触摸睾丸有无肿大，前列腺以及精索有无肿胀，详细询问有无遗精、早泄、阳痿等病变。

　　女人检查时，须排空膀胱，充分暴露下身，仰卧于检查台上，小腿屈曲，两大腿外展，检查者须戴消毒手套。注意观察阴户有无红肿、白斑、痈疮及溃疡等。对于已婚女性，如有必要时须做阴道检查，注意其松紧度、瘢痕、肿块及胞宫等的情况。

一、男性生殖器

（一）阴部

　　1.疮痈生于会阴穴之前，阴囊之后，初起如粟，渐生红亮焮痛，溃出稠脓，久则如椒子，黑焦陷入皮肉之内，漫肿紫暗，并无焮热，痛连睾丸及腰背肛门者，称为"穿裆发"，多因情志郁结，气血凝结所致。

2.疮痛生于阴囊之旁，大腿根里侧，股缝夹空之中，初起如同豆粒，渐肿大如同鹅卵，色红而焮痛，暴起高肿，速溃稠脓；久则漫肿平塌，微红微热，溃出稀脓者，称为"跨马痈"，又称为"偏马坠"，多由肝肾虚火夹痰湿结滞致成。

3.在少腹之下、腿根之上，折缝中生痈，初起像杏核，逐渐长大似鹅卵，坚硬不痛，微热不红者，称为"便痈"，又称作"便毒"，是因强力房劳、忍精不泄，或欲念不遂，以至精搏血留、聚集壅遏所致；或为暴怒伤肝、气滞血凝而成。此病溃破后称作"鱼口"，因其生于折缝中，且疮口溃大，身体站立时则口张开，身体屈曲时则口闭合，形似鱼口开合的形状，故称为"鱼口"，男女均可患此症。

4.若见大腿根部与少腹连接的折缝中肿而出现疼痛者，称为"鼠蹊肿痛"。其初生如豆粒者，疼痛较轻；渐肿如同鹅卵者，疼痛较甚。多因湿热流注、热毒壅聚、寒凝气滞等为患。男女均可患此症。

5.疳疮生于男人阴茎或女人阴部两侧者，称为"杨梅疮"，又称为"妒精疮"。若起于阴部，形如赤豆，嵌入肉内者，称为"杨梅豆"；若形似风疹作痒者，称为"杨梅疹"；若先起红晕，后发斑点者，称为"杨梅斑"。皆由梅毒所引起，为邪淫欲火郁滞而为患。

6.另外还有阴毛上生虮子，瘙痒难忍，阴毛际中可见红色或淡红色丘疹，搔破则成疮，中含紫色小点者，称为"阴虱疮"，是由阴虱寄生阴毛中所致，男女均可患此症。

（二）阴茎

1.男人包皮长过阴茎头，但上翻后能露出尿道口与阴茎头者，称为"包皮过长"；若包皮上翻后，不能露出尿道口与阴茎头者，称为"包茎"。此因先天性包皮口狭窄，或包皮与前端有粘连。

2.阴茎异常勃起，久举而不衰，且精液自溢者，称为"阳强"，又称为"阳举不衰"。多因肝肾阴虚，虚火妄动所致；亦可因肝火偏亢而致。

3.男人青壮年时期，阴茎不能正常勃起，或勃起不坚，或坚而不久，致使不能进行正常性交者，称为"阳痿"，又称为"阳痿不举"。多因房劳过度，命门火衰，精气虚寒而致；亦可因思虑过度，心脾受损而为患；或矢志之人，抑郁伤肝所致；或因惊恐伤肾，多疑易惊等，以致宗筋迟缓，阳物不起；更有因湿热下注，致阳气不能伸举所致者。

4.前阴内缩（包括阴茎、阴囊和睾丸内缩），同引入小腹者，称为"阴缩"，多因寒凝经络所致。外感病中见其囊缩，为热入厥阴之征兆，亦可见亡阳虚脱之人。

5.阴长而不收者，称为"阴纵"，多由肝经湿热所致。

6. 阴茎掀肿痒痛溃烂，疮口色红，破流脓水者，称为"阴茎溃烂"，多由肝经湿热所致。阴茎头溃疡，见于药疹、下疳或白塞综合征。

7. 龟头紫肿疼痛者，称为"龟头痛"，又称为"阴头痛"，多由肝经湿热所致。

8. 阴茎龟头部冠状沟处出现肿块，按之质硬，1～2年后破溃其状如石榴或菜花状，阴茎肿胀，龟头渐至溃烂，气味异臭，痛苦不堪，血水淋沥不断。病至后期，胯间处可见有结块，坚硬如石，跟脚不活或两大腿漫肿胀大，皮色褐红者，称为"肾岩"，又称为"肾岩翻花"。相当于现在所说的阴茎癌，多因精血素亏，复加忧思抑郁，相火内燔，湿热乘虚下注所致。

9. 阴茎初起小疱，逐渐增大，溃破后腐烂，血水淋沥，四周凸起，中间腐蚀成窝，流脓水者，称为"疳疮"。生于马口之下（龟头处）者，称为"下疳"；生于阴茎上者，称为"蛀疳"；茎上生疮，外皮肿胀包裹（包皮之里）者，称为"袖口疳"；疳久遍溃者，称为"蜡烛疳"；溃而不深，如剥皮烂杏者，称为"瘙疳"；罹患杨梅疮时，腐烂如臼者，称为"杨梅疳"；生于马口之旁，有孔如棕眼，有微脓出者，称为"镟根疳"。上述诸疳，皆属肝、肾、督三经病，或由淫精传染梅毒；或淫心不遂，败精搏血结聚为肿；或两性交接过度，阴虚火燥；或肝经湿热，交合不洁，一时受毒而致成患。

10. 阴茎、龟头上起水疱为生殖器疱疹，是由于单纯疱疹Ⅱ型病毒感染生殖器皮肤黏膜所致。

11. 阴茎腹面有尿道开口称为尿道下裂。

12. 阴茎位于阴囊后，可伴有尿道异常称为阴囊后阴茎。

13. 两个阴茎，仅有一个阴茎有功能并有尿道者称为双阴茎。

14. 若见男婴阴茎过小，阴囊未合，形似女阴者，称为"阴阳人"。为假两性畸形，因先天发育障碍所致。

15. 阴茎过小伴第二性征缺乏，阴囊内无睾丸称为无睾症。

16. 阴茎、睾丸过小，伴骨骺愈合延迟，以致使长骨继续增长，身高多超过正常人，为类无睾巨人症，又称作促性腺激素低下性类无睾症。

17. 阴茎细小似婴幼儿，伴第二性征缺乏，骨骼发育不全，体型矮小者，为垂体性侏儒症。

（三）阴囊

1. 阴囊空虚，即患者出生后阴囊内触不到睾丸者，多见于隐睾。双侧无睾丸，称为先天性双侧无睾症。

2. 阴囊皮肤粗糙增厚，且肿大而明显下垂，呈现硬性水肿，称为阴囊象皮肿。

3. 阴囊皮肤潮湿发红，皱褶变粗，瘙痒显著者，见于阴囊湿疹。

4. 阴囊皮肤变硬，色泽暗黑，病变发展迅速者，见于急性阴囊坏疽。

5. 阴囊皮肤肿胀发亮，无局部发红者，见于阴囊水肿。

6. 阴囊皮肤起水疱，表皮剥脱后形成溃疡者，见于药疹、白塞综合征。

7. 阴囊局部皮肤青紫及增厚，皱褶变浅或消失者，见于阴囊皮下瘀血，或阴囊皮下血肿。

8. 阴囊呈现圆形或椭圆形囊肿肿物，表面光滑，无咳嗽冲击感，且透光试验呈阳性（无阴影）者，见于鞘膜积液。如包块有咳嗽冲击感，透光试验呈阴性为腹股沟斜疝。

9. 阴囊壁可触及圆形囊肿，与皮肤连接，但不与深部组织相连者，见于阴囊皮脂腺囊肿。

10. 阴囊皮肤浅表可见扩张且扭曲的呈浅蓝色的蔓状血管丛，触诊可感觉到曲张静脉呈蚯蚓状结团，若平卧按压可消失，站立时复现。常伴有患侧阴囊肿大、坠胀感或钝性隐痛，同侧睾丸、下腹有抽痛、坠胀不适感，站立过久或行走时间过长或重体力劳动可使症状加重，同时伴有情绪不稳、失眠、多梦、乏力、头晕等神经衰弱症状，甚至出现阳痿、早泄等性功能障碍者，见于阴囊静脉曲张。

11. 疝病，指阴囊、睾丸肿胀或痛的病变。阴囊肿大而透明者，称作"水疝"（相当于西医学的鞘膜积液）；肿大而不透明、不坚硬者，称作"狐疝"（相当于西医学的腹股沟斜疝），常常是小肠坠入囊中，卧则入腹，立则出，一侧偏有大小，时时上下，故又称为"阴狐疝气"。

12. 阴囊或连阴茎均水肿者，称为"阴肿"，多因坐地触风受湿，或为水肿之严重者。若见阴囊肿大，阴茎包皮通明，不痒不痛，皆为水肿之重症，以小儿最为多见，成人见之，多为水病之死证。

13. 阴囊红、肿、热、痛者，称为"肾囊痈"，多由肝、肾湿热下注阴囊而为患，若失治溃露睾丸者，属险兆。

14. 阴囊初起干痒，甚至起疙瘩，形如赤粟，搔破后侵淫脂水，皮热痛如火燎者，称为"肾囊风"，又称为"绣球风"，均由肝经湿热，风邪外袭皮里所致。

15. 小儿阴囊紧实，或色中紫红，为气充形足之征兆，主多寿；若见松弛下垂或色白者，提示为气血亏虚或体弱多疾。

16. 小儿阴囊皱黑有纹者，则易养；色赤无纹者，为难养。

17. 阴囊纵者，为热，由纵至缩的为阴津亏竭。

18. 伤寒 6～7 日，见其阴囊缩者，为厥阴病者，邪气传入其经，甚者为肝绝；

伤寒 12 日，阴囊纵者，为厥阴病衰，邪气传出其经。

（四）睾丸

1. 睾丸逐渐肿大，形成硬结，疼痛轻微，阴囊不红不肿，常经数月以致 1～2 年后才形成脓肿，破溃后流出稀薄像痰的脓液，疮口凹陷，或溃久成瘘，愈合较为困难的病变称为"子痰"。多因肝肾亏损，络脉空虚，浊痰乘虚下注，结于睾丸所致。

2. 位于睾丸与附睾头连接处可触及光滑圆形囊性肿块，无触痛，可能是精液囊肿。

3. 附睾结节有胀痛，伴有前列腺炎、精囊炎或尿道炎，可能是患了慢性非特异性附睾炎。

4. 附睾上触到压痛性硬节，并与周围组织粘连，可能是附睾结核。

5. 附睾头部有无痛性球形肿块，表面光滑且波动感明显可能是附睾精液囊肿。

6. 双侧附睾肿大发生在输精管结扎后，称为附睾郁积症。

7. 子痈，肾子（睾丸）肿大而硬，或阴囊皮肤红肿灼热，疼痛较甚，溃烂后流黄稀脓液。收口较快的多为湿热下注，气血壅滞，经络阻塞而成；或因跌打损伤，睾丸络伤血瘀所致。若溃后流出稀脓，缠绵难愈，收口较慢的，多由阴虚湿痰凝结所致。

（五）输精管

输精管增厚、变硬呈串珠样，阴囊有窦道形成，见于附睾结核。

二、女性生殖器

（一）外阴

1. 外阴皮肤变红或成棕褐色，皮肤增厚，常有抓痕，可能是糖尿病性外阴炎。

2. 阴部一侧或两侧红肿胀痛，初起触之有热，肿块较硬，随之蕴而化脓，触之痛甚，有应指感者，称为"阴户痈肿"，多因湿热蕴结所致。

3. 阴部皮肤变白增厚，甚则延至会阴、肛门股部，且瘙痒难忍，或溃疡流水，或皮肤干枯萎缩者，称为"女阴白斑"。多由肝、脾、肾三脏功能失调所致，或与冲、任、督脉气血运行失常有关。

4. 阴部一侧或两侧生疮，大小不等，形如蚕茧，灼热疼痛，破溃后脓血淋沥者，称为"阴疮"，又称"阴蚀"。为肝胆湿热下注，或脾胃积热所致。若病程久经不愈，多为肝肾阴虚。也有因男女交合不慎，染毒所致。

5. 外阴皮肤明显萎缩，弹性差，也有白色斑块，但白斑中央呈现红色小点者，是原发性外阴萎缩。

6. 外阴呈现白斑，但局部皮肤变薄而干燥，且大阴唇变平、小阴唇变小者，称为外阴白斑病，又称为慢性外阴营养不良症。

7. 外阴白斑周围皮肤有明显的色素沉着者，是外阴白癜风。

8. 外阴皮肤呈红斑性皮炎者，见于核黄素缺乏症。

9. 外阴可触及不规则的硬性结节，表面溃烂呈菜花状，很可能是患了外阴癌。

10. 外阴溃疡数目多，较小而浅，有冶游史者，是性病性溃疡。

11. 外阴溃疡数目少，破坏较深，局部症状明显者，见于急性坏疽性溃疡。

12. 在外阴皮肤黏膜湿润区发现污灰色乳头状隆起，相互融合重叠，表面呈菜花状，质地柔软、湿润，自觉瘙痒者，应诊断为尖锐湿疣。

13. 外阴部长出水疱，且疼痛严重，发热、小便困难者，是患了疱疹性疾病。

14. 自觉前阴部寒冷不温者，称为“阴冷”，又称为“阴寒”，多因命门火衰，或寒气凝滞于肾所致。

15. 女子阴部肿胀者，称为“阴肿”，多因胞络素虚，坐地触风受湿，风邪客之，湿气阻之所致。若肿胀不痛者，为水肿之重症。

16. 外阴有溃疡，其周边组织肿胀，伴有压痛，可能是单纯性外阴溃疡，如果外阴及咽喉溃疡，并伴有目赤症者，称为“狐惑”，多因感受湿热邪毒，或虚火内扰所致，西医学称为白塞综合征。外阴部溃疡，边缘不齐，呈锯齿状，可见于软下疳，分泌物涂片可见革兰染色的链杆菌感染。

17. 外阴溃疡的颜色呈污黄或灰黑者，见于急性外阴坏疽性溃疡。

18. 阴部及阴道瘙痒难忍，有灼热感者，称为“妇人阴痒”。若阴中奇痒刺痛，带下量多，色黄如脓，或呈泡沫样、米泔样者，称为“阴䘌”。阴痒，带下量多，色黄，质稠，秽臭者，常为湿热下注所致。

（二）阴蒂

1. 阴蒂萎缩，包皮苍白粗糙者，见于阴蒂白斑。

2. 阴蒂过长，阴蒂头明显外露，形似阴茎而短小者，称为“阴阳人”。为假两性畸形，皆因先天发育障碍所致。

3. 阴蒂头部呈结节状或呈菜花状增生者，见于阴蒂癌。

（三）阴唇

1. 阴唇肿大，且皮肤明显增厚变硬者，提示局部淋巴回流障碍。

2. 阴唇肿大，表皮发亮，且局部压之凹陷者，为外阴水肿。

3. 阴唇皮肤红肿，触痛明显者，多见于阴唇炎症。

4. 阴唇和阴蒂包皮表面出现密集小疱，继之形成溃疡，周边有弥散状红斑者，见于疱疹性外阴炎。

5. 大阴唇皮下呈现条索状纡曲血管，且呈深蓝色，见于外阴静脉曲张，常发生于产妇、盆腔巨大肿瘤压迫盆底静脉者。

6. 大阴唇皮肤粗糙，表面有鳞屑、瘙痒者，见于神经性皮炎。

7. 大阴唇及其附近皮肤呈现白斑，局部皮肤光泽度、厚度和弹性均无异常者，见于外阴皮肤色素脱色。

8. 小阴唇内侧或阴道外口和后联合黏膜皮肤处有多个棘状或针状凸起者，见于外阴尖锐湿疣。

（四）阴道

1. 阴道奇痒者，见于外阴炎、月经不调、卵巢疾病，并要警惕患糖尿病。

2. 阴道瘙痒灼热，白带增多者，常见于阴道受细菌或真菌感染。

3. 阴道有大量的灰白色或黄褐色泡沫状水样排出物，伴阴唇和阴道瘙痒者，见于滴虫性阴道炎。

4. 阴道时时气出有声，如肛门排气状者，称为"阴吹"，多为气血虚弱，中气下陷所致。

5. 阴部或阴道胀痛，甚则痛极难忍者，称为"妇人阴痛"。多由郁热损伤肝脾，或交媾损伤所致。

6. 阴道中突出肉样物，其状似鼠乳，阴道流血水及黄水者，称为"阴痔"，又称为"阴中息肉"。多因胞络虚损，风邪乘虚侵入阴部，气血搏结而致。

7. 阴道异常出血，排便困难伴有盆腔肿块者，常见于子宫肌瘤。

8. 阴道异常出血伴有盆腔肿块，每次月经时疼痛者，见于子宫内膜异位症。阴道异常出血，接着生产或流产，子宫大小与妊娠月份不相称，要怀疑患绒毛膜上皮癌。约有 50% 的患者继发于葡萄胎之后，30% 的继发于流产之后。

9. 阴道异常出血、胸痛、咯血伴有盆腔肿块者，要怀疑绒毛膜上皮癌转移的可能。

10. 在绝经期或不是月经来潮时，出现阴道出血，时多时少或间断性出血，同房后出血，分泌物带脓，气味恶臭，且伴有腰背酸痛，疲乏无力者，要警惕宫颈癌。

11. 绝经后的妇女，出现不规则的阴道流血和阴道排液增多，腰骶部和下腹疼痛，要警惕子宫内膜癌。

12. 幼女和绝经后的妇女阴道流血，应多考虑为器质性病变；青春期女性的阴道流血，应多考虑为功能失调性子宫出血。

13. 幼女阴道流血者，要想到患卵巢颗粒细胞瘤的可能性。

14. 处女膜上无孔，见于先天性处女膜闭锁。

15. 阴道前壁或后壁从阴道口向外膨出者，多见于产伤。

16. 妊娠期妇女阴道出血，在早期一般是先兆流产，晚期出血多为早产、前置胎盘或胎盘早剥。孕妇阴道流出水样物者，要考虑到早产、胎膜早破。孕妇阴道流血伴有小腹痛者，要预防早产。

17. 妇女阴道中有物凸出像梨状，卧或缩入，劳则坠出，甚则红肿溃烂，黄水淋沥者，称为"阴挺"（相当于西医学的子宫脱垂），多由中气不足、气虚下陷，或产后用力过早，损伤胞络所致。常发生于产后，故又称为"产肠不收"。

18. 产后，阴道开而不闭及阴中松弛，如同脱肛状，肿痛流出清水者，称为"阴脱"，多由脾虚中气下陷，或产时损伤所致。

三、尿道

1. 尿道外口有脓性分泌物溢出者，常见于尿道炎，淋菌性或非淋菌性尿道炎。

2. 尿道外口狭窄者，见于先天性畸形或炎症引起的粘连。

3. 尿道口后壁有息肉状小肿物者，见于尿道肉阜。

4. 尿道开口于阴茎背侧的表面者，见于先天性畸形引起的尿道上裂。

5. 排尿时突然疼痛，尿流中断，尿道某段可触及硬物，常伴尿潴留者，可见于尿道结石。

6. 尿道外口、龟头及系带处呈现乳白色小脓疱，继之形成溃疡，腹股沟淋巴结常肿大，可能是患了阴茎结核。

7. 尿道有分泌物排出并伴有尿道刺激征者，见于莱特尔综合征，淋球菌性关节炎。

8. 尿频、尿急、尿痛者，见于尿道炎、膀胱炎或急性前列腺炎。

9. 尿频、尿急、尿意窘迫，伴腰痛、发热者，见于急性肾盂肾炎。

10. 尿频者，可见于癔症、膀胱炎、神经质、盆腔炎、膀胱结核、膀胱肿瘤、输卵管炎、前列腺炎、膀胱结石、直肠肿瘤、子宫肿瘤、尿道狭窄、尿道结石或前列腺肥大。

11. 尿失禁，指尿液不受控制，自动经尿道流出，常见于膀胱炎、会阴手术后、

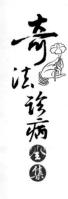

脊髓损伤、重症肌无力、前列腺增生、尿道括约肌退行性病变、先天性输尿管开口异位。

12. 尿痛者，见于泌尿系感染、尿道结石、尿道肿瘤。

13. 男女有不洁性交后 1～3 周内，出现尿道口发红、水肿、刺痒，并有清稀黏液流出，伴轻度尿急、尿频、尿痛者，可能患非淋菌性尿道炎。除以上症状外，并出现尿道口发红，水肿明显，有脓液流出，阴道口外侧硬肿且疼痛，有可能是患了淋菌性尿道炎（淋病）。

14. 排尿困难，尿液不能通畅地排出者，见于膀胱癌、子宫癌、阴道癌、膀胱结石、尿道肉阜、前列腺增生或膀胱颈梗阻。

15. 排尿时腹痛者，见于膀胱炎或膀胱结石。

16. 男子有不洁性交史，尿道外口红肿，有脓性分泌物排出，小便次数增多者，多见于急性淋病性尿道炎。

四、肛门

通过观察肛门的颜色、形状、触摸肛门部内外有无肿块、波动感、狭窄以及触痛等，以诊断肛门疾病。

施行肛门检查时，为了更好地暴露肛门部位，可根据具体情况让受检者采取适当的体位，临床常采用 3 种体位。第一种，截石位：受检者仰卧于检查床上，臀部垫高，两腿放在腿架上，将臀部移至检查床边缘，使肛门部充分暴露。该种体位使用于重症体弱者以及膀胱直肠窝的检查，同时也可进行直肠双合诊，以检查盆腔疾患。第二种，胸膝位：受检者两肘关节屈曲，使胸部贴近床面，两膝关节呈直角屈曲跪伏检查床上，臀部抬高，以使肛门充分暴露。该种体位使用于检查直肠下部、前壁以及身材矮小者，并使用于检查精囊以及前列腺疾患。第三种，侧卧位：受检者向左或向右侧卧，上面的腿向腹部屈曲，下面的腿伸直，臀部靠近检查床的边缘处，以使肛门充分暴露。检查者位于受检者的背面作检查。该体位适用于女患者和衰弱者的检查。肛门，又称为"后阴"，肛门与大肠相通，其排便的正常与否，与脾、胃、肠、肝、肾等有密切的联系。

（一）肛门痔瘘脱肛类疾病

1. 肛门内外有小块肉凸出者，称为痔疮。痔疮生于直肠下端，肛门齿线以内的，称作内痔。肛门皮肤松弛，缺乏弹性，形成的皮赘，渐渐增大，生于肛门齿线以外的，称为外痔。

2.内痔如果痔核比较小，排大便时滴出鲜血，无疼痛，痔核常不脱出于肛门外边；如痔核增大，大便后痔核脱出于肛外，为可被压瘪的紫红色软肿物，便后能回纳于肛门内，便血较多；若继续发展，大便后痔核脱出，甚则咳嗽、远行、久立等也会脱出，且不能自行回纳，需用手推回或平卧才能复位。

3.外痔因其形态不同，名称也众多，最常见的为皮瓣外痔。其触之较硬，表面光滑，多不疼痛，无出血，但发作时可肿胀疼痛。

4.肛门静脉血络破损，血块凝结而成血栓，为隆起的暗青紫色圆形硬结节，与周围皮肤分界明显，稍触即痛者，为血栓性外痔。

5.肛门齿线上下方均有痔核出现，大便时既有出血又有疼痛者，称为混合痔，由肠内湿热风燥四气相合所致。

6.肛门内外生肿块，外坚内溃，后期常致肛门直肠狭窄，粪便通过困难者，称为锁肛痔，又名"脏痈痔"。

7.锁肛痔初期除便血外，肠壁上可触到硬结节；中晚期肿块逐渐增大，触之硬，中心溃烂，便意频繁，肛坠不适，大便时带有黏液脓血，奇臭难闻，伴有里急后重或大便变细变扁等症状。该病与肛管直肠癌颇为相似，临床上应予高度重视，须详细审察区分。

8.生于直肠的锁肛痔，称作"内锁肛"；生于肛门的，称作"外锁肛"。均为气血逆乱、湿热内壅，或痰火内结，湿毒下注所致。

9.肛门周围焮红高起者，称为肛肿。多由大便困难，下蹲过久，或痔核脱出嵌顿，经络阻塞，气血凝滞不通，或热毒蕴积所致。

10.肛门周围罹患痈疽及痔疮，溃破后脓血淋沥不断，久不收口，形成瘘管，或长或短，或有分枝，或内通入直肠，称为"肛瘘"，又称为"肛漏"。多因余毒未尽，溃口不敛所致。

11.肛门上段直肠自肛门有整圈淡红色黏膜脱出，其皱纹呈放射形者，为直肠黏膜脱垂，又称为脱肛。轻者大便时脱出，便后可自行缩回；重者脱出后不易缩回，需用手慢慢推入肛门内。多伴有少量黏液流出，平时有下坠感，多因中气不足，气虚下陷所致。常见于老人、小儿以及妇人产后，或见于久泻、慢性咳嗽、习惯性便秘的病人；也有胃湿热移注大肠，或兼风邪者；还有因肾阳虚而关门不固致脱者；内痔、直肠息肉和肿瘤等疾病也可引起脱肛。

（二）肛门疮疡肿毒类疾病

1.肛门及肛管皮肤全层裂开，并形成慢性感染性溃疡者，称为肛裂。好发于肛门后部。排便时出现剧烈疼痛及出血。多见于大便后滴血或射血，其血色鲜红或血液附于粪便表面。多因血热肠燥，大便干结，排便时暴力努挣，损伤了肛门所致。

2. 肛门、直肠周围罹患痈疽者，称为"肛痈"。生于肛门一侧或周围组织，高起红肿，形似桃李，甚则重坠刺痛者，称作"脏毒"。肛痈生于外面的，多因过食醇酒厚味，湿浊不化，注于肛门所致，为实证。肛痈生于里面的，多因脾、肺、肾亏虚，湿热乘虚下注肛门所致，为虚实夹杂证。

3. 肛痈生于长强穴（即尾骨尖与肛门连线的中点处），初起肿胀坚硬疼痛，状如伏鼠，高肿溃速流出黄色稠脓，或溃迟流出清脓或流出紫黑脓水的，称作"涌泉疽"，由湿热凝结所致。

4. 痈疽生于尾骨尖处，初起肿如鱼肫，色赤坚痛，溃破口若鹳嘴者，称为"鹳口疽"，又称为"锐疽"，大多为湿痰流结所致。若见溃出稀脓者，为虚证之征兆；若见流稠脓鲜血者，为实证之征兆。

5. 痈疽生于会阴穴处，其初生如同莲子，日久焮肿，形如桃李，色红作脓则欲溃，溃深久则成漏，耗损气血，变成疮痈者，称为"骑马痈"，又称为"悬痈"，多由三阴亏损，兼忧思气结，湿热壅滞而为患。

6. 肛门四周肿胀，患处中央平塌下陷，根脚散漫，颜色紫暗或皮色不变，肿块柔软如棉的属虚证。肛门肿处高起，根脚收束，呈赤红色改变，肿块软硬适度的属实证。

7. 肛门部出现烧灼感（多见于排便时或排便后），或肛门周围赤肿而热，常见于肛门瘙痒症、肛痈、肛疮、肛痔、痢疾或久泻者，多因湿热壅积，湿热下注，或邪热下迫大肠所致，与多食辛辣刺激之品也有关系。

8. 肛门周围皮肤奇痒难忍、灼热者，称为"肛门瘙痒"。多因风、热、湿邪郁阻，或虫蛀、痔疮、肛瘘、肛裂等引起。

9. 肛门周围生有扁平丘疹，瘙痒甚剧，瘙痒呈串珠状，表面光滑者，称为"肛门疣"。

10. 阴部见有丘疹或小水疱，渐向肛门及四周扩大成红斑，边缘清晰，上覆有薄屑，瘙痒甚极者，称为"阴癣"，多由风热湿邪侵入肌肤而为患。

11. 肛门周围焮红高肿，按压即痛，甚则疼痛拒按者，称为"肛门压痛"。常见于痈疮、痔瘘等病症。多因湿热下注，热毒壅积而致。一般的肛门痈肿，初起之时，触之肌肤发热明显，按压时疼痛较甚，肿块较硬；绕肛成脓之后，触之较软，且有应指感觉，肛门疼痛，疮口平塌不起，触之呈条索状，热痛全无，四周坚硬如石或柔软如棉，按压内口处时，常见有稀薄脓液流出。

12. 肛门周围肿胀坠痛，甚则刺痛难忍者，常见于肛门周围痈疽、肛裂或痔疮之人。凡寒、热、虚、实、脓、瘀、风、气等皆能作痛，多为局部气血壅滞不通所致。若见局部色赤有烧灼痛感者，提示罹患热证；若见色白而有酸痛感者，提示罹患寒证；若见不胀不闷，揉按时反觉痛减者，提示罹患虚证；若见又胀又闷，稍一触按即见痛者，提示罹患实证；若见痛如肌肉撕裂，微有肿胀者，提示罹患瘀证；若见痛无定处，呈上下走动者，提示罹患风证；若见痛如针刺而又肿胀者，提示罹患气证。

13. 肛门有瘙痒感，多由血热肠燥，大便干结及排便时用力损伤肛门所致。

（三）婴幼儿肛门类疾病

1. 婴儿出生时，肛门处由皮肤包裹，无孔穴者，称为肛门包皮。由于胎粪和肠道气体不能正常排出，常见腹满气短、烦躁啼哭、呕吐不乳等症，多为胎受寒热邪气以及先天禀赋不足而导致的畸形。

2. 婴儿出生后肛门旁见有一孔或数孔，孔口流脓水或粪便；或肛旁未发现外口，肛周已有红肿硬块，俟后肿块破溃，流出脓水，外口经久不愈者，称为婴儿肛瘘，此为"胎带肛瘘"。

3. 婴儿出生之后，有脓液从肛门口流出，或大便时带脓液，肛门周围未见外口者，称为"胎带内瘘"。

4. 婴幼儿在生长过程中，因久泻、久痢、夜啼、久蹲等造成湿热瘀血下注而成痔，破溃后久不愈而成瘘，此乃婴幼儿后天的肛痔、肛瘘，均由胎毒郁久，湿热下注所致。

5. 婴幼儿樱桃痔，指婴幼儿（多见于2～8岁儿童）直肠内赘生蒂状肿物，突到肠腔，便后出血，其色鲜红，触之疼痛，肿物蒂小质软，有时有红色肉样物脱出肛外，又称为"息肉痔"，多为内因脏腑亏损，外因风湿燥热四气相合，湿热内蕴、瘀血浊气阻塞肠道所致。

6. 婴幼儿吵闹不安，腹部阵痛，但始终无矢气，无大便而呕吐频繁者，提示罹患肠梗阻。

7. 小儿泄泻时肛门发红的为热证；肛门不发红的为寒证。暴泻肛门红赤的属湿热；泻久肛门发红的属虚热；暴泻肛门不红的属寒湿；久泻肛门不红的属虚寒。

8. 小儿肛门红而不肿者，提示为伤食泻；若见既红且肿者，提示为湿热泻；若见不红不肿者，提示为脾虚泻；若见肛门暗乌者，提示为脾肾两虚泻。

9. 小儿肛门瘙痒，入睡后用手搔抓屁股，不得安卧，肛门内可见到小白线虫爬出者，提示感染了蛲虫病。

（四）其他与肛门有关的疾病

1.肛门排出气体者，称为矢气，俗称屁。矢气频频，声响不臭，或欲排不出，腹胀不舒服，为气滞于肠之征兆。

2.矢气奇臭，如同败卵气味，且伴纳差、恶心、呕吐、脘腹胀痛者，为食滞中焦，腑气不畅，或肠中有宿便内停所致。

3.久病气虚，矢气连连者，则多为中气下陷之征兆，并可伴有少腹坠胀、脱肛等症状。

4.断断续续不停地矢气（俗称放空屁），无臭味者，多为胃肠排空之后，因饥饿引起肠蠕动增强所致。

5.检查前列腺以及精囊时，应嘱受检者取肘膝位，检查者用指袋指套，并涂以适量的润滑油，徐徐插入肛门，向腹侧触诊。正常前列腺质韧而有弹性，其两叶之间可触及正中沟，精囊为一菱锥形囊状附属性腺，位于前列腺外上方，正常柔软，直肠指诊时不易感知。

第 33 章　查排出物诊病法

查排出物是指通过望、闻、问患者的排出物等的形状、颜色、气味、性质、数量、患者的自我感觉等，来判断其是否发生了疾病，以及病变部位、病变原因、疾病性质等具体病情的一种诊病方法。具体来说，排出物诊病法又包括查眼泪、查鼻涕、查痰液、查涎水、查唾液，查呕吐物、查大便、查小便、查出血、查白带、查汗液等，下面分别予以阐述。

一、查眼泪

由于泪腺和副泪腺分泌的眼泪，不但能保护眼球不受病菌或其他有害物质的侵害，而且还能保持眼球表面的润滑，维护角膜和结膜的生理功能。所以，眼泪的正常分泌与排泄对维护眼睛的正常生理功能十分重要。

中医认为，眼泪也为人体津液之一，其正常与否，可以反映机体津液的盛衰。所以查眼泪对于诊断疾病有一定的临床意义。

1.含泪：正常情况下，瞬目动作不断地把泪液均匀地涂布于眼球表面，再经泪小管和泪囊，使泪液流入鼻腔。含泪见于面瘫或重症肌无力患者，常因眨眼障碍而见眼角蓄泪。

2.流泪：因眼部或鼻黏膜受到化学和物理刺激，如烟熏、异物入目、接触异常气体，或情绪激动、咳嗽、哈欠时，眼泪会夺眶而出，这是一种正常的生理现象，是由于生理反射而引起。如果因眼内急慢性炎症、泪腺炎引起的泪液分泌过多，则是病理现象。另外某些全身性疾病如甲亢、脊髓结核等也可造成泪液增多。

3.溢泪：因泪道阻塞不通而引起的流泪称之为溢泪。最常见的病因是炎症，多伴有黏液或脓液流出。其次是外伤溢泪，肿瘤引起者较为少见。

4.鳄泪：是一种形象的比喻，因为鳄鱼在吞嚼食物的同时，眼睛总会反射性地流泪。有一些面神经损伤后的病人，如果神经纤维发生迷走性再生，则在咀嚼食物时病变一侧的眼睛也会像鳄鱼一样流泪，称为"鳄鱼泪"。

5. 少泪：未满两个月的婴儿因泪腺尚不发达，故哭而无泪。年长儿或成人表现为泪液干少、欲哭无泪，或眼睛干涩、怕光羞明者，多因泪腺分泌障碍，或其开口阻塞所造成，如泪腺萎缩、沙眼或结膜囊瘢痕性挛缩，造成泪腺开口阻塞等。

二、查鼻涕

1. 清水样鼻涕：鼻涕稀薄如清水，大多因风寒感冒、急性鼻炎早期引起，还可因过敏性鼻炎发作期引起，同样可以表现出流清涕、鼻痒、打喷嚏、鼻塞等症状，其特点是呈阵发性或突发性，起病快，消失也快，愈后如常人，早晚为常发时间。均是因为机体对某些变应原敏感性增高而导致鼻腔黏膜的变态反应。头部外伤或鼻部手术后如果出现清水样鼻涕（有时会伴有血样），并呈均匀速度滴出时，应考虑颅脑外伤的可能性，应当及时到神经外科去诊治。

2. 白黏液鼻涕：鼻涕呈黏液状而白色，多见于慢性单纯性鼻炎。主要表现是鼻塞和鼻涕增多。鼻塞多为两侧间断性或左右交替性发生，有时为持续性，平卧时加重，侧卧时下侧较重。鼻塞严重时，可伴有鼻音、嗅觉减退、头昏脑涨、咽部干痛。

3. 黄脓性鼻涕：鼻涕呈黄色脓性，常见于慢性鼻窦炎、副鼻窦炎、风热感冒及鼻炎将愈时。这种黄脓性鼻涕不但量多，而且还呈黏稠状不易擤出。对于小儿来说，鼻腔单侧流出黄脓鼻涕，且恶臭者，还应该想到鼻腔内有异物的可能，因为小孩将异物塞入鼻腔内时间过长，刺激鼻黏膜，也能出现黄脓鼻涕。

4. 黄绿色鼻涕：具有腥臭气味，常见于萎缩性鼻炎，特别是 20～30 岁女性，表现为鼻咽干燥，黏液腺分泌减少，分泌物不易排除，鼻腔内有大量的黄绿色脓性分泌物积存，形成脓痂，阻塞鼻道，造成鼻塞，嗅觉减退明显，常伴有头痛和鼻出血。黄绿色鼻涕也可由慢性上颌窦炎及慢性蝶窦炎引起。若具有特殊恶臭气味，应考虑是否为齿源性上颌窦炎。

5. 黄水样鼻涕：一侧鼻腔内呈间歇性地流出黄水，多为上颌窦囊肿破裂流出浆液性囊液所致。

6. 豆渣样鼻涕：鼻涕呈豆渣样，多见于干酪性鼻炎，此病并发感染时有很大臭味。

7. 鼻涕带血：这是鼻癌最常见的症状。当癌症组织较小，仅局限在鼻腔或鼻窦内时，这个症状是唯一的"报警"信号，而且往往出血不多，有时只是涕中带血，所以常被病人忽视。因此，要特别注意，尤其是 40 岁以上的中年人，如有鼻涕带血，不妨请医生查一下。

三、查痰液

痰是从气管里排出来的黏性分泌物，中西医学都对患者咳痰的情况很重视，并把痰检作为临床四大常规检查之一。

1. 风证患者一般会出现泡沫较多、比较清稀的风痰。

2. 寒证患者一般会出现清稀色白的寒痰。

3. 湿证患者一般会出现数量较多、质滑色白的湿痰。

4. 燥证患者一般会出现数量较少、比较黏腻的燥痰。

5. 热证患者一般会出现黏稠发黄、结成块状的热痰。

6. 阴虚火旺证患者一般会出现带鲜红色血液的痰。

7. 热邪犯肺证患者一般会咳吐腥臭痰或带脓血的痰。

四、查涎水

1. 口中流涎，从口角而出，如见于小儿，则为胃中有热，食滞，疳积，或是虫积证。

2. 成年人口角流涎，多为风痰上涌，若是风邪外袭面部经络的面瘫病，则伴见恶风发热，耳痛鼻塞等症；若是肝肾亏虚，阴虚风动的中风病，则伴见半身不遂、喉中痰鸣、头晕目眩等症。

3. 口中流涎清稀而量多，自行从嘴角流出，伴有纳呆腹胀者，则为脾胃虚寒，不能摄津所致。

4. 口中流涎白黏而量少，黏着不易吐出，纳呆口臭者，则为脾胃湿热，煎灼津液所致。

五、查唾液

肾寒证和肾虚证及脾胃虚寒证患者，一般唾液较多。

1. 脾虚湿盛者，可见多唾黏稠，伴见心悸头晕目眩。

2. 肾虚多唾者，唾液清稀，伴见心悸短气，全身水肿，尤以下肢为甚。

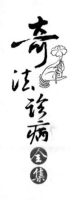

六、查呕吐物

呕吐物包括寒呕、热呕、食积、痰饮、呕血、呕苦等。呕吐物量多，气味酸臭，起病急暴，多为实证；发病缓慢，病程较长，呕吐时发时止，呕吐物量少，气味不甚者，多为虚证。呕吐物为所进食物，发病急，伴见寒热者，多属外邪犯胃；呕吐脘痞，嗳腐吞酸，不喜饮食者，此为食滞内停；呕吐物为痰涎或清水，胃脘辘辘有声，多为痰饮停滞；呕吐泛酸，伴见烦躁易怒，两胁胀痛，多为肝郁犯胃。

1. 热呕多见于胃热证以及肝经郁火的患者，其呕吐物较为浓浊且散发出酸臭味。

2. 寒呕多见于胃寒证以及脾肾阳虚的患者，其呕吐物多为清稀且没有酸臭味。

3. 痰饮多见于胃内停饮和脾失健运的患者，其呕吐物多为清稀如水的痰、涎。

4. 食积多见于食滞胃脘证和肝郁犯胃证的患者，食滞胃脘证患者的呕吐物中一般比较酸腐且带有未消化的食物；肝郁犯胃证患者的呕吐物中带有未消化的食物，但一般没有酸腐的气味。

5. 呕苦多见于肝气犯胃证和肝胆湿热证的患者，其呕吐物一般为黄绿色，味道较苦的水液。

七、查大便

大便是由肛门排出的人体消化过的废物和食物残渣。饮食物入口后，经过食道到达胃，通过胃的消化和小肠的吸收后，将饮食物分为水谷精微和食物残渣两个部分，其水谷精微被人体利用，而食物残渣被输送至大肠，大肠再将食物残渣中多余的水液吸收掉，形成粪便，最后经肛门排出体外。由于从饮食入口到大便排出，需要许多脏器的参与，因此，观察大便的颜色、性状、数量、是否带血、排便时的感觉、排便的次数等情况，可以了解体内诸多脏腑的病变，尤其是消化道的功能状况，以便于诊断疾病，判断预后。大便中除了部分水分外，其余为黏液、细菌和食物残渣。正常人的大便颜色发黄，每天 1～2 次或 2 天 1 次，排便时顺畅，其便成形而不干燥，润而不清，臭而不秽。无论是中医学还是西医学都十分重视大便的诊察，并把大便检查作为临床四大常规检查之一。

（一）大便颜色

1. 黄色大便鉴别。

（1）健康人的大便呈棕黄色，这是因为正常人的大便中含有胆红素的缘故，因为胆红素的颜色是黄色的。

（2）中医认为，大便色淡黄，为虚热；大便色深黄，为实热；大便黏稠色黄如糜，为大肠湿热。

（3）深黄色大便多见于溶血性黄疸，即红细胞大量破坏所产生的黄疸。它常伴有溶血性贫血，可由红细胞先天性缺陷、溶血性细菌感染、恶性疟疾、血型错误性输血、某些化学药品或毒素的中毒、各种免疫反应（包括自体免疫）等引起。

2. 白色大便鉴别。

（1）白色或灰白色大便如同陶土，且与皮肤黄疸并见者，说明胆汁的排泄发生障碍，提示胆道有梗阻现象，可能患有胆结石、胆道肿瘤或胰头癌等类疾病。

（2）中医认为，大便色白，提示为大肠虚寒之征兆。

（3）灰白色大便还可见于钡餐造影后，硫酸钡将粪便染成了白色。

（4）白色如淘米水样大便，即大便呈米泔水样无粪质的白色混浊液体，且量多。常见于感染了烈性传染病霍乱或副霍乱的患者。

（5）白色油脂状大便，若伴有恶臭，大便量多，常见于胰源性腹泻、消化道吸收不良综合征或一次性脂肪摄入过多。

（6）白色黏液状大便，如果大便像鼻涕冻样，色白透明。提示患有慢性肠炎、肠息肉或肿瘤。

（7）中医认为，若见大便如鱼脑色改变，提示有患湿热痢的可能性。

3. 绿色大便鉴别。

（1）绿色大便呈水样或糊状，有酸臭味，多泡沫。多见于消化不良、肠道功能失调等疾病。

（2）中医认为，若见大便色绿，提示为肝郁克脾之征兆。

（3）绿色大便中混有脓液，则是急性肠炎或菌痢的表现。

（4）腹部大手术后或接受广泛抗生素治疗的病人，如果突然出现带腥臭味的暗绿色水样大便，并有灰白色片状半透明蛋清样伪膜，提示可能是金黄色葡萄球菌性肠炎。

（5）婴幼儿剧烈腹泻也可见大便色绿。

（6）吃了大量含叶绿素的食物，或肠内过高的酸性环境，也会使大便变成绿色。

4. 红色大便鉴别。

（1）淡红色大便像洗肉水样，最多见于夏季，因吃了某些被嗜盐菌污染的腌制品。常见有沙门菌感染性腹泻。

（2）鲜红色大便常见于下消化道出血。大便外层粘有鲜血，量少，并伴有解便时肛门部位剧痛，便后疼痛消失，多是患有肛裂。

（3）血色鲜红，量多少不一或呈血块，附在大便外层，与大便不相混，用水可将血液或血块冲走的，多是内痔导致的出血。痔疮出血的另一个特点是常在大便后滴出或射出少量鲜血，稍后可自行停止。

（4）血色鲜红，并与大便混杂在一起，提示可能患有肠息肉、直肠癌或结肠癌等病变，直肠癌患者血便中常混杂有糜烂组织；而结肠癌的血便特点为鲜血、量少，并伴有大量黏液或脓液。

（5）暗红色大便由血液和粪便均匀混合而成，又称为果酱色大便。常见于结肠息肉、结肠肿瘤或阿米巴痢疾。如果大便呈酱样改变，且伴异臭无比者，则提示罹患中毒性菌痢。

（6）中医认为，大便色红出血，要注意辨证。若兼见唇干口燥，口舌生疮，牙龈肿痛者，提示为风火熏迫大肠所致；若兼见面目发黄，胸脘痞闷，便下不爽者，提示为大肠湿热蕴毒所致；若兼见头晕目眩，五心烦热者，提示为肝肾阴虚所致；若兼见脘腹隐隐作痛，且面白无华，胃寒肢冷者，提示为脾肾阳虚所致。

（7）某些特殊性疾病，如血小板减少性紫癜、再生障碍性贫血、白血病、流行性出血热等，由于其凝血机制发生障碍，也可导致便血，这种便血一般呈暗红色，有时呈鲜红色，且常伴有皮肤或其他器官的出血现象。

（8）正常人进食过量的咖啡、巧克力、可口可乐、樱桃、桑葚等，也可出现暗红色大便，此属生理现象，应与上面的疾病区别开来。

5.黑色大便鉴别。

（1）黑色大便而且又黑又亮，如铺马路的柏油色，又称柏油样便。它是上消化道出血的常见症状，常见于胃溃疡、十二指肠溃疡、胃窦炎、胃黏膜脱垂、胃癌、肝硬化所致的食道、胃底静脉曲张破裂出血等疾病。是由于血液经过胃酸作用以后，而变成了黑而发亮如油的颜色。若其出血量较大时，血液来不及与胃酸充分作用者，亦可见暗红色稀便，甚则兼有呕血表现。中医认为，此证多因脾胃虚寒，气不摄血，或肝火犯胃，或胃肠湿热，或瘀血积聚等原因所致。

（2）正常人进食过多的肉类、动物血、肝脏、菠菜，或口服铁剂、铋剂、活性炭等药物，大便也可呈黑色。

（3）要鉴别黑色大便是由上消化道出血所致，还是由过食某些食物或药物所致，除了询问病史外，还可用水将黑便冲散，若显出暗红色，即为消化道出血；而食物与药物所致的黑便，粪便黑而不亮，用水冲散也不见红色，若经过二三天素食或停服药物后，大便颜色就可转为黄褐色。

6. 青色大便鉴别：中医认为，大便色青，提示脾虚，或因风邪从脐部进入肠胃所致。

（二）大便形状

1. 稀水样大便。

（1）稀水样大便可见于消化不良或肠滴虫感染所致的腹泻者，如果同时有黏液、脓血出现，则应考虑急性肠炎。

（2）中医认为，便下如水，身重，腹不痛，肠鸣辘辘者，提示为湿盛。若见便泻稀水，色黄绿而奇臭，且肛门灼热者，提示为湿热证。

（3）若大便水样似米汤，秽臭急重，发热，腹痛拒按、泻下不止者，并急促有压迫感，甚至腿足抽搐，形体消瘦，眼眶凹陷，呈失水状态，多为霍乱症，也可见于砷中毒。

（4）赤豆汤样大便，见于出血性肠炎的患者。开始常为水样或蛋花样稀便，数天后出现暗红色赤豆汤样血水便，有特殊腐败腥臭气味，伴有剧烈腹痛及明显的中毒症状，如精神萎靡、软弱无力、面色苍白、四肢厥冷等。

（5）溏薄样大便常见于慢性结肠炎患者。

（6）小儿出现黄绿色水样带白色小块（系未消化的脂肪等）和黏液样粪便，称蛋花样大便，每天可排 5～10 次。是由消化不良所引起，就要控制小儿的食量，喂少量淡茶水或含糖盐开水，一般 2～3 天后粪便可转为正常。

（7）小儿出现绿色絮状水样大便，每天达 10 次以上。常在着凉或食了难以消化的食物后发生，往往提示患了中毒性消化不良，须及早医治。

（8）受寒后，或多吃冷食、喜吃油腻滑肠之物的人，其大便常变软或清薄。如果大便稀溏，黎明之前腹痛作泻，泻后则安，腰膝酸冷，称为"五更泻"，又称"鸡鸣泻"。中医认为，由肾阳虚弱，命门火衰，不能温脾，大肠失煦，燥化失职，水湿并走大肠所致。

（9）妇人经行之时若见大便溏薄，或如水样，经后即愈，称为"经行泄泻"，此因脾气虚弱，或脾肾阳虚，或肝木犯脾，清浊不分所致。

（10）若见泄泻便稀，甚如水样，腹痛肠鸣者，提示为寒湿证；若见夏季泻如水注，头昏恶心者，提示为暑湿证；若见腹痛肠鸣，痛时即泻，便后痛减，嗳腐吞酸者，提示为食滞证。

2. 黏液糊状大便。

（1）黏液样大便常见于肠炎、痢疾、血吸虫病等患者。不同部位发病，大便中

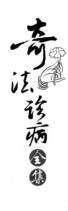

黏液存在的形式也不同。

（2）黏液均匀地混在粪便中，可见于小肠发炎；如果黏液多附着于粪便表面，可见于大肠病变。

（3）黏冻样大便见于患有过敏性结肠炎的患者，常于腹部绞痛后排出黏冻样、细带状大便。

（4）在坚硬的粪便表面附有少量黏冻，则是痉挛性便秘的特征。

（5）部分慢性细菌性痢疾的患者也可排出黏冻样大便。

（6）大便呈淡黄色稀糊状，不带黏液，每天3～4次。多为小儿睡觉时腹部着凉引起，这时应采取保暖和减少食量的措施，或暂时少吃、不吃油脂食物和蔬菜，稍饮浓茶，即可恢复。

（7）大便呈糊状，颜色较淡，若将大便放入水中，大便有大量油滴浮在水面上，又称脂肪泻。说明婴儿吃得太油腻，或消化能力差，对脂肪消化不良。此时应调整饮食，吃得清淡一些，或喝些炒米茶（即大米炒黄后煮成米汤）或山楂水，帮助消化吸收脂肪。

（8）脂肪样大便，大便呈灰白色，糊样或液状，外观如奶油，具有油光色彩，可在便盆中滑动，有腐臭，这是由胰腺功能障碍，胰酶分泌不足，食物中的脂肪不能消化吸收所致。

（9）脓性及脓血状大便，常见于痢疾、溃疡性结肠炎、结肠癌或直肠癌患者。阿米巴痢疾是以血为主，呈稀果酱样；细菌性痢疾则以黏液及脓为主。

3.半稀半干样大便。

（1）食糜样大便多是因肠道蠕动亢进或肠液分泌增加所致，可见于感染或非感染性腹泻。

（2）泡沫样大便，大便量多、泡沫多、粪质粗糙且含有多量食物残渣或完全未消化的食物。大多是由于进食过量或食物中含糖量过高所造成。

（3）散乱样大便，即一部分是成形大便，一部分是稀水样大便。这种情况常见于营养失调或有感冒及麻疹等病的小儿。

（4）肥皂样大便，小儿大便颜色像蛋黄或接近白色，有的好像石块，这表示食物在肠道内发生腐败。在喂蛋白质比米、面、淀粉类食品多的情况下，容易出现肥皂样大便，此时可增加一些糖类食品，如蜂蜜、白糖等。

（5）豆腐渣样大便，可因以下两种情况。

患有肠道白色念珠菌感染的婴儿，常排黄绿色带黏液的稀便，有时呈"豆腐渣"样。这是一种霉菌性肠炎，多见于体弱、营养不良的婴儿，或长期应用广谱抗生素或肾上腺皮质激素的婴儿，患此病的婴儿多同时患有鹅口疮。

新生儿肝炎，皮肤及眼白黄染，小便呈深黄色，而大便呈淡黄色、灰白色豆腐渣样。

（6）婴幼儿大便似乳汁凝固的小块，有灰白或白色光泽，这是消化不良的先兆，喂乳时需要定时、定量。

4.干燥样大便。

（1）干结、粒状如羊粪状大便，大便坚硬，不易排出者，主要因手术后肠粘连、腹内肿瘤、肠套叠、肠痉挛等疾病引起。

（2）高热或久病之后，及老年人阴津不足，也可出现大便干结。

（3）儿童不喜欢吃蔬菜，缺乏纤维者也容易引起大便干结。

（4）中医学认为，大便干结多为内热或阴津不足所引起。

（5）婴幼儿大便呈颗粒状棕黄色，多为饮水过少，或在热天衣着太厚，婴幼儿出汗失水过多所引起。

（6）若见大便先排时硬而边缘光滑，再排为稀溏者，提示脾虚，以肝胆系疾患多见。

（7）细条、扁平带状大便，提示罹患消化不良；经常排细条、扁平带状大便，或大便一侧扁中缺一块，或有沟纹，说明直肠或肛门狭窄或者生长有赘生物，要警惕直肠肿瘤，特别是直肠癌。

（三）大便次数

正常人的大便次数，一般每天一次。如果大便的性质正常（成条形状，轻松适中），每天大便在3次以内，或2～3天大便1次，也都属正常现象。

1.大便次数增多。

（1）大便次数增多而粪便稀薄或带有黏液脓血者，这是患了腹泻。它是因肠黏膜分泌与吸收发生障碍以及肠蠕动过快所致。

（2）腹泻常见于急性或慢性肠炎、痢疾、急性中毒如桐油、河豚中毒等。

（3）腹泻也可见于某些胃肠激素分泌增加、内分泌代谢障碍性疾病如甲状腺机能亢进等。另外，饮食不当，着凉以后所致的消化不良，也可产生短暂性的腹泻。

（4）在诊断腹泻时，应注意以下情况。

①注意病程和大便次数。如起病急、病程短、腹泻次数多，多为急性腹泻；病程较长、腹泻次数较少，多为慢性腹泻。

②注意腹泻与腹痛的关系。如腹泻伴肚脐周围绞痛，多为嗜盐菌食物中毒；腹泻伴左下腹疼痛，多为细菌性痢疾；腹泻伴右下腹疼痛，多为阿米巴痢疾和肠结核；

腹泻伴中上腹部疼痛，多为肠胃炎；腹泻后腹痛能缓解的，多为肠炎、肠结核；腹泻后腹痛不能缓解者，多为痢疾。

③注意腹部有无肿块，以及肝脾有无肿大。如腹泻患者，能在腹部触及肿块，应考虑肿瘤；如果触及肝脾肿大，在血吸虫病流行区域，应首先考虑血吸虫病。

④注意伴随症状。如急性腹泻，伴有发热等全身症状，多提示患有肠道细菌感染、食物中毒、沙门菌感染等疾病；而慢性腹泻伴有发热者，常提示患有慢性细菌性痢疾、阿米巴痢疾、血吸虫病、肠结核、结肠癌等疾病。一般而言，细菌性痢疾多见"里急后重"的症状，而肠炎则多无"里急后重"的症状。

（5）中医认为，腹泻、溏泄、便溏、下利清谷等，皆称为"大便泄泻"，总以大便稀软不成形，甚则呈水样，便次增多，每天4次以上，间隔时间缩短为其主要症状。临床上可分为多种类型。

①大便溏泄，泻出清稀样便，无秽臭气，且伴纳少腹胀，腹痛喜按者，提示为脾虚泄泻，此因脾虚失运，水停肠道所致。

②若见泄泻，泻势急迫，稀如蛋汤或黄糜，或便溏不爽，或有脓血，其味腥臭者，提示为湿热泄泻，此因湿热下迫，传导亢进所致。

③若见泄泻，泻出黄臭稀水，腹痛拒按者，提示为热结泄泻，又称为"热结旁流"，此因热结肠胃，便屎不下，大肠传导失职而致。

④若见泄泻夹有不消化食物，且伴有脘闷嗳腐，腹部胀痛者，提示为伤食泄泻，此因食伤胃肠，传导失常所致。

⑤若兼泄泻伴见情志不舒，腹痛，泻后而痛不减者，提示为肝气犯脾，此因肝郁乘脾，肝郁脾伤，运化失职所致。

⑥若见大便溏薄，水粪相混，形如鸭溏者，提示为脾虚兼夹寒湿之证。

⑦若见大便时干时溏者，提示多为肝郁乘脾，肝脾不调；若见大便先坚后溏者，提示多为脾虚。

⑧若见大便量多，且有未消化食物，秽臭不可近者，提示为宿食停滞。

⑨若兼大便完谷不化者，提示为脾肾阳虚。

2. 大便次数减少。

（1）2～3天以上仍不排大便，且粪便干燥、坚硬，甚则如羊粪状，排便困难，间隔时间延长，这是便秘的典型特征。便秘分功能性便秘和器质性便秘两种，临床上以功能性便秘发生者居多。

（2）功能性便秘又称为习惯性便秘，其原因有以下几种情况。

①偏食、不良的饮食习惯，使得食物中纤维素量过少，因而肠道所受刺激不

足，反射性蠕动减弱，形成便秘。

②经常强忍便意，排便不定时，排便场合和排便姿势不当，以及经常服用强泻剂或灌肠等，可造成直肠反射敏感性减弱，以致虽有粪块进入，但不足以引起有效的神经冲动而造成便秘。

③精神抑郁或过分激动，也会造成便秘。

④长期卧床或活动量太少，也会导致便秘。

（3）器质性便秘是因器质性病变引起，常见的原因有以下几种情况。

①部分性肠梗阻，如肿瘤、肠粘连、巨结肠等。

②肠道外疾病压迫肠道，如卵巢囊肿、子宫肌瘤、腹腔内巨大肿瘤或腹水等。

③直肠肛门疾病，如炎症、痔疮、肛裂等。

（4）中医认为，便秘有热秘、冷秘、气秘、虚秘等之分。

①热秘又称为"阳结"，其症见大便秘结成深褐色，数日不通，腹胀且痛，发热口渴等，提示为里实热证，多因肠胃实热，热盛津亏所致。

②冷秘又称为"阴结"，症见大便秘结，面色苍白，身冷肢寒等，提示为里寒证，因脾肾阳虚，寒凝气滞所致。

③气秘者多见于久病、产后或老年人，症见大便或硬或软，数日不通，解下困难，虽有便意，努挣不出，甚则汗出、心悸、气喘吁吁等，提示因肺脾气虚，传导无力，或气液两亏，肠道涩滞所致。

④若见大便秘结，且伴有腹痛拒按、烦躁不安、小便清利、舌质紫暗或有瘀斑者，提示因瘀血，血阻气机，传化迟滞所致。

⑤若见大便干结，且伴见五心烦热、舌红少苔者，提示为阴虚，津亏肠燥所致；若在热病之后见大便秘结，甚则十日半月1次，但无腹胀疼痛之感者，多由阴血亏损，大肠燥结而为患。

（四）大便失禁

1.若见大便不能自控，滑脱不禁，甚则便出而自不知者，提示为大便失禁，又称为"滑泄"，主要见于虚证之人，多因久病体虚，脾肾虚衰，肛门失约所致。

2.若见大便时时流出而己不知，甚至脱肛不收，形瘦神萎，倦怠乏力者，提示因脾虚中气下陷，不能固摄所致，多见于年老体虚，久病不愈者。

3.若见大便滑泄不禁，时时流出黏液便，且形寒怯冷，四肢不温，腰酸冷痛，遗精者，因脾肾阳虚所致，或脾阳不振，中宫虚寒，健运无权，湿走大肠；或肾阳亏虚，命门火衰，不能滋养脾土，脾不化湿，多见于久泻久痢之人。

4.另见有疫毒痢者，大便失禁，下痢脓血，高热神昏，乃热毒炽盛，内陷心营，窍闭神昏，大便自遗，此为里实热证。

（五）大便不爽

1.若见排便时不畅通爽快，而有艰涩难下之感者，乃因肠道气机不畅，清化之力失常，当降者不降，故便出难尽而不爽快。

2.若见便下艰难，粪便干燥或呈颗粒状，腹痛拒按者，提示为大肠热结证。

3.大便黏浊垢腻，排便困难，或先硬后溏，或腹泻与便结交替出现，口黏而渴者，提示为大肠湿热蕴结所致。

4.若见大便成形，唯排便涩而不爽，努挣难出，汗出气短，神疲乏力者，提示为脾肺气虚证。

5.若见老年人排便艰难，粪便干燥或呈普通便形，形寒怯冷，腰膝酸软者，提示为脾肾阳虚证。

6.若见大便艰涩难行，头晕目眩，心悸不寐，或午后潮热者，提示为阴血亏虚证。

7.若见大便艰涩，窘迫后重，欲便不得，矢气较多，嗳气频作者，提示为肝脾气滞证。

8.若见排便不爽，便中完谷不化，酸臭难闻者，提示为食积于胃，气机不利。

（六）大便脓血

1.若见大便量少，所下如黏冻，黏腻非常，或白或赤，或赤白相兼，甚至夹有新紫脓血者，称为"大便脓血"。

2.若伴见腹痛、里急后重者，为痢疾之主要症状。其病因系感受湿热疫毒之气，或素有寒湿内蕴，又复感外邪。但又有不同之证候。

3.若见脓血相杂，赤多白少，量少黏稠，滞下不爽，肛门灼热者，提示罹患大肠寒湿证。

4.若见下利白多赤少，清稀而腥或如豆汁者，提示罹患大肠寒湿证。

5.若见便下脓血色紫，或血水样便，且秽臭异常，壮热神昏者，提示罹患大肠疫毒证。

6.若见下利稀薄，带有黏液白冻，或混有微薄血水，腹痛隐隐，四肢不温者，提示罹患下焦虚寒证。

7.若见下利血水或赤白相兼，发热烦渴者，提示为暑入厥阴。

8.若见下利赤白黏冻，虚坐努挣，腹痛绵绵，午后潮热者，提示为阴虚内热。

9.若见下利时发时止，发作时痢下黏垢，赤多白少，状如果酱，或纯下污浊紫血，臭秽异常者，此乃正虚邪留，虚实夹杂，日久必气血两亏。

10. 若见下利脓血，饮食不进，恶心呕吐者，提示为脾胃败伤。

（七）大便气味

1. 若见大便酸臭者，提示为食积病。

2. 若见大便腥臭者，提示为肠寒证。

3. 若见大便恶臭者，提示为肠中积热。

（八）里急后重

1. 若见腹痛窘迫，时时欲泻，且欲泻之势紧急而不可耐者，称为"里急"；若见排便时，便量极少，又感觉肛门重坠，便出不爽，或欲便又无者，称为"后重"，二者合称为"里急后重"，提示罹患痢疾病。

2. 若见大便腹痛，且里急后重，下痢脓血者，称为"湿热痢"，此因湿热之邪壅滞肠中，气机不畅，传导失司所致。

3. 若见腹痛剧烈，且里急后重，痢下鲜紫脓血，壮热神昏者，提示罹患"疫毒痢"，此因感受疫毒之邪，热毒壅滞肠道，气机不畅所致。

4. 若见腹痛，里急后重，痢下赤白黏冻，且白多赤少者，称为"寒湿痢"，此因寒湿留滞肠道，气机阻滞所致。

5. 若见腹部胀痛或窜痛，痛即欲便，便后痛减，排便不爽者，此因肝气郁滞，横逆犯脾所致。

6. 若见腹痛隐隐，里急后重，肛门重坠，甚则脱肛，少气懒言者，提示因脾虚气弱，中气不足所致。

7. 若见腹痛绵绵，且里急后重，痢下赤白兼夹，肛门空坠，口干唇燥，午后潮热者，提示为津伤血虚之征兆。

（九）肛门灼热

1. 若排便时，肛门有火热感者，称为"肛门灼热"。多因热便从里而出时，熏灼肛门所致。

2. 若见腹泻，肛门灼热，且伴腹痛肠鸣，痛一阵，泻一阵，小便短赤者，多为火热泄泻，又称为"火泻"，多因里热蕴结，津液不化，湿热并走大肠而致。

3. 若见腹泻，发于夏秋之季，并见肛门灼热，排便不爽，便多臭秽，口黏而渴者，提示罹患湿热泄泻，此因湿热蕴结大肠所致。

八、查小便

小便，俗称尿，它是人体代谢排出物之一。是体内多余的水分和代谢产物，由肾脏产生，通过尿道排出体外。中医认为，水液入胃，经过脾的运化，小肠的泌别清浊，肺的输布，于是升清降浊，水液中之浊而无用的，由肾脏总理，经三焦注入膀胱，而由前阴排出，所排出的就是小便。尿液的排泄本身是机体正常的生理功能之一，由于从水液的纳入到小便的排出，要依靠许多脏腑的功能。换句话来说，许多疾病在其发生、发展过程中，都可引起小便的变化。因此，西医学通过观察小便的颜色、性状、尿量和成分改变以及尿液的通利与否等情况，不仅可以反映泌尿系统本身的疾病，而且可以反映人体多系统的许多异常现象。中医在临床诊断疾病时，也常通过观察小便的变化，作为辨证、辨病的重要依据。

诊察尿液时，应注意观察小便的颜色（黄、白、红、黑等）、尿量（一般或多或少）、透明度（是透明还是混浊）、蒸气、尿花、气泡、浮皮、沉渣等的情况，询问排尿次数的多少、排尿时的感觉以及排尿过程中有无异常，闻尿的气味（臭秽或甘甜）等的各种情况。由于尿的颜色、排尿次数与尿量，可受年龄、季节、温度、出汗以及饮水量等因素的影响而略有不同，故诊察小便时，除注意上述因素外，还须注意询问受检者服用药物及饮用食物等情况，以免造成误诊。

所以尿液的检查在临床上具有十分重要的参考价值，中医学和西医学都十分重视小便的诊察，并把尿检作为临床四大常规检查之一。

（一）正常尿液

正常的尿液应该是淡黄色透明的液体，无沉淀混浊现象，器皿里可以见底。尿液的比重范围在 1.006～1.030（新的标准）。蒸气的大小、时间的长短及泡沫等都很均匀，沉淀物分布也均匀，表面有极薄的浮膜，如夏季草地水洼里的水平面一样。蒸气散尽后，尿液渐变冷，则尿液表面似从容器周围向中心收缩，淡黄而清晰，尿色最深不应达到橙子皮那样的深黄。尿中 96%～99% 是水分，其他部分是体内的代谢产物（如尿酸、肌酐等）。刚解出的小便应有特殊的青草芳香味，放久后则因分解而出现氨气味。

（二）异常尿液

1. 实热证患者的尿液一般比较短赤。

2. 虚寒证患者的尿液一般比较清长。

3. 尿血和血淋病患者的尿液一般带血。

4. 石淋患者的尿液中可带有沙石。

5. 尿浊患者的尿液一般比较浑浊。

6. 膏淋患者的尿液可像猪油一样滑腻。

（三）鉴别易误诊的尿液

1.假寒真热的尿液呈青白色，漂浮物多且厚，似为寒证，但实为热证。

2.假热真寒的尿液呈深黄色，气味小，尿中却无漂浮物，状似热证，但实为寒证。

3.虚热、血热、肾热、肝热、脾热的尿液呈红色紊乱变化。

4.胃溃疡等与麻风或风湿类疾病的尿液呈紫色紊乱变化。

5.隐热证、比较重的寒性风湿病类疾病的尿液呈青色紊乱变化。

（四）尿热时辨别尿液蒸气要领

辨尿的蒸气需在新鲜尿液中即刻进行观察，久则蒸气消失。尿的热度与蒸气反映出排尿者的身体内部情况。蒸气适度，蒸气维持的时间长短适中表示排尿者身体健康良好。

1.尿热时诊察尿液蒸气大小。尿液蒸气大（蒸气多），为里热亢盛热病或疔毒内生；尿液蒸气过多而维持时间不长，为高热病；尿液蒸气小而持续时间长，为低热病、隐性热病或陈旧热病（阴虚火旺）；尿液蒸气小而蒸发时间短，为贫血、低血压或虚寒证；尿液蒸气时大时小，为寒热错杂证。

2.尿热时诊察蒸气时多时少。尿液蒸气呈间歇性逸散者或蒸气时多时少（蒸气时大时小），为寒热综合征。

（五）辨别尿液颜色要领

尿液颜色的变化，能反映很多病症。观察尿液颜色时，应取新鲜的尿液标本，亦即尿液刚排出时，立即进行观察，久置后尿色会有变化。

尿液的颜色主要来源于尿色素，正常新鲜尿液是呈黄色的透明液体。尿液颜色的深浅随尿色素含量和尿量多少而改变。当饮水多时，尿液被稀释，尿液呈浅黄或无色；反之尿液浓缩，尿液呈深黄色。

在观察颜色时，要注意病人的尿与正常健康情况尿液颜色的差距。

尿液的颜色也与食物和药物有关。当身体患某些疾病，使用某些药物或食用某些食物时，尿液会出现黄、红、棕、绿、蓝和白等多种不同色彩的改变。

1.一般来讲，健康儿童的尿液呈水白色；健康成年人的尿液呈黄色而有亮泽；健康老年人和孕妇的尿液均呈浅蓝色。

2.无色尿是由于尿液被稀释，正常尿色素减少，尿比重降低所致。常见于尿崩症、慢性间质性肾炎、多尿症和糖尿病病人，或中医辨证为虚寒证的患者。如果短期内大量饮水或大量输液也会出现无色尿，不能认为是病态。

3.尿液黄色可见以下疾病。

（1）人体发热及代谢旺盛时尿中色素增多，尿色加深。出汗多饮水少时，尿色也可呈深黄色。如果尿色异常发黄，连泡沫都呈黄色时，应考虑是否为黄疸。黄疸是在患病毒性肝炎、肝硬化、肝癌、溶血病、胆石症和胆囊炎等时出现的症状。尿液呈黄色，且混浊，浮皮较厚者，有痛感，为未成型热证。

（2）食用蔬菜胡萝卜，中药黄连、黄柏、大黄，或服用甲硝唑（灭滴灵）、痢特灵、利福平、维生素 B_2（核黄素）时，尿液也可呈黄色，但一旦停止服用，黄色尿随即消失，无须多虑。

（3）尿液呈淡黄色，量多，可能为尿崩症、多尿症、糖尿病或中风等。

（4）尿液呈麦秸黄色，为热性病中消化道溃疡、泌尿系统炎症。尿液呈金黄色，为热痰壅塞咽喉病、热性水肿病。多见于热邪伤津，或阴虚火旺，或见于黄疸。

（5）尿色较正常偏黄或呈深黄色甚则为橘黄色，这是肝胆疾病的预兆。因为肝胆病变时，胆汁到肠道的路被切断时，而反流入血液，就只能从尿里排出来，尿液中胆汁含量增加，尿色就会变黄。特别是在肝炎早期，尽管眼睛巩膜和全身皮肤还未出现黄疸，但可以看到尿液的颜色呈金黄，多为肝炎的早期信号。

（6）尿液深黄色，生理性时见于饮水少、出汗多；病理性时见于急性黄疸型肝炎或胆道梗阻或胆结石，多数情况下说明体内脏腑之热较盛，为湿热证或实热证，如肝胆湿热、膀胱湿热、肺热亢盛、心经炽热、胃肠实热等；少数情况亦可见于虚热证，如肝肾阴虚等。

（7）尿液色深黄如浓茶，常提示肝胆疾患，如黄疸病、急性黄疸型肝炎、胆道梗阻或溶血病等。

（8）尿液黄赤，可见于高热汗出或有吐泻症状的病人，多因津液损伤所致。若尿色黄而混浊，多为下焦湿热的征兆。

（9）尿液黄而稠，有絮状沉淀，为热盛或有肿瘤包块。尿液腻黄色，为胆囊炎。

（10）尿液色褐黄如浓茶，提示乳糜尿或脓尿，多为湿热证，常见于脾胃或肾与膀胱的疾患。

（11）尿液呈枸橼黄色，为热性微盛。

4. 尿液红色可见下列疾病。

（1）血从小便排出，尿色因之而成淡红、鲜红、红赤改变，甚或夹杂血块者，医学上称为"尿血"，又称为"溲血""溺血""血尿"等。化验检查尿中有红细胞。出血较少，只能在显微镜下查出红细胞的血尿叫镜下血尿；出血较多（一般每升小便中含血量超过 1 毫升时) , 能够用肉眼看出来的血尿叫肉眼血尿。一般来说, 健康人的尿中不含或有时含有微量红细胞 (即偶尔有 1 ~ 2 个) , 尿中经常出现红细胞, 即使是极微量, 也应加以注意。

（2）尿液淡红带血, 无痛感, 伴面色萎黄、食少乏力者, 为脾气虚证; 有痛感, 伴有神疲乏力, 腰酸腿软者, 提示脾不统血, 肾失封藏, 为脾肾两虚证。

（3）尿液鲜红带血, 有痛感或无痛感, 伴颧红盗汗、骨蒸潮热、头晕、口干、浮肿、高血压、蛋白尿, 多提示肾阴亏损, 相火妄动, 灼伤脉络, 常见于肾小球肾炎。

（4）尿色鲜红或紫红, 排尿时尿道痛涩, 有灼热感, 多为实热; 尿色鲜红, 无痛感, 而伴有骨蒸劳热, 多为虚热。

（5）尿色鲜红, 无痛感, 伴心烦、口苦, 为心火旺, 移热于小肠。

（6）尿色鲜红, 无痛感, 泡沫多而大, 并伴有骨蒸劳热者, 为虚热证、中风病症; 尿液呈红色, 无痛感, 泡沫小, 蒸气多, 漂浮物也多, 尿浑浊浓稠, 为血中有热, 见于心血管病症、妇科炎症和男性泌尿生殖系统炎症; 尿液呈红色, 无痛感, 无泡沫, 见于血液病或传染病。

（7）尿液呈红色而混浊, 无痛感, 且尿中絮状物沉于尿液底部, 见于肾脏、膀胱疾病。

（8）尿液呈红色, 是泌尿系统及其邻近器官或全身性疾病的一个信号。泌尿系统任何部位有损伤出血均可引起血尿, 常见于急性肾炎、泌尿系结石、泌尿系结核、全身性疾病、某些传染病、肿瘤等。尿中从头到尾都有血 (全程血尿) , 表示病变部位在膀胱、输尿管或肾脏, 开始时尿中有血, 中后段尿无血, 则表示病变部位在尿道。

（9）尿液短赤带血, 色鲜红或呈暗红, 甚或夹杂血块, 伴尿道灼热疼痛, 多因膀胱湿热或肝胆湿热下注膀胱所致。尿色暗红, 无痛感, 为内有瘀血的信号, 当肌肉受到严重的挤压伤、血卟啉病时, 尿液也可呈暗红色。

（10）中老年人出现无痛性血尿, 或者没有任何症状出现的血尿, 是泌尿系统肿瘤的重要信号, 尤其应高度警惕。

（11）在罹患全身性疾病中, 血尿亦常为脾肾亏虚, 不能统摄血液之征兆。多出现于紫癜、血友病、白血病等病患之中。

（12）若见出现疼痛性血尿, 且伴腰腹绞痛, 或尿中夹有沙石者, 中医称为"石淋", 提示罹患尿路结石。

（13）若见血尿伴尿频、尿灼痛者, 提示罹患湿热血尿, 为急性尿路感染之征兆。

（14）尿液深赤带血，有灼痛感，伴口舌生疮。多因心火亢盛，移热小肠，灼伤络脉而致。

（15）血尿无痛感，伴低热、盗汗者，多提示有泌尿系结核。

（16）尿液由清白无痛转为红黄色有痛感，浓度大，有臭味者，是由寒转化热证的表现。

（17）尿液呈红黄色，没有沉淀物，有痛感，为热性水肿病扩散症。

（18）尿液呈红黄色，质稠且味臭，为燥热或扩散伤热、血热病症。

（19）尿液呈红茶色而清稀，有痛感，为疟疾或食物中毒。

（20）尿液呈火焰色，有痛感，预示凶险。

5. 尿液赤色可多见以下病症。

（1）尿液呈赤色，为热证或血液亢盛。

（2）尿液呈赤色而稀，为疾病晚期之象。

（3）尿液呈赤色而无沉淀，预示干性亢热。

（4）尿液呈赤色而有白色沉淀，为好转迹象。

（5）尿液呈赤色，有黄沫或有云状黄色沉淀，预示险恶。

（6）孕妇四五月后，尿液呈赤色，摇动后有白色沉淀而下落，预示胎儿健康。

6. 尿液紫色可多见以下病症。

（1）尿液呈紫色，如紫草汁，为黄水病、麻风病。

（2）尿液呈紫色，烟雾状，为胃肠溃疡、肝脾胃肠肿瘤。

（3）尿色紫暗，为血瘀。无痛感，为胃穿孔、胃出血、胃癌的征兆。

（4）尿液血色紫暗，尿血常夹带血块，伴尿痛、排尿不畅、少腹胀痛者，提示因少腹脏器损伤等多种原因而致瘀血内结，影响膀胱的气化，血不循经。

7. 尿液褐色可多见以下病症。

（1）尿液呈褐色且 5 天不变，多为恶性疾患，预后不良。

（2）尿液呈褐色，有沉淀、泡沫，为脑膜炎或死亡前兆。

（3）尿液呈棕褐色，如同酱油颜色，多为肝、肾疾病的征兆。见于急性黄疸型肝炎、急性肾炎、肾脏挤压伤等；也可见于严重烧伤、输血时血型不合而导致的溶血现象。若在吃了蚕豆以后出现者，则为蚕豆黄病人等。

（4）尿液呈棕褐色，多在睡醒后出现，则为阵发性睡眠性血红蛋白尿的特征。

8. 尿液黑色可多见以下病症。

（1）尿液呈偏黑红，漂浮物分布均匀，可能为肝脏疾病。

（2）尿液呈黑色者，多为疗毒症、蛊症及中毒症。

（3）尿液呈黑褐色，多为中毒症。

（4）尿液呈黑绿色，可能为未成型热证合并疫疬症。

（5）尿液呈棕黑色，多在病人运动后出现，是患了阵发性肌红蛋白尿，同时伴有肌肉无力，可逐渐发展为瘫痪。

（6）尿液呈暗红黑色，则为急性血管内溶血的征兆，常见于恶性疟疾病人。医学上称黑尿热，是恶性疟疾最严重的并发症之一。

（7）有少数病人服用左旋多巴、甲酚等后，也会引起排黑尿，停药后即会消失。

9. 尿液绿色可多见以下病症。

（1）尿液呈绿色，可见于黑胆质、黏液质疾病，麻风病。

（2）尿液淡绿，可能为糖尿病。

（3）暗绿色的小便，有时可见于霍乱、斑疹伤寒或注射亚甲蓝等染料试剂后。

（4）尿液呈橄榄绿色，为痨病征象。

（5）小儿尿绿，预示生命垂危。

（6）尿液呈绿色而兼红，尿液清澈透明，漂浮物位于尿液中部，可见于脾脏疾病。

（7）尿液暗绿色，则尿内可能有绿脓杆菌滋生，或胆红素尿放置过久，氧化成胆绿素所致。

10. 尿液青色可多见以下病症。

（1）尿液青色，如沼泽中的水，可见于肾源性水肿病。

（2）尿液呈青色（或白色），而无泡沫者，为寒性水肿病。

11. 尿液蓝色可多见以下病症。

（1）尿液呈蓝色可见于霍乱、斑疹伤寒等以及原发性高血钙、维生素 D 中毒的患者，特别当尿液腐败时更显著。

（2）尿液呈蓝绿色有时也见于服用吲哚美辛（消炎痛）、水杨酸、阿米替林、美蓝、靛卡红、木馏油、氨苯蝶啶，注射亚甲蓝针剂等药物之后，停药即可消失。这种颜色的尿多与服药有关，非疾病所致。

（3）尿液呈天蓝色，为凉证或寒性痰壅塞咽喉病。

（4）尿液呈浅蓝色，为伏热证。

12. 尿液混浊又称"尿浊"，或"溺浊"，指小便混浊不清，而排尿时并无尿道涩痛的症状。

尿浊呈乳白色如泔浆者，中医称为膏淋、白浊。本证虚实皆有，虚证因于素体阴虚或热病伤阴，肾阴亏虚，阴虚内热，热移膀胱，气化失常，清浊不分；或脾虚气陷，或为脾肾两亏，不得统摄、升清；或肾阳虚衰，虚不藏精，精微下流，故尿液白浊而不浓，一般无尿痛。实证因于下焦湿热，影响膀胱气化，清浊不分，混杂而下以致尿液白浊而浓，可伴见尿频、尿痛等症。

（1）尿液呈白色由多种原因引起，有时也可出现白色混浊的尿，这多因过量食用新鲜水果蔬菜，如大白菜、白萝卜、苹果、甘蔗等。尿呈米汤样是尿中含有大量盐类结晶，放置后易沉淀，多发生于儿童或寒冷季节，喝水少，或过食寒性食物之人。并非病理现象，把这种尿放到试管中稍加热，即可转清者，为酸性，多为尿酸盐结晶；加热后仍不能转清，而加酸后很快转清者，为碱性，多为磷酸盐、草酸盐和碳酸盐结晶。中医认为，多因胃强脾弱，或脾虚湿盛，清浊不分所致，并非"肾亏"，要注意多饮白开水。

（2）尿液色白如牛奶，最常见的是丝虫病或淋巴管堵塞的病人排出的乳糜尿。多见于中医脾肾气虚，痰湿瘀阻之证。

（3）尿色白似米汤水样，或呈脓样混浊，并有腥臭味，是泌尿系统感染的征象。严重的泌尿道化脓性感染引起的脓性尿，多为下焦湿热证。如果尿液被病原微生物污染，化验检查又发现尿液中存在大量蛋白、上皮细胞、颗粒管型等，多见于急慢性肾炎、肾盂肾炎、肾脓肿、膀胱炎、尿道炎、泌尿系统结核、淋巴管炎或严重的肾结核等。

（4）如果尿液呈乳白色，且厚沫浮于尿上，预示着病情险恶。

（5）早期尿浊，提示湿热内蕴；晚期尿浊，则提示虚证或虚中夹实，如脾虚夹湿或肾虚等证候。

（6）尿液混浊如米泔水，色浓而腥臭，为下焦湿热所致，常见于膀胱炎；若伴有尿痛或沙粒状物排出者，为湿热下注，为泌尿系结石。

（7）尿后有米泔样液体流出，或尿液混浊伴有黏液，或白如糊状者，常见于前列腺疾病，如前列腺炎、前列腺肥大。

（8）尿后有米泔样液体流出，且小便涩痛，排尿不爽者，或尿液混浊而浓，伴尿频、尿痛者，多为湿热下注。

（9）尿液与精液时时排出，小便短赤，尿液不清，尿道口有淡红色黏浊物，头目晕眩，五心烦热者，为阴虚火旺、肾亏。

（10）尿后有精液流出如绦条状，伴腰背酸痛，畏寒肢冷者，为肾虚失藏。

（11）尿液混浊，色淡清而绵长，为肝肾阳虚，或脾肾阳虚、膀胱泌别失职、脂液失约的标志。

（12）尿浊不浓无味者，偶伴尿痛，为虚证。病在膀胱多为肾阴亏虚，或肾阳虚衰，或脾虚气陷，或脾肾两虚。

13.尿液呈混合色，为并发症、多种疾病之征象。如有同时患两种疾病者，尿中可能反映出两种或更多的颜色。

（六）尿液的气味与疾病

正常人刚排泄出来的尿液有股青草味，但一般来讲气味不大，特别是健康的儿童基本没有异常气味。如果一次吃了大量的肉类和海鲜的话，尿会有腥臊气味；如果吃了大量的水果，尿会有甜丝丝的气味，这些都不能算异常情况。但是以下情况则属于异常。

1.尿液无气味或微有腥臊气味，病人小便清长，又十分怕冷者，多属寒性疾病，或肾虚不能化气。

2.尿液有臊臭味，见于以下多种异常情况。

（1）尿液气味臭秽，尿液气臭熏人，不堪复闻者，为热盛之证。

（2）尿液浓，味臭者，为转化热证、陈旧热证、疫疠。

（3）尿液中闻到臭秽的气味者，为体内湿热下注膀胱。

（4）尿液气味令人作呕者，为高热使体内产生代谢性废物增多，出现难闻的尿液。

（5）尿液带有腐败腥臭味者，则多见于膀胱炎及化脓性肾盂肾炎；患有膀胱结肠瘘的病人，尿中常带有粪臭味。

（6）尿液气味如焦味者，为胆汁失调。

（7）新排出的尿液就有氨味，是膀胱炎或尿潴留的表现。

3.尿液气味甘甜如苹果香味（排除一次性摄入大量水果或糖类），则为糖尿病的征兆；有烂苹果味（即酮体芳香味）者，为酸中毒引起的酮尿，常见于糖尿病后期之酮中毒，病情就比较严重了。

4.若其尿中含有某种食物气味者，则见于过食该物之伤食症。

（七）尿量多少与疾病

一个人尿量的多少和喝水、食物以及气候等因素有关。如夏季出汗多，尿少；冬季出汗少，尿多。患病时，尿量也会发生变化。正常人一天的尿量为1000～2000毫升，其中男子每天1500～2000毫升，女子1000～1500毫升。

1.一昼夜小便量超过2400毫升就为多尿。

（1）生理性多尿常见于大量饮水、寒冷刺激、饮酒、饮茶、输液、服用利尿剂或进食有利尿作用的食物后。

（2）病理性多尿。①西医学认为尿量增多者，常见于糖尿病、尿崩症，也可见于肾炎时尿浓缩功能障碍以及黏液性水肿、肢端肥大症、脑或脊髓肿瘤等疾病。②中医认为，小便清长量多，且伴畏寒喜暖者，多为里虚寒证之征兆，因寒则津液不见外泄而水湿下流膀胱所致。

2. 一昼夜小便量少于 500 毫升就称为少尿，少于 200 毫升称为无尿。

（1）生理性少尿常见于饮水过少、出汗过多、食盐过多等。

（2）病理性少尿。①西医学认为尿量减少者，常见于急性肾炎、各种原因导致的肾功能衰竭、严重呕吐、腹泻、高烧、大量出汗的病人，以及充血性心力衰竭、门脉性肝硬化、腹膜炎及某些损害肾脏的药物中毒，或由于前列腺增生、宫颈癌压迫两侧输卵管等原因所造成的尿路梗阻的病人。②中医认为尿少而伴有水肿者，提示罹患水肿病，此乃肺、脾、肾功能失常，气化不利，水湿内停所致。若尿少而黄赤，且伴身热口渴者，多为实热或汗吐下损伤津液，津液亏少，尿失化源所致。

3. 正常成年人日尿多于夜尿，一般人夜间排尿 1～2 次，尿量 300～400 毫升，或不排尿。如果夜间排尿次数增加，达 4～5 次或更多，尿量超过白天，尿比重又偏低，则称为夜尿。

（1）生理性的夜尿常由于睡前大量饮水、喝茶、喝咖啡、吃西瓜等，或由于服用利尿药物后引起。

（2）病理性的夜尿。①西医学认为夜尿增多者，常见于肾脏病变、心功能不全、高血压、糖尿病、尿崩症等疾病。②中医认为夜尿增多、尿频、小便清长、腰膝冷痛者，提示因肾气不固，肾阳虚衰，阳不化气所致。若见尿频而短黄，且伴腰膝酸软，五心烦热者，提示因肾阴亏虚所致。③若见白昼小便正常，唯独夜间小便次数及尿量增加者，提示因阳气虚弱所致。④夜尿频繁增多，甚至小便失禁者，也有因素体阳虚或年高久病，肾阳不足，膀胱失约，摄纳无权所致。⑤或因命门火衰不能温煦脾阳，或脾阳虚弱不能充养肾阳，致使脾肾两虚，下元温摄不固，而见夜间阴盛之时尿量增加。

（八）小便困难

1. 尿液排出不很顺利，且常伴见小便短少者，称为"小便不利"。

（1）若见小便不利，眼睑及四肢水肿，且伴咳嗽喘促者，提示因风邪袭肺，肺气失宣，不能通调水道下输于膀胱所致。

（2）若见小便短少不利，身肿以腰以下为甚，且神疲体倦，脘腹胀满者，提示因脾阳不振，运化无权，水湿不行所致。

（3）若见小便不利，身肿以腰以下为甚，且伴腰膝冷痛，形寒肢冷者，提示因肾阳虚衰，膀胱不能气化所致。

（4）若见小便短赤不利，且伴口苦黏腻，纳呆腹胀者，提示因湿热内阻，三焦水道不通所致。

（5）若见小便不利，且伴胸胁不舒，嗳气吞酸者，提示因肝气郁滞，湿热内阻所致。

（6）若其小便不利时由外伤引起者，则多有痛感，可问及外伤史。

2. 若见小便排出困难，甚至点滴难出者，称为"小便不通"，又称为"癃闭"。

（1）若见小便点滴不通，或其量极少，且伴短赤灼热，口苦口黏者，提示因湿热蕴积膀胱，气化失调所致。

（2）若见小便排出不畅，甚至点滴不通，且伴咽干烦渴，呼吸急迫者，提示因肺热壅滞，不能通调水道所致。

（3）若见小腹坠胀，时欲小便而不得出，或其量甚少而不爽利者，提示因中气不足，清气不升而浊阴不降所致。

（4）若见小便不通，或通而不爽，且伴情志忧郁者，提示因肝郁气滞，不能疏泄，水液排出受阻所致。

（5）若见小便不通或点滴不爽，且伴排出无力者，提示因肾阳不足而气化无力所致。

（6）若见小便点滴而下，或时而通畅，时而阻塞不通者，提示为瘀血败精成块，阻塞于膀胱尿道之间所致，或由跌打损伤，瘀血成块引起。

3. 若见小便排后仍有余沥点滴不净者，称为"尿后余沥"。

（1）若见小便余沥不尽，次频而清长，且伴腰膝无力，动则汗出喘促者，提示因肾气虚衰，膀胱不固，开合失职所致。多发生于老年人，或久病体衰，或房劳过度者。

（2）若见小便余沥点滴而出，时作时止，遇劳即发，且伴神疲纳减者，提示因中气不足，失于升举所致。若见小便频数，尿后余沥点滴不净，且伴尿道灼热疼痛者，提示因湿热蕴结于下焦，气化失司，膀胱失约所致。

4. 便频数短涩，滴沥刺痛，欲出未尽，小腹拘急，或痛引腰腹者，称为"淋证"。

（1）若见尿液浑浊，尿中时夹有沙石，且小便艰涩，或排时突然中断，尿道刺痛窘迫者，称为"石淋"，此因湿热下注所致。

（2）若见小便浑浊如米泔水，或有滑腻之物，尿道热涩疼痛者，称为"膏淋"，此因湿热下注，膀胱气化不利所致。

（3）若其膏淋日久不愈，或反复发作，淋出如脂，体瘦无力，腰膝酸软者，提示因肾气亏虚，不能固摄所致。

（4）若见小便涩滞，少腹满痛，或少腹坠胀，迫切作痛，尿有余沥者，称为"气淋"，前者多因肝郁气滞，膀胱气化不利；后者多因中气不足，气虚不能摄纳所致。

（5）若见小便热涩刺痛，尿中带血，甚则夹有血块者，称为"血淋"，属实证者多由湿热下注膀胱，血热妄行所致，尿色紫红；属虚证者多因肾阴亏耗所致，尿色淡红。

（6）若见小便不甚赤涩，淋沥不已，且时作时止，遇劳即发者，称为"劳淋"，此因脾肾两虚，湿浊留恋所致。

（九）小便失控

1.若见小便失去控制而自行尿出者，称为"小便失禁"，又称为"尿失禁"。

（1）若见小便失禁，随时自遗者，提示因肾气不足，命门火衰，下焦虚寒，膀胱失煦，难以制约水液所致。

（2）若见小便失禁，且伴饮食减少，神疲乏力，喘促咳嗽者，提示因脾气虚，肺气不固，中气不足所致。

（3）若见小便失禁，尿短尿黄，滴沥而出，尿道灼热刺痛者，提示因湿热下注膀胱，气化失司，约束不利所致。

（4）若见小便失禁，尿色黄而短涩，且伴腰酸腿软，骨蒸盗汗者，提示因肝肾阴亏，虚热内扰，膀胱失约所致。

（5）若见卒中不语，神识不清，小便失禁者，提示罹患脱证，为神气逆乱所致。

2.在睡眠之中小便排出者，称为"遗尿"，又称为"尿床"，多见于少年儿童。

（1）遗尿多因脾肺气虚，或肾阳不足，膀胱虚寒，水失约束所致。

（2）若见遗尿，且伴四肢不温，小便清长频数者，提示因肾阳虚，阳虚膀胱不固所致。

（3）若见遗尿，且伴久咳，吐涎沫者，提示因肺气虚弱，治节无权，不能约束下焦所致。

（4）若见遗尿，且伴潮热盗汗者，提示因肾阴不足，相火妄动所致。

（十）尿液的泡沫与疾病

尿的泡沫即尿液的尿花、气泡。这里指刚排出来的新鲜尿液。尿液泡沫的检查方法：用一支小棒搅动容器中的尿液，观察尿泡的数量、大小、颜色及持续时间的长短，从而了解病人的身体状况。健康人的尿液，只会有少量的气泡，颜色应与尿液的颜色一致，而且大小均匀。

1.尿液泡沫色泽变化。

（1）尿液泡沫呈黄褐色，为黄疸征象。

（2）尿液泡沫呈乳白色，为肺部疾病。

2.尿液泡沫大小变化。

（1）尿液泡沫呈大泡状者，为精神病。尿液泡沫色青，大如牛眼睛突出者，为风病、肾病或膀胱病。

（2）尿液泡沫细小而呈黄色，迅速消失者，为胆病。尿液泡沫细小，状如唾液入水，长时间不易消散者，为痰病。

（3）尿液泡沫大小不等，并呈多种颜色（彩虹色）者，为中毒病。尿液泡沫大小不等，呈红色、红赤，消失时间中等者，为坏血病。尿液泡沫如鹰入鸽群骤然四窜，向各方遍布者，不论是寒证热证，均说明病情在扩散。

（4）尿液泡沫长时间不消失者，提示可能为蛋白尿，这是由于尿中有蛋白质，表面张力变大，而使尿中泡沫不易消失。尿液泡沫长时间不消失并呈黄色者，提示可能为肝脏病变。

（5）尿液泡沫多，说明尿中蛋白含量增高，可见于慢性肾炎、肾病综合征。尿液泡沫多，也说明尿中糖分含量增高，也可能会患糖尿病。

（十一）尿液放冷静置后尿的变化

1.静置后尿液的稀稠。

（1）尿液静置后尿液变浓稠者，是热性病。

（2）尿稠伴有胃痛身痒，为黄疸初起之象。

（3）尿稠还见于麻痹疾病，预示病已达极点。

（4）尿液静置后尿液变稀薄而较清亮者，是寒性病。

（5）尿液如沼泽之水，清而稀薄，为癫病、风病。

2.静置后尿液的尿色：尿液转变后其颜色不会发生变化。任何疾病，尿液转变后的颜色与原来之尿色一致，如风病尿色青，转变后仍为青色。

3.静置后尿液的形态。

（1）尿液冷却后，表面结有一层薄膜者，称为"浮皮"。

①浮皮薄者，提示为寒证；浮皮厚者，提示为热证。

②若见浮皮较厚，能以物挑起放于指甲或刀上而不破散，置于火上而发出焦炙肉味者，提示为浮油，此因过食肉脂所致。

③静止的尿液，浮皮无故分裂成片状者，是为肿瘤病之征或有患肿瘤、癌症的

可能性。

（2）尿液冷却后，见尿中出现絮状物者，称为"尿中沉渣"。

①若见尿中沉渣，状如山羊绒毛，散布于尿中，取之而无物者，提示罹患风病。

②若见尿中沉渣如棉花纤维散布于尿中，中部多而四周少，且遮掩容器底部者，为血疽病。

③若见尿中沉渣像白云而杂以青黑之色，纷纷聚集者，提示为热入肺中之病。

④若见尿中沉渣如同脓液者，为疾患有脓之征兆。

⑤若见尿中沉渣，状如细沙者，提示罹患肾病。

⑥若见尿中沉渣出现于尿液上层者，提示罹患心以上部位疾患，如心脏病、肺病等。

⑦若见尿中沉渣出现于尿液的中层者，提示罹患心至脐部之间的疾患，如肝脏、横膈膜、胆囊、脾脏、胃等脏器的疾患。

⑧若见尿中沉渣出现于尿液的下层者，提示罹患脐以下的疾患，如肾病、大小肠病、生殖器病等。

（十二）尿检异常与中医证型

1.若见尿中出现蛋白，多因邪气伤肾，或脾肾两虚，或肺脾肾气化失调所致。

2.若见出现血尿，多因实热损伤肾络；或肾阴亏耗，阴虚内热，络脉破损；或脾肾气虚，气不摄血所致。

3.若见出现管型尿，均由肾气受损，阴精结聚下流所致。其中透明、颗粒管型，多属肾气亏虚，湿浊或湿热内留所致；红细胞管型，多因瘀血内阻于肾脏所致；白细胞管型，多因热毒伤肾所致；蜡样、宽广管型，多因肾气衰竭所致。

4.肾小球疾病白细胞尿，多因感受外邪（风寒、风热、皮肤疮疡等），或湿热下注所致。

5.若见尿中红细胞增多，提示血分邪气较重；白细胞增多，提示气分邪气较重；若其尿液中红、白细胞同时出现，或尿中蛋白尿持续不见下降，以及蛋白、红细胞下降至微量后，反复波动，始终不能转阴性的肾炎患者，多提示有潜在的慢性感染病灶存在。

九、查出血

人体的血液主要由血浆（液态的无形成分）和血细胞（固态的有形成分）组

成。血浆占血液的 55%，含有蛋白质、糖、脂类、无机盐等；血细胞等有形成分占 45%，包括红细胞、白细胞、血小板等。全身血液的总量占体重的 7%～8%，约有 4500 毫升。人体的血液广泛地存在于心脏、动脉、静脉和毛细血管中，随时不断地将营养物质、氧带到人体细胞中，维持人体正常的生命活动。因此，血液被人们称为"生命之液"。中医学和西医学都十分重视血液的诊察，并把血检作为临床四大常规检查之一。

近年来，科学家们发现，人的血液颜色、血型、出血位置和某些疾病的发生有着一定的联系。人们可以通过血液的形态、出血量、颜色、血型和出血部位来辨识疾病。

（一）血液形态

1. 血液淡而稀，见于气不摄血。

2. 血液浓而赤，见于血分实热。

3. 血液呈丝状，见于肺络受伤。

4. 血液呈血块状，见于肝经血瘀。

5. 从口中吐出的血液中带有食物，多属胃中出血；血液中带有痰浊，多属肺中出血。

（二）出血多少

1. 出血量多，颜色红赤者，除外伤所致外，多属血热证。

2. 出血量多而颜色淡红者，多属气虚证。

3. 出血量先多后少，先疾后缓，并逐渐停止者，提示其病情在逐渐减轻。

4. 出血量先少后多，先缓后疾，并且越出越多者，提示其病情在逐渐加剧。

（三）血液颜色

正常人的血液是红色的，但在现实生活中，不少人的血液颜色会发生改变，此时人们就要提高警惕，因为多数变色的血液与疾病有关。

1. 淡红色血液多提示人体血液中血红蛋白低于正常标准，称为贫血，中医认为属气血虚弱证。

2. 暗红色血液多提示人体处于轻度缺氧状态，人体血液中接受的二氧化碳已多于含氧量。

3. 暗紫色血液多提示人体处于重度缺氧状态，多见于患有重度肺气肿、肺源性心脏病或发绀型先天性心脏病的患者。这些疾病均会导致机体严重缺氧，使血中氧和血红蛋白含量降低，每 100 毫升血中还原血红蛋白量升高到 5 克以上时，血液就会变成暗紫色。

4. 樱桃红色血液多提示人体发生了煤气中毒，因为煤气中含有大量的一氧化碳，它能与血液中的血红蛋白结合成失去携氧能力的碳氧血红蛋白，当碳氧血红蛋白达到30%～40%时，不仅血液呈樱桃红色，而且颜面、前胸和大腿内侧皮肤也呈樱桃红色。

5. 棕色或紫黑色血液多提示人体患了肠源性紫绀症或发生了亚硝酸盐中毒。当人体大量进食含硝酸盐较多的咸菜、香肠、午餐肉或变质的剩菜后，肠道细菌会把硝酸盐还原为亚硝酸盐，亚硝酸盐是强氧化剂，能将血红蛋白中的二价铁氧化成三价铁，从而使它失去携氧作用，导致组织缺氧。

6. 从中医角度来讲，血色紫暗为瘀血证，血色发黑为瘀血重证。

（四）出血部位

1. 鼻出血又称为鼻衄，其本身并非一独立的疾病，而是鼻部疾病或全身性疾病表现的一个伴随症状。是一个复杂的临床问题，可由各种各样的局部原因和全身原因引起。中医认为，鼻出血是由于各种原因伤及鼻部脉络，致血液妄行溢于脉外，由鼻中而出引起的。鼻出血可发生于任何年龄和鼻部的任何部位，但婴幼儿少见。可表现为突然或反复间歇性或持续性鼻中出血，量可多可少，可单侧可双侧。其原因不同，出血的特点亦有不同。临床上鼻出血常见的中西医原因有以下几个方面。

（1）血液病所致的鼻出血，多为双侧鼻腔弥漫性出血。

（2）急性发热性传染病所致的鼻出血，多有鼻黏膜充血，肿胀干燥。

（3）由全身性疾病引起的动脉压增高而发生的鼻出血，呈鲜红色，有时见有搏动；因静脉压增高而发生的鼻出血，可见鼻腔静脉怒张或渗血。

（4）鼻出血常为鼻腔、鼻窦或鼻咽部的恶性肿瘤的早期症状之一，应提高警惕，出血量一般不多，但晚期可有致命性的大出血。如见鼻涕中带血，呈红色或紫红色，而且出血量不多，特别是40岁以上的人，应警惕鼻癌的发生。

（5）此外，鼻出血还常常由鼻外伤或手术损伤、鼻部炎症、维生素C等缺乏，风湿热等引起，均有鼻出血以外的其他症状，妇女月经期鼻出血，俗称"倒经"，见于子宫内膜异位症。

（6）邪热犯肺多为外感风热或燥热之邪犯肺，邪热循经上壅波及鼻部脉络，有较明显的外感症状和外感史，血色往往为鲜红。

（7）胃热炽盛多与过食辛燥、暴饮烈酒等有关，致使胃热炽盛，循经上炎而损伤脉络，引起血随热涌，血色鲜红或暗红。

（8）肝火上扰的出血量一般较多，血色深红，往往还伴有头晕头疼、口干口苦、烦躁易怒等症状。

（9）肝肾阴虚的出血时作时止，量不多，色红，可伴有头晕眼花、耳鸣、心悸、腰膝酸软，以及五心烦热或潮热盗汗等症状。

（10）脾不统血的出血可多可少，颜色淡红，伴有面色㿠白、神疲、饮食减少、大便稀等症状。

2.呕血又称吐血，指一定量的血液由胃、食管经口腔呕出的症状。多为上消化道（指食管、胃、十二指肠）炎症、充血、溃疡、癌肿血管破裂出血或门静脉高压引起食管和胃底静脉曲张破裂所致，表现为呕血和黑便。呕血一般色鲜红或棕褐色（受胃酸影响而使停留在胃内的血液变色），常夹有食物残渣。大量出血可导致患者迅速出现全身系统功能的紊乱，引起严重的并发症、休克甚至死亡，所以必须紧急处理。应当及时进行迅速、有效的止血后，再进一步考虑其原因。中医也认为发作期的治疗宜"急则治其标"，而后再"缓则治其本"，根据病因、病机进行辨证施治。

呕血常因恼怒、过劳及伤于酒色所致；也有因暴怒伤肝，气火上逆所致。可分为胃中积热、肝火犯胃、脉络瘀阻及气虚血溢等证型。

（1）胃有积热者，吐血色红或紫暗或成块如猪肝，胃脘灼热，嘈杂闷胀，疼痛不适，唇红口臭，便结色黑。

（2）肝火犯胃者，吐血鲜红或暗紫色血块，胸胁疼痛，心烦不宁，少寐多梦，甚至可见惊狂骂詈，不辨亲疏。

（3）脉络瘀阻者，吐血色紫暗，心烦善怒，口苦口干，脘胀胁痛，少寐多梦。

（4）气虚血溢者，吐血绵绵不止，时轻时重，血色暗淡，神疲乏力，气短声低，面色苍白。

（5）过劳所伤者，兼见遍身疼痛，时或发热。房劳过度伤及肝肾者，兼见面赤足冷，烦躁口渴。

3.咳血也称咯血，指血液由肺泡、支气管、气管经口腔呕出的症状。多因肺结核、支气管扩张、肺癌、肺脓肿、心脏病引起肺淤血及某些急性传染病（钩端螺旋体病、流行性出血热）等病变损伤气管和肺内血管所致，表现为咯血，咯出鲜血或紫暗血块，以及痰中夹血，或无痰而咳出血块的疾患。和呕血的区别在于前者先有咳嗽，然后才见出血，血中往往带痰；而后者先有恶心或干呕，然后才见出血，血中往往带有食物残渣。咳血时首先要注意保持呼吸道通畅，止血先止咳，大量出血时，也要遵循"急则治其标"，"缓则治其本"的治疗原则。

咳血可分为风热犯肺、肺阴亏损、肝火犯肺、气虚瘀阻及血热妄行等证型。

（1）风热犯肺者，咳嗽气急，咳痰不爽，咳血鲜红，伴有咽喉痒痛，头痛身热，恶风汗出，胸膈膨满等。

（2）肺阴亏损者，干咳少痰，痰中带血，咯血较频，血色鲜红或暗紫，一咯即出，经久不愈，伴有潮热盗汗，颧赤心烦，口干咽燥等。

（3）肝火犯肺者，咳嗽阵作，痰中带血，伴有胸胁牵痛，烦躁易怒，目赤口苦，便秘溲赤等。

（4）气虚瘀阻者，咳痰无力，咳血淡红或有瘀血块，伴有呼吸困难，面目虚浮，面唇与指甲青紫等。

（5）血热妄行者，咳血鲜红量多，烦渴饮凉，面红口干，口舌生疮，大便干燥，小便赤短，皮肤瘀斑等。

4. 便血见"七、查大便"中部分内容。

5. 尿血见"八、查小便"中部分内容。

6. 月经周期一般为 28～30 天，提前或错后 7 天左右均属正常范围。正常的月经一般持续 3～5 天，少数为 2～7 天，月经量 50 毫升左右。如果月经出现异常，就提示身体发生了疾病。

（1）月经色鲜红且量多，质稠或夹血块者，多因血热所致。

（2）月经色淡且量多，质稀薄者，多因气虚所致。

（3）月经颜色或深红或淡红，经量或多或少者，多因肝气郁结所致。

（4）月经呈咖啡色者，多因寒邪侵袭所致。

（5）月经呈鲜红、咖啡色，质清淡而色黄或发黑者，多因气虚、有寒、有热所致。

（6）月经量过少，经血呈点滴状态，女性 18 岁以上尚未来过月经，或过去月经一切正常，而有连续三个月以上不来月经，称作"闭经"，常因卵巢早衰、垂体肿瘤、营养不良、内分泌失调、垂体功能不全（席汉综合征）、子宫发育不全、全身慢性疾病（如严重的贫血、肝病、糖尿病、钩虫病或血吸虫病等）、结核性子宫内膜炎、先天性卵巢发育不全，或大脑遭受强烈刺激、损伤（如过度紧张或哭闹、突然到陌生的地方生活、气候突变、淋雨受寒、劳累疲倦）等原因所致。

（7）每逢月经来潮时四肢抽搐，经期过后即缓解者，多为血虚不能养筋所致。

（8）月经量过多（每次超过 100 毫升，时间超过 7 天），常因子宫内膜不规则脱落，或子宫内膜增殖症，或功能性子宫出血、子宫肌瘤、出血性疾病、肝功能障碍等疾病所致，或者是因受了外界因素的影响（如不注意经期卫生、受冷受热）、精神过度紧张等原因所致。

（9）受孕停经后，阴道出血，伴有头晕、腹痛者，要怀疑患宫外孕。

（10）月经少或闭经、低热、盗汗伴盆腔肿块者，要怀疑患生殖性结核。

（11）月经中期突然剧烈下腹痛者，可能是卵巢中成熟的卵泡发生破裂。

（12）月经间期出血者，可能是卵泡破裂雌激素水平暂时下降，子宫内膜对雌激素波动过度敏感所致。

（13）月经血又黏又稠，或清利如水，或血块大而坚硬者，提示宫腔内有瘀血。

（14）妇女因处女膜、阴道或子宫颈管闭锁，致使月经不能外流者，称为假性闭经。

（15）月经不调，指月经来潮不通畅，提前或错后，有时经量多，有时经量少，或者月经颜色不正常等。多因思虑劳累过度、外感风寒、房事不节、行经期不注意卫生等因素所致。

（16）生育期妇女出现月经周期缩短（少于28天），或周期正常而经期延长，淋沥不断地出血，甚至有时延长至下月月经来潮者，为排卵性功能性子宫出血。

（17）从未来过月经且周期性下腹痛者，见于先天性无阴道，或无孔处女膜。

（18）妇女月经不调或两次正常经期中又出现少量经血者，见于雌激素分泌紊乱。

十、查白带

女性从月经初期到绝经期为止，都有白带排出。白带是阴道的正常分泌物。少量的白带对女性的生殖器官能起到自净的作用。因为它能经常保持阴道、子宫的湿润，利用能产生酸性物质的阴道杆菌的生长和繁殖，以杀死进入阴道内的病菌。当白带量多、味臭、颜色发生改变或呈脓性时，则提示某些妇科疾病和其他疾病的发生。

1. 豆渣样白带多指白带中混杂有豆渣样白色块状物，有时这种白色物质黏附在阴道壁上，不易脱下，为真菌性阴道炎。霉菌性阴道炎的表现，常伴有奇痒，糖尿病人尤其容易患此病。

2. 脓性白带多指白带色黄或黄绿，多有臭味，因生殖器官发生感染所致。由于炎症渗出物、脓细胞、坏死的上皮细胞等，加上细菌的作用，使白带形成上述改变。脓性白带常见于宫腔积脓、子宫内膜炎、慢性宫颈炎、滴虫性阴道炎、老年性阴道炎等疾病。

3. 血性白带是指白带内混杂有血液，应警惕患恶性肿瘤的可能，如宫颈癌、宫体癌等。有些良性病变也可出现这种白带，如宫颈息肉、黏膜下肌瘤、老年性阴道炎、重度慢性宫颈炎及宫内节育器所引起的副反应等。

4. 泡沫性白带多数是由滴虫性阴道炎所引起的。除了白带增多外，多伴有外阴及阴道的瘙痒，若合并有化脓性细菌感染，则白带呈黄脓样，并且有泡沫。

5. 黄色水样白带多见于宫体癌、宫颈癌、子宫黏膜下肌瘤等病，是因病变组织变性坏死所致，通常白带量较多。

6. 黄色黏液性白带多见于宫颈糜烂、慢性宫颈炎等，是因轻度感染所致。

7. 无色透明黏性白带犹如鸡蛋清或稍有混浊，除白带增多外，很少有其他症状。多由慢性宫颈炎及使用雌激素所致。

8. 白色黏液性白带的性状与正常时相同，仅量增多，见于使用雌激素之后或盆腔充血时。它是由宫颈腺体和阴道黏膜分泌增多所致。

9. 大量白带多提示患有宫颈炎、阴道溃疡、阴道异物、化脓性阴道炎及生殖器官肿瘤等，其中尤多见于滴虫、霉菌引起的阴道炎。本病容易通过坐便器、浴具、游泳池等公共设施交叉感染。

10. 中等量白带增多多见于排卵、过量雌激素刺激、情绪紧张等情况。

11. 阴道流出黄白色有臭味的污秽排泄物者，见于阴道炎。

12. 阴道间歇性流黄水或淡血水，伴有下腹痛及腰痛者，要警惕患输卵管癌。此病多发生在 45 ～ 60 岁的妇女，约有半数患不孕症。

13. 生育期妇女血性白带伴性交痛者，见于慢性宫颈炎。

十一、查汗液

汗是人体皮肤汗腺分泌的液体，中医认为是由于人体阳气蒸化，津液渗出体表而成。正常情况下，全身汗腺每天可分泌汗液 500 ～ 1000 毫升，汗中 98% 是水分，其余有尿素、尿酸、乳酸、无机盐等。汗与人体的生理、病理都有着密切的关系。正常状态下的汗，有着调节体温、排泄体内废物、湿润皮肤等作用。中医把汗和血视为同源异流之物，并明确指出"汗为心液"。因此，观察病理状态下的汗，对于了解阳气的盛衰、阴津的亏盈以及邪正斗争的情况等有重要的意义。并且，有些疾病的预后吉凶也可据汗液来判断。西医学也证实，无汗或出汗不正常都是疾病的一种表现。

1. 黄汗是指汗出色如中药黄柏煎成的水，染衣色黄，所以叫黄汗。多因外感湿热邪毒，郁蒸于内，熏于肌肤所致。伴见眼睛发黄，小便黄色，舌苔黄等，为黄疸病（传染性肝炎）的重要特征之一。如汗呈黄色，并带有一种特殊腥味，则常见于肝硬化。

2.红汗是指汗出色如中药苏木煎成的水，染衣色红，所以叫红汗，又称为血汗。多因胆经郁热，迫血妄行或脾虚不统血所致，常与鼻出血、小便出血、大便出血，或皮肤上红紫斑点同时出现。新生儿如果出现红汗，其命多夭。

3.黑汗是指汗出黏稠，旋即变为黑色，洗净后重新出现。多见于头部。中医认为色黑属肾，黑汗多因肾脏气阴两虚所致。

4.自汗是指凡身体不是因为劳动、厚衣、炎热或服用发散药等而经常汗出不止，活动后更甚的，称为自汗。自汗者常常伴有心悸、气短、神疲、乏力、不耐风寒等症，系营卫不和，气虚或阳虚所致。重病患者在恢复中，由于体质极度虚弱，常在安静状态下也会出现自汗。

5.盗汗是指入睡后即汗出，醒来后汗止，如同有人把汗盗走一样，故称盗汗。多因阴虚内热，虚热内迫，津液外泄所致。如果盗汗伴有乏力、咳嗽、胸痛、食欲减退、月经不调、发烧、咳血等症，多为肺结核。此外，手术后的病人、产妇、妇女人工流产后，由于失血、体虚和一时性植物神经功能紊乱，造成汗孔开合失常，汗液外泄，也可出现盗汗。

6.头汗是指仅头额出汗而别处无汗。正常人进食或小儿睡着时头额汗出，不出现其他症状，称为"蒸笼头"，不属病态。假若患者突然头额汗出不止，多提示病情恶化，应提高警惕。出现头额一侧汗出，可由于动脉瘤或胸腔囊肿引起，是因瘤或囊肿刺激交感神经所致。

7.心胸汗多为胸前两侧乳房部位多汗，而其他部位汗少或无汗，又称"心汗"或"胸汗"。中医认为心胸汗有气虚和阴虚之分，气虚者多因忧、思、惊、恐、饥、饱及劳累过度，伤及心脾，致胸阳不振，津液走泄引起；阴虚者多因素体阴虚，或房事不节，耗伤肾精，虚热内扰，心阴外泄所致。另外，心胸汗也可见于心肺功能异常者。

8.腋汗是指两腋下汗出，又称"胁汗"。多为肝胆湿热，肝脉疏泄失常（腋下为肝胆经脉所循之处），汗遂循腋下经脉而出；或因肝阴不足，血虚不荣，内热迫津外出，循经出汗于腋下。另外，如腋汗多而臊臭，称为腋臭，是因腋下有大汗腺分泌旺盛所致，多有遗传倾向。

9.腰汗是指无故腰间经常自汗出，没有其他症状，称为腰汗。为肾气虚的体征。

10.阴汗是指身体他处无汗，独阴部汗出者，称为阴汗。阴汗有两种情况，如果汗出冰凉，为肾虚阳衰所致。如果汗出黏滞，为湿热下注所致。前列腺疾患的病

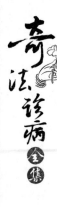

人往往阴囊潮湿汗多。

11. 手足汗出是指手足常有汗出，冬夏无间断，称为手足汗出。中医认为手足禀气于脾胃，如果脾胃蕴热，蒸散津液，走泄于四肢末端，导致手足汗出。也有因阴虚内热所致者，常以盗汗为主，并且身上也出汗。另外，遇事过于紧张，也可导致手足汗出。

12. 半身汗出是指半侧身体出汗，或左右半身，或上下半身，统称为半身出汗，或称偏汗。中医认为，这多因营卫不和，气血亏虚，风邪内动，夹痰湿阻滞经络所致。此汗常见于偏瘫或截瘫的患者，正常人出现应警惕患中风，但是，也有因植物神经失常引起的。

13. 无汗又称汗闭，指局部或全身少汗或完全不出汗，是由于身上汗腺分泌减少或机体不产生汗液。表现出身体某些部位甚至全身皮肤干燥，终年不见汗液，多继发于某些全身性疾病或皮肤病，极少数病人是因先天性汗腺萎缩或缺少所致。中医认为，无汗是阴津亏乏或外感风寒的表现。

主要参考书目

1. 李莱田 . 全息医学大全 . 北京：中国医药科技出版社，1997.

2. 齐凤军 . 人体全息诊疗大法 . 北京：中国医药科技出版社，1998.

3. 杨力 . 中医疾病预测学 . 北京：北京科学技术出版社，1991.

4. 黄世林 . 中医脉象研究 . 北京：人民卫生出版社，1986.

5. 张树生 . 中华医学望诊大全 . 太原：山西科学技术出版社，1994.

6. 杨志寅 . 诊断学大辞典 . 北京：华夏出版社，1993.

7. 麻仲学 . 中国医学诊法大全 . 济南：山东科学技术出版社，1989.

8. 彭清华 . 中国民间局部诊法 . 长沙：湖南科学技术出版社，1995.

9. 盖国才 . 穴位诊断法 . 北京：科学技术文献出版社，1981.

10. 刘正华 . 经络穴位诊法 . 北京：中医古籍出版社，1994.

11. 李彤 . 中国民间传统望诊奇术 . 海口：海南出版社，1992.

12. 刘强 . 中医诊断十四法 . 北京：金盾出版社，1994.

13. 李文旭 . 望诊·诊断丛书 . 广州：科学普及出版社广州分社，1984.

14. 欣澹庵著，朱世纯等整理 . 四诊秘录 . 合肥：安徽科技出版社，1988.

15. 汪宏辑 . 望诊遵经 . 上海：上海科学技术出版社，1959.

16. 周学海著，金一飞校注 . 形色外诊简摩 . 南京：江苏科学技术出版社，1984.

17. 林之翰 . 四诊抉微 . 北京：人民卫生出版社，1957.

18. 虚静 . 望诊与健康 . 北京：北京体育学院出版社，1988.

19. 赵庭富 . 观眼识人 . 石家庄：河北科学技术出版社，1995.

20. 李彤 . 观目诊病 . 南宁：广西民族出版社，1991.

21. 何新蓉 . 观耳识病 . 北京：北京体育学院出版社，1994.

22. 刘剑锋 . 观手知病 . 北京：中国科学技术出版社，1991.

23. 林朗晖 . 手纹与健康 . 福州：福建科学技术出版社，1987.

24. 李乃民 . 望舌诊病 . 哈尔滨：黑龙江科学技术出版社，1987.

25. 北京中医学院中基教研室 . 中医舌诊 . 北京：人民卫生出版社，1960.

26. 孙忠年.中医腹诊学.西安：陕西科学技术出版社，1991.

27. 刘文巨.中医与汉方医腹诊.南昌：江西科学技术出版社，1985.

28. 范晓清.中医望诊测健康.北京：人民军医出版社，2006.

29. 郭喜军.身体异常手册.石家庄：河北科学技术出版社，2007.

30. 宋子成.身体异常速查.沈阳：辽宁科学技术出版社，2005.

31. 李智.百病早知道.北京：中医古籍出版社，2003.

32. 周兴来.中国民间诊疗奇术.北京：人民军医出版社，2006.

33. 洛嘎仁波切.神奇的藏医尿诊.北京：中医古籍出版社，2006.

34. 姚奉理.面诊.南宁：广西科学技术出版社，2005.

35. 季泰安.手中有福音.北京：新华出版社，2005.

36. 周华青.图像诊脉法.合肥：安徽科学技术出版社，1991.